キリトリ線

重ねて押せば
すぐ効く！

反射区ゴールデンマップ

気になる症状の反射区を押してください

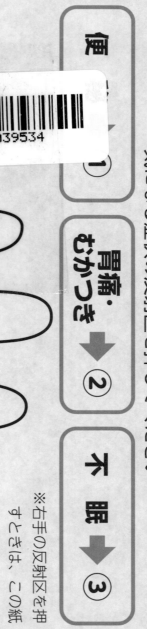

便 ①

胃痛・
むかつき ➡ ②

不　眠 ➡ ③

3セット

※右手の反射区を押すときは、この紙を裏返して手に載せてください

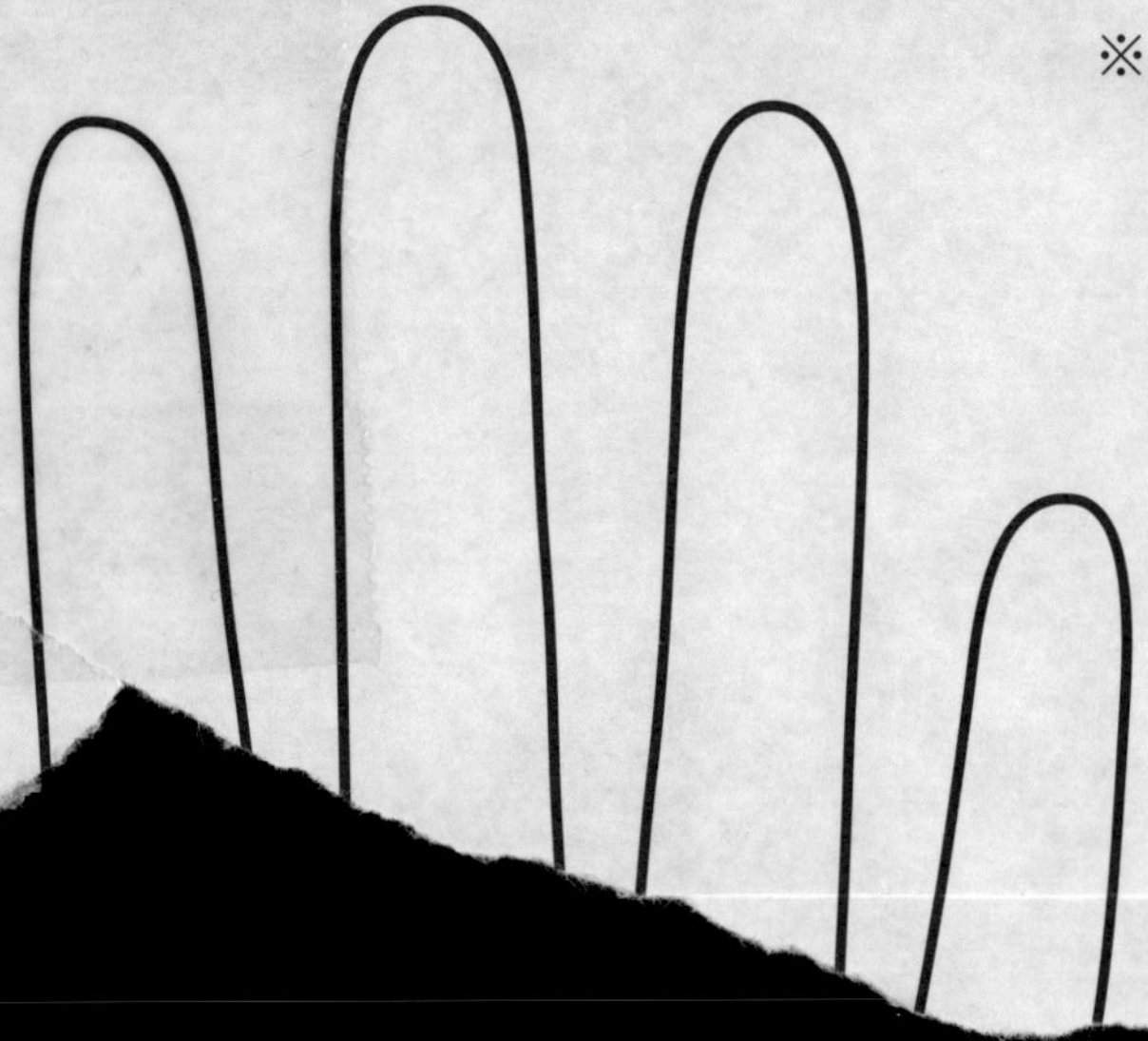

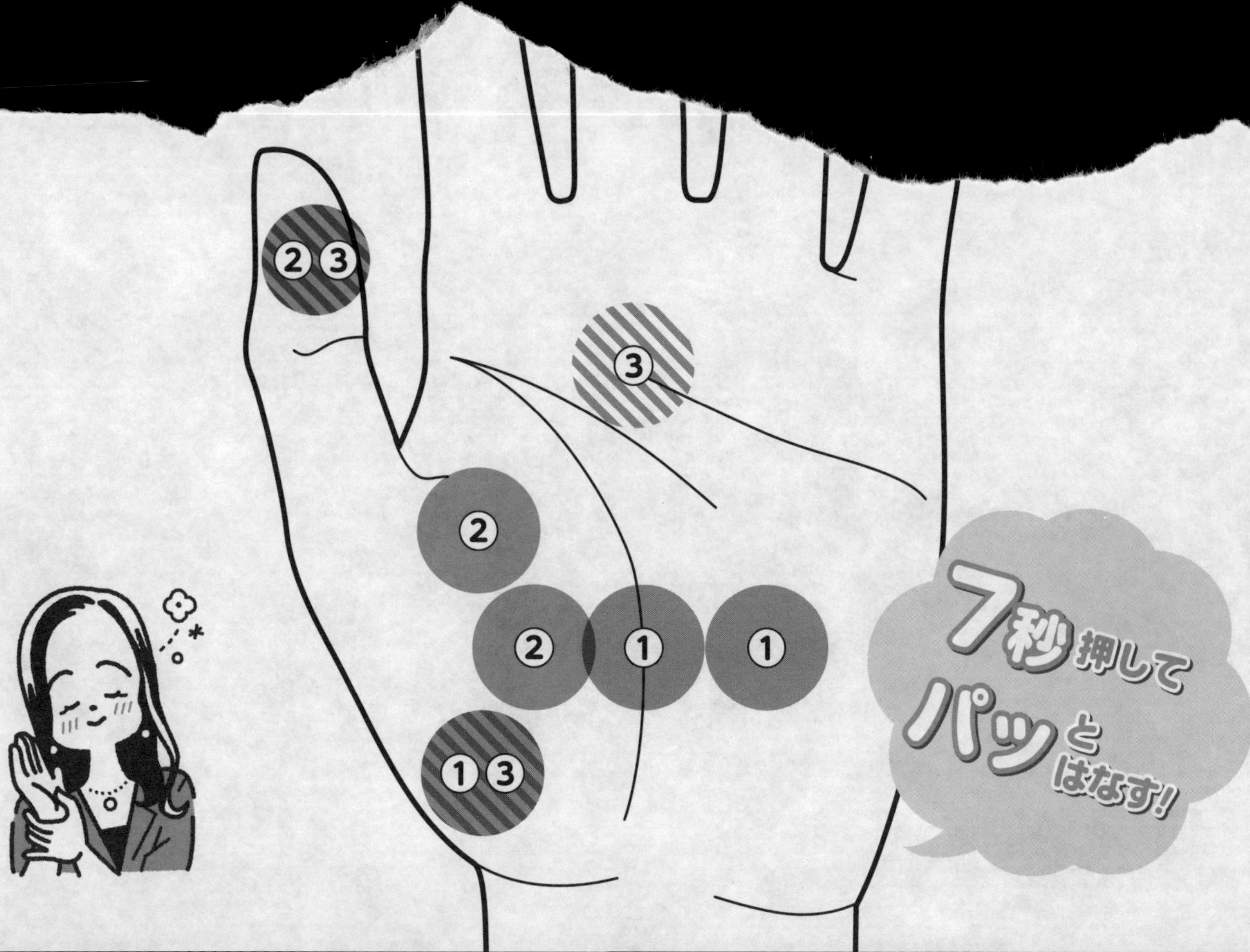
②③
③
②
②
①
①
①③
7秒押して
パッとはなす!

はじめに

世間の健康意識は、年々高まっています。
ただ、食事制限を行ったり、ジムに通ったりは面倒……

手もみは、反射区に沿って、
手をもむだけの
簡単で続けやすいセルフケアです。
健康を気遣っている人はもちろん、
「いろんな健康法を試したけど長続きしない」
「自分に合った健康法がわからない」
という人にも、とにかくおすすめです！

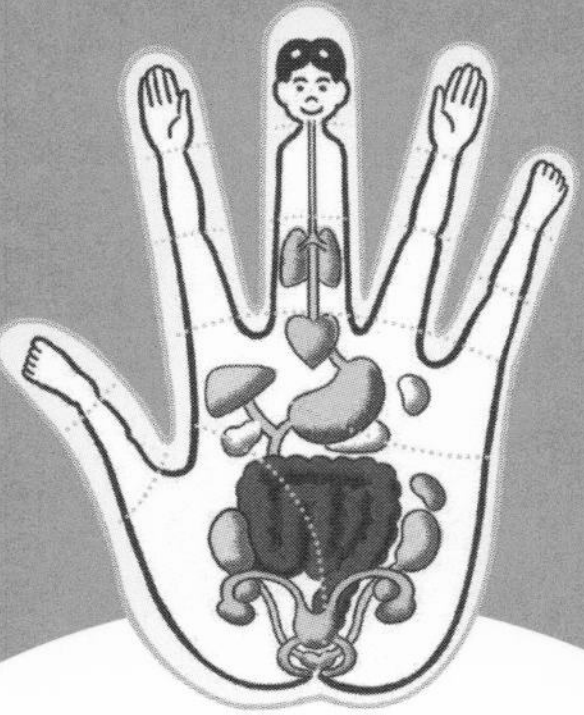

たった7秒!

もむだけであらゆる不調が解消する

手もみ大全

音琶麗菜
手もみスト

新谷真知子
監修　医学博士

KADOKAWA

続ければ、あなたの不調は改善されます。
もともと私も、慢性的な頭痛に
悩まされていました。
そんなとき、この手もみに出合って、
毎日が快適に変わったのです。
その感動を、この本を手に取ってくださった
みなさんにも、ぜひ体感してほしい。

まずは、自分のペースで、
簡単セルフケアを始めてみてください。

手もみスト　音琶《おとわ》　麗菜《りな》

この本で改善できること

さまざまな不調に効果がある手もみ。反射区を押して、あなたの悩みとサヨナラしましょう。

便秘

便が出ていなくて
おなかが張って
つらい

→ 14ページ

頻尿

夜中何度も
トイレに行く

→ 20ページ

老眼

目がかすんで
小さな文字が
読みづらい

→ 32ページ

手足の冷え

指先がかじかんで
動かしづらい

→ 50ページ

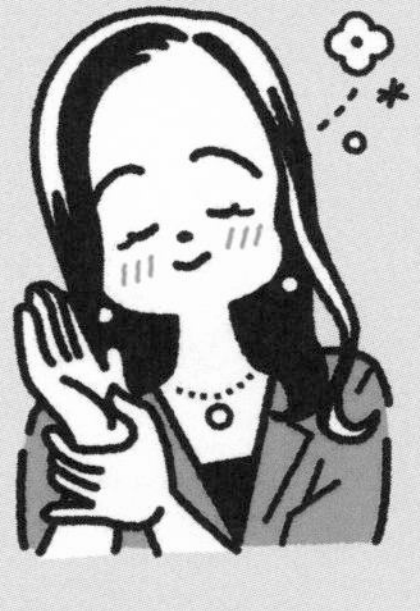

肩こり

肩の不快感だけでなく、
ひどいときには
頭痛まで……

→ 62ページ

腰痛

冷えるととくに
腰が重くてつらい

→ 80ページ

自律神経

動悸やめまい、
不整脈……
なんか調子悪い

→ 104ページ

うつ改善

毎日がなんだか
楽しくなくて……

→ 120ページ

内臓脂肪

最近、おなかまわりの
お肉が気になってきた

→ 134ページ

もくじ

2章 手をもむだけで老化の悩みを解消！

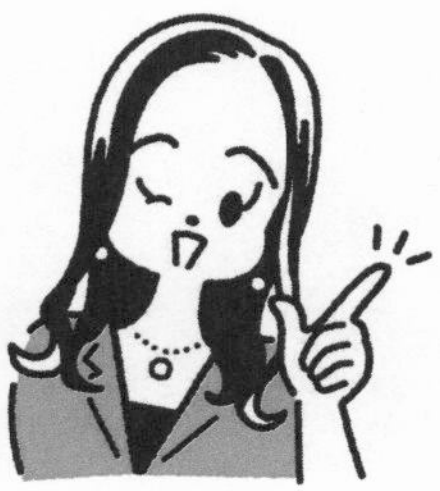

自分の不調に
あわせて、気になる
ページからチャレンジ
してみてくださいね！

3章 手をもむだけでスッキリ脂肪を落とす!

編集・構成　株式会社クリエイティブ・スイート
制作協力　妃代帆麦、西田めい
企画　小山竜央
本文デザイン　大槻亜衣
DTP　冨永恭章(C-S)、大槻亜衣
イラスト　kikii クリモト
装丁デザイン　ソウルデザイン
装丁イラスト　前田はんきち

基本のもみ方

親指の角を使う

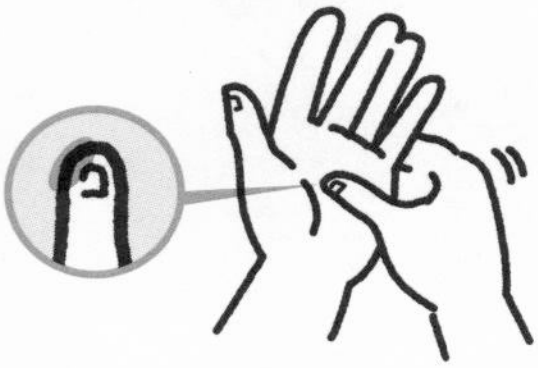

親指の角を骨の間や下に入れ込んだりして、反射区をしっかり押していきます。

親指の腹を使う

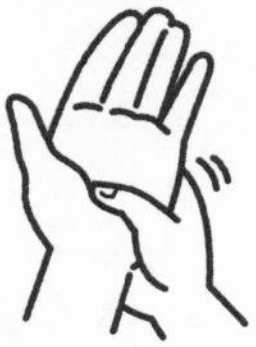

親指の腹を反射区に当て、垂直方向に力を入れ押していきます。

人差し指の角を使う

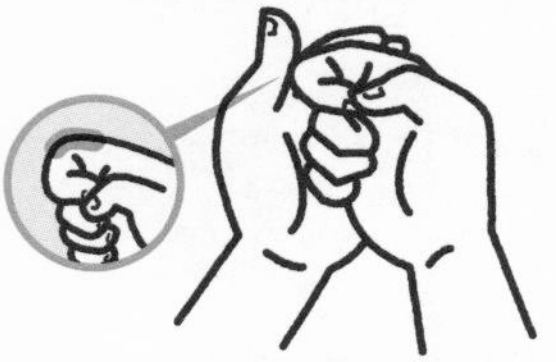

曲げた人差し指の第２関節の角を使って、反射区をグリグリと押していきます。

親指・人差し指の爪の横を使う

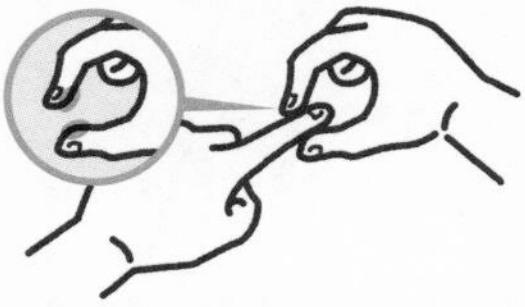

親指と人差し指の爪の横のかたい部分を使い、爪のつけ根、指先などの反射区をキュッと挟んで押していきます。

手もみのポイント

７秒押して、パッと離すが基本

強弱をつけてギュウギュウ押すのではなく、７秒ムギューッと押してパッと離しましょう。これをくり返します。

温めてから押すと痛みがやわらぐ

体調が悪いと激痛が走ることもあります。その場合は、お湯などで手を温めてから押しましょう。

反射区を押したあとには水分を！

コリがほぐれたことで排出される老廃物を流しましょう。体を冷やす緑茶やコーヒー、吸収されにくい氷水は避けてください。

反射区とは、肩や首、消化器や呼吸器、脳など、体の各器官につながる末梢神経が集まっている場所のことです。手のひらにはそれぞれ30カ所以上の反射区があり、片手にしかないものや、体の片側にだけ対応しているものもあります。また、手の甲には、リンパ節に対応する反射区が集中しています。

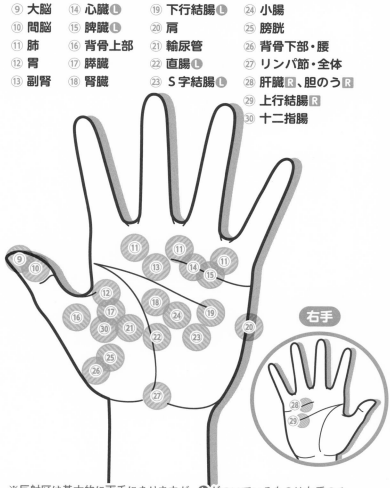

⑨ 大脳
⑩ 間脳
⑪ 肺
⑫ 胃
⑬ 副腎
⑭ 心臓Ⓛ
⑮ 脾臓Ⓛ
⑯ 背骨上部
⑰ 膵臓
⑱ 腎臓
⑲ 下行結腸Ⓛ
⑳ 肩
㉑ 輸尿管
㉒ 直腸Ⓛ
㉓ S字結腸Ⓛ
㉔ 小腸
㉕ 膀胱
㉖ 背骨下部・腰
㉗ リンパ節・全体
㉘ 肝臓Ⓡ、胆のうⓇ
㉙ 上行結腸Ⓡ
㉚ 十二指腸

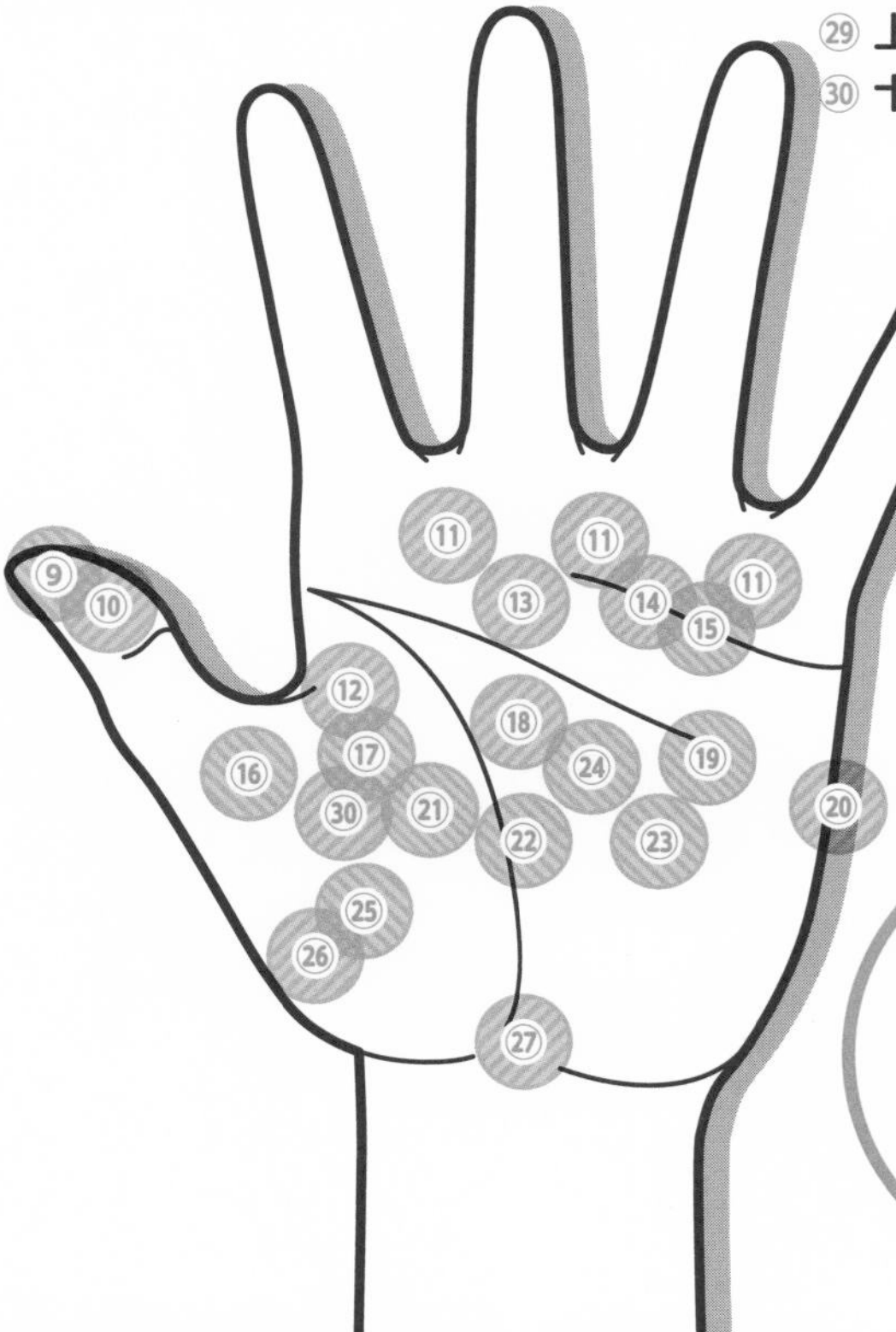

※反射区は基本的に両手にありますが、Ⓛがついているものは左手のみ、Ⓡがついているものは右手のみしかありません。

反射区ゴールデンマップ

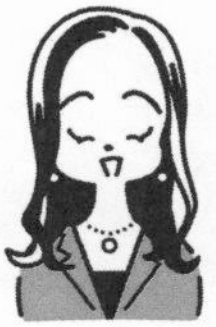

反射区は「点」ではなく「面」です。ここを押さなければいけないというピンポイントの場所はありません。反射区周辺をまんべんなく押して、「痛気持ちいい」と感じる場所を重点的に押しましょう。

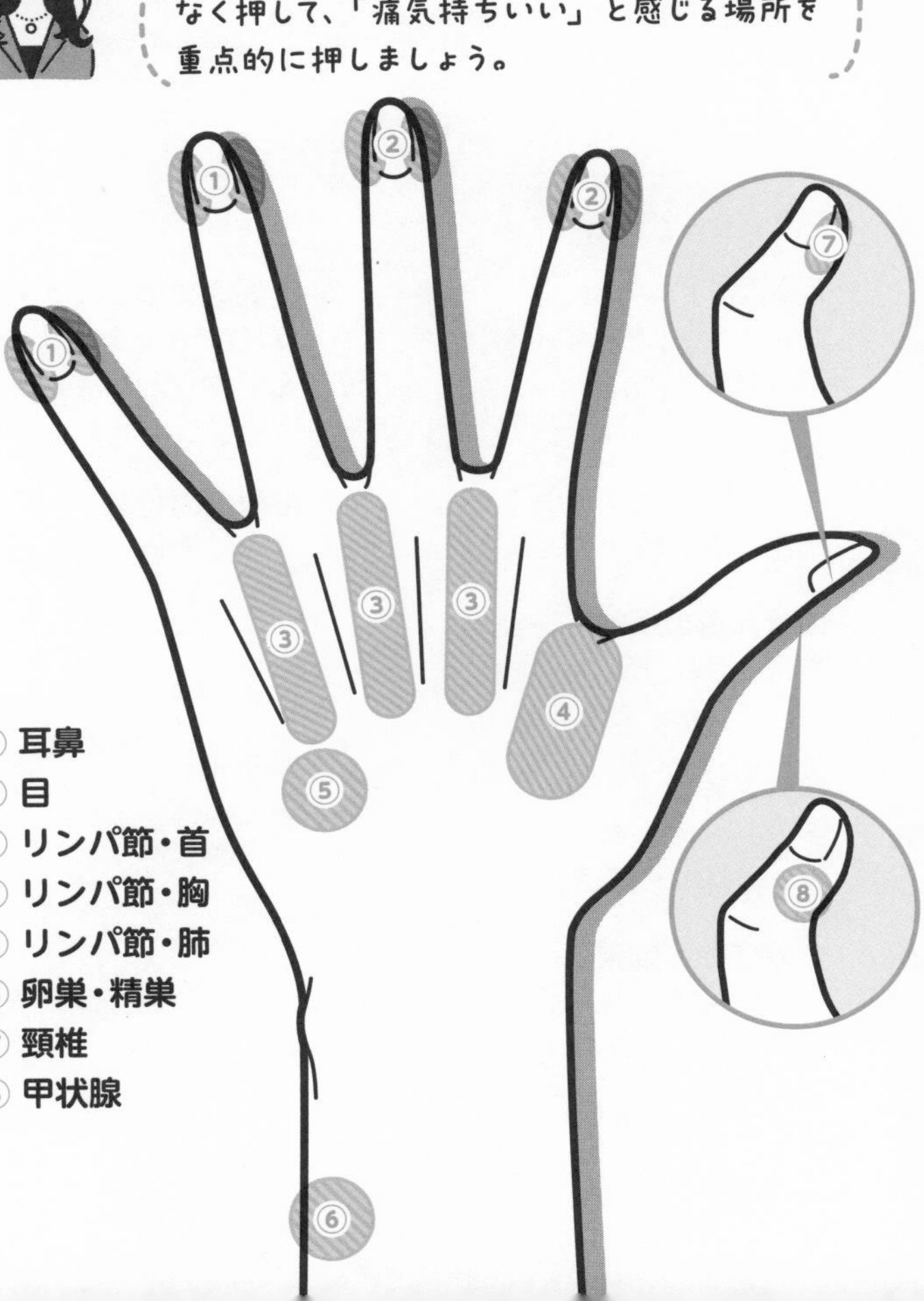

① 耳鼻
② 目
③ リンパ節・首
④ リンパ節・胸
⑤ リンパ節・肺
⑥ 卵巣・精巣
⑦ 頸椎
⑧ 甲状腺

この本の使い方

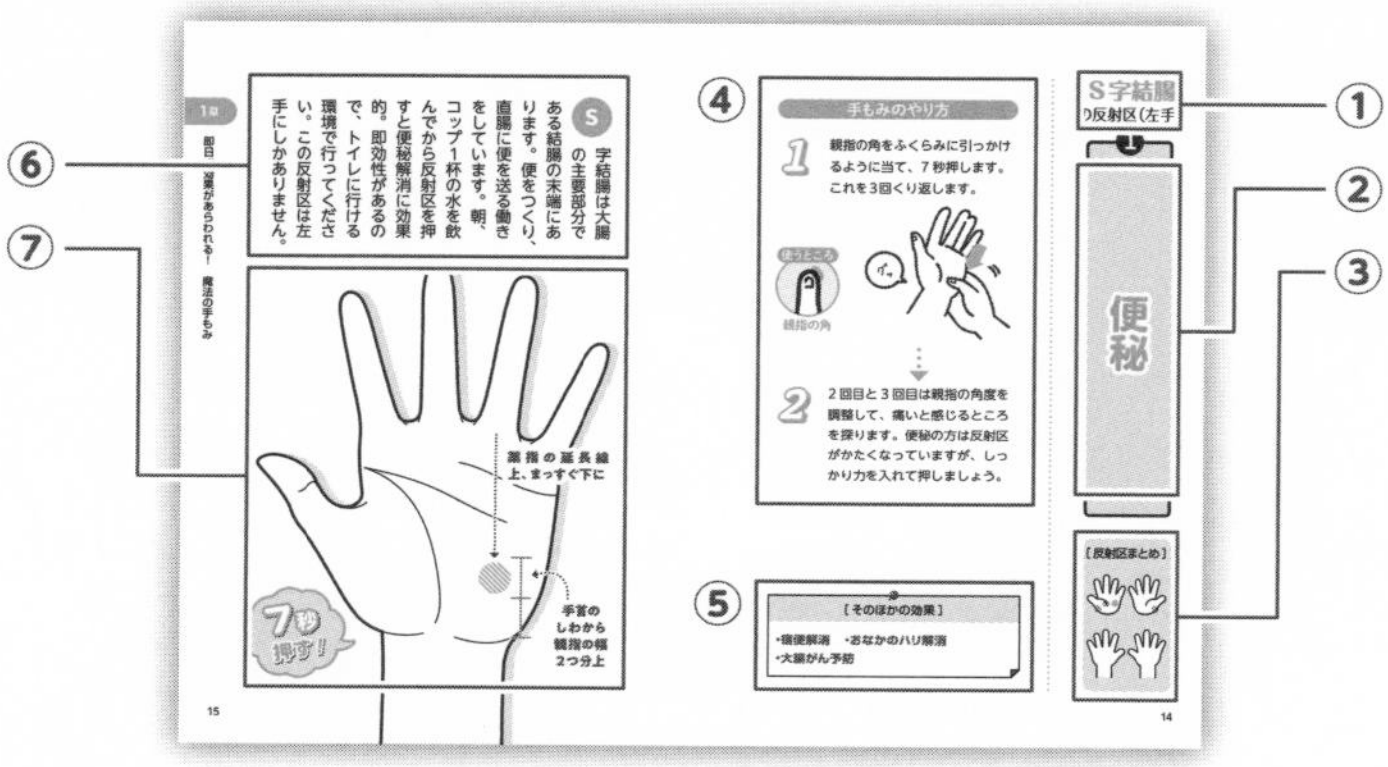

① 反射区
このページで押す反射区の名称です。

② 症状
手もみで改善、解消したい症状や不調。

③ 症状改善の反射区一覧
症状を改善、解消するために押す反射区の一覧です。

④ 手のもみ方
手のもみ方、ポイントについて解説しています。

⑤ そのほかの効果
目的とする症状改善以外で得られる効果を示しています。

⑥ 反射区についての解説
反射区や、反射区を押すことで得られる効果について解説しています。

⑦ 反射区の位置
反射区の位置を示しています。

注意

- 効果には個人差があります。我慢できないほど痛かったり、強い違和感があったりする場合は、すぐに中断してください。
- 体調を考慮して、自身の責任において行ってください。

1章

即日で効果があらわれる！
魔法の手もみ

S字結腸
の反射区（左手）

1

便秘

手もみのやり方

1 親指の角をふくらみに引っかけるように当て、7秒押します。これを3回くり返します。

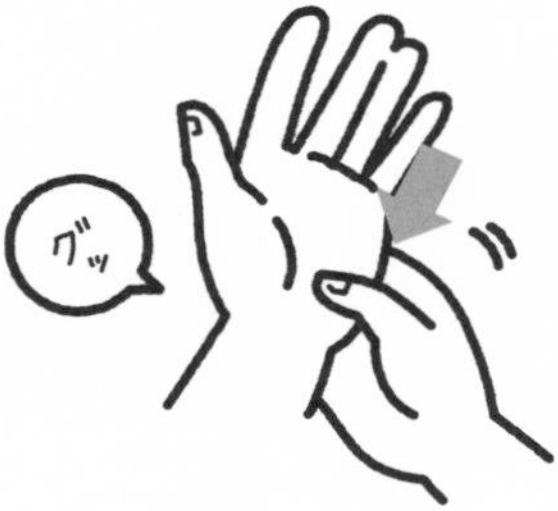

2 2回目と3回目は親指の角度を調整して、痛いと感じるところを探ります。便秘の方は反射区がかたくなっていますが、しっかり力を入れて押しましょう。

［ そのほかの効果 ］

- 宿便解消
- おなかのハリ解消
- 大腸がん予防

［反射区まとめ］

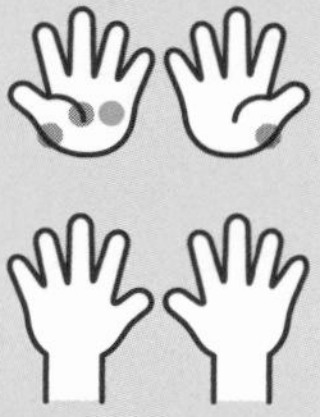

S字結腸は大腸の主要部分である結腸の末端にあります。便をつくり、直腸に便を送る働きをしています。朝、コップ1杯の水を飲んでから反射区を押すと便秘解消に効果的。即効性があるので、トイレに行ける環境で行ってください。この反射区は左手にしかありません。

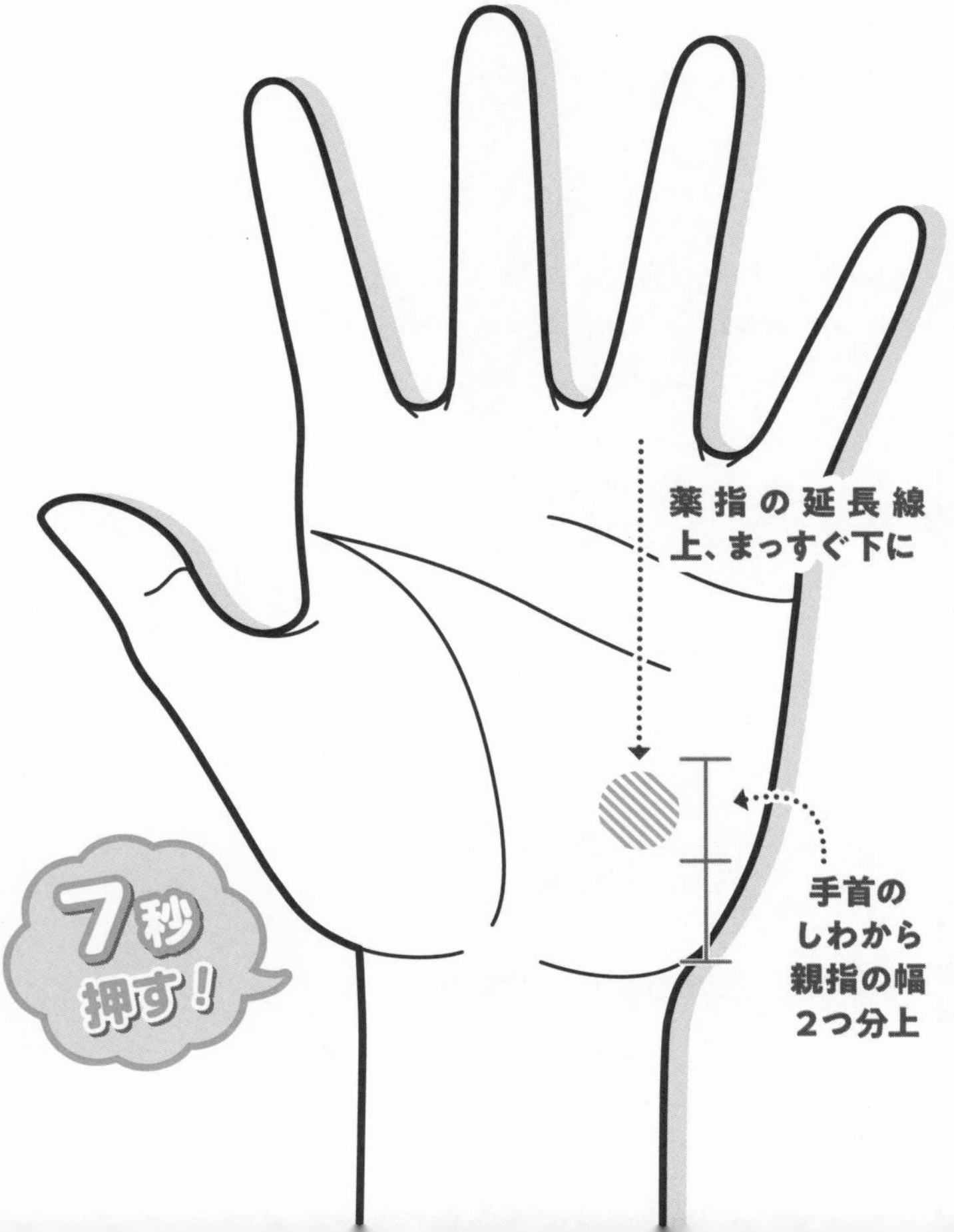
薬指の延長線上、まっすぐ下に
手首のしわから親指の幅2つ分上
7秒押す！

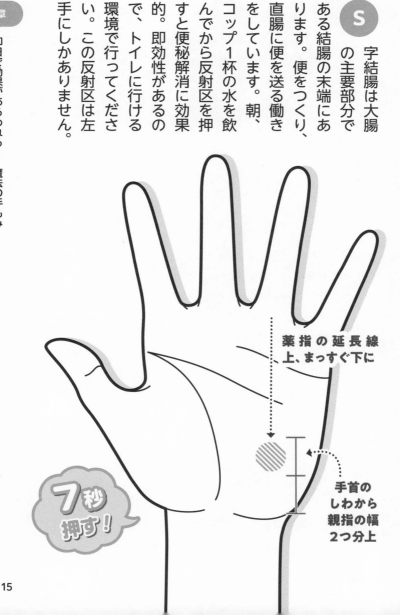

直腸の反射区（左手）

2

便秘

手もみのやり方

1 親指の角を反射区に当てて垂直に押し、７秒止めます。これを3回くり返します。

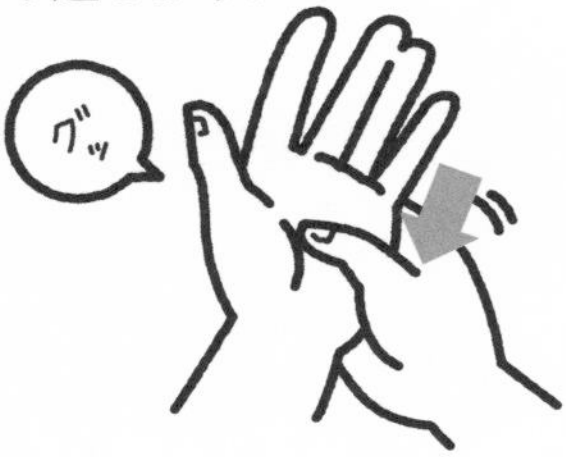

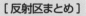

親指の角

2 反射区がかたくなっている場合、無理に押すと親指を痛めてしまうことがあります。親指に力が入らない方は、つぼ押し棒を使って押しましょう。

［そのほかの効果］

・宿便解消　・残便感解消　・腹痛解消

［反射区まとめ］

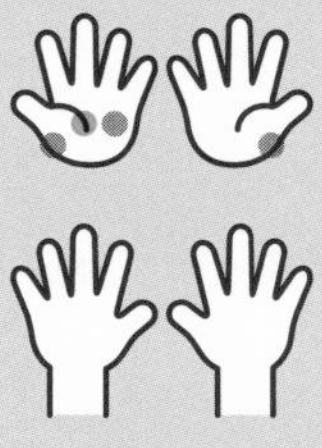

直腸は便を一時的にためる場所です。ここに便がたまれば自然に便意をもよおしますが、トイレの我慢や自律神経の乱れが原因で便秘になることがあります。便秘になったら、直腸の反射区を積極的に押しましょう。この反射区は左手にしかありません。

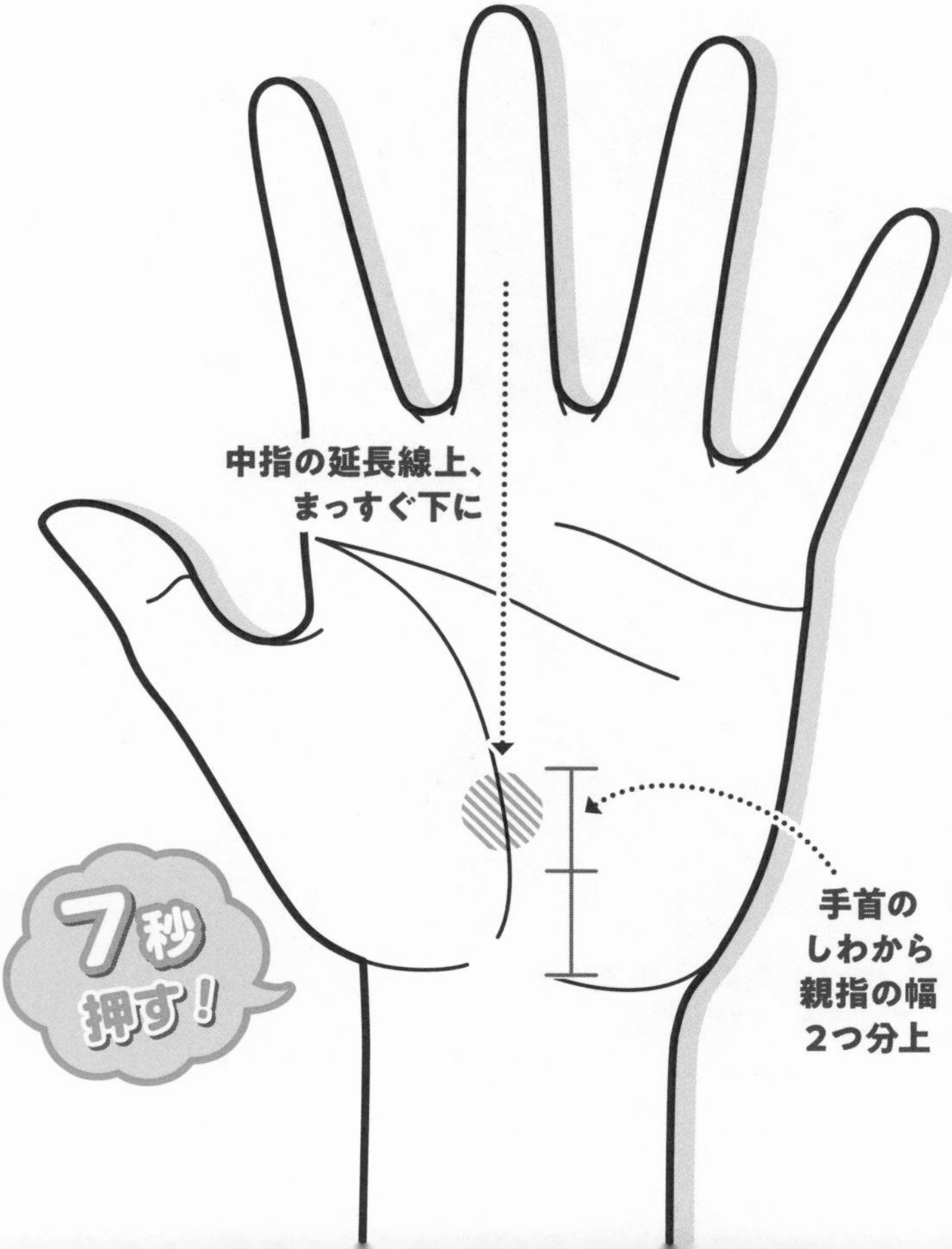
中指の延長線上、
まっすぐ下に
手首の
しわから
親指の幅
2つ分上
7秒
押す！

背骨下部・腰
の反射区（両手）

3

便秘

手もみのやり方

1 右手の親指の角を左手の手首の骨の下に入れるイメージで当て、下に押さえつけるようにして７秒押します。これを３回くり返します。

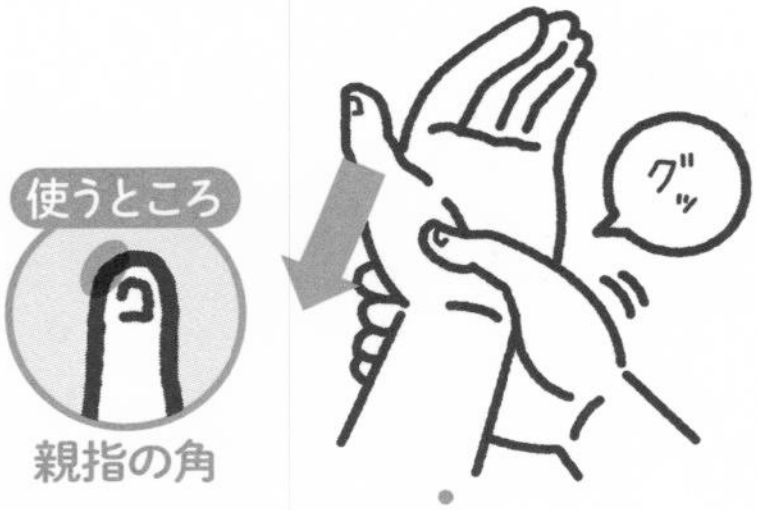
使うところ
親指の角
グッ

2 反対の手も同様に押していきます。

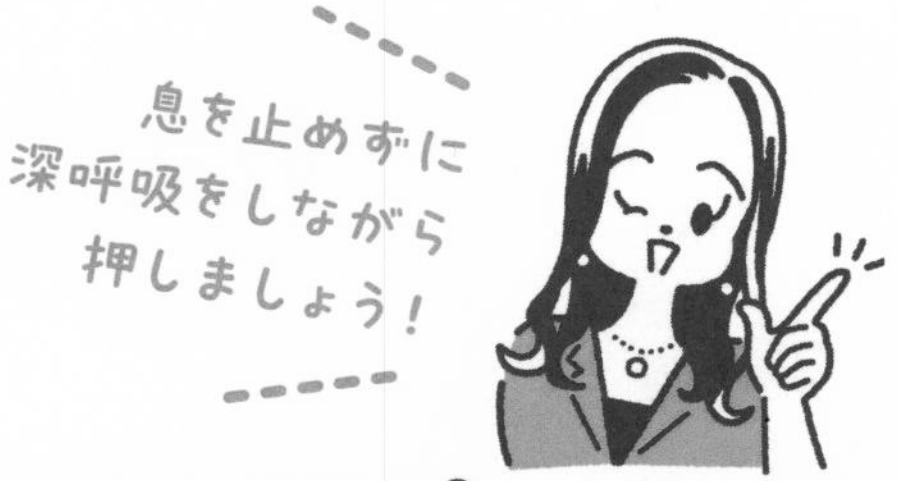
息を止めずに
深呼吸をしながら
押しましょう！

［そのほかの効果］

- リラックス効果　・腰痛改善
- 不眠解消　・頻尿解消

［反射区まとめ］

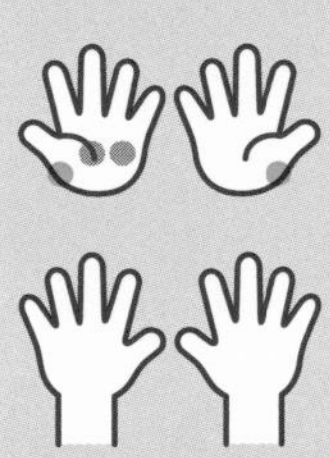

背

骨下部・腰の反射区には、副交感神経を優位にするリラックス効果があります。ストレスや緊張で便秘になりやすい方はしっかり押しましょう。疲労回復や腰痛改善の効果もあるので、気持ちを切り替えてゆっくり休みたいときにもおすすめです。

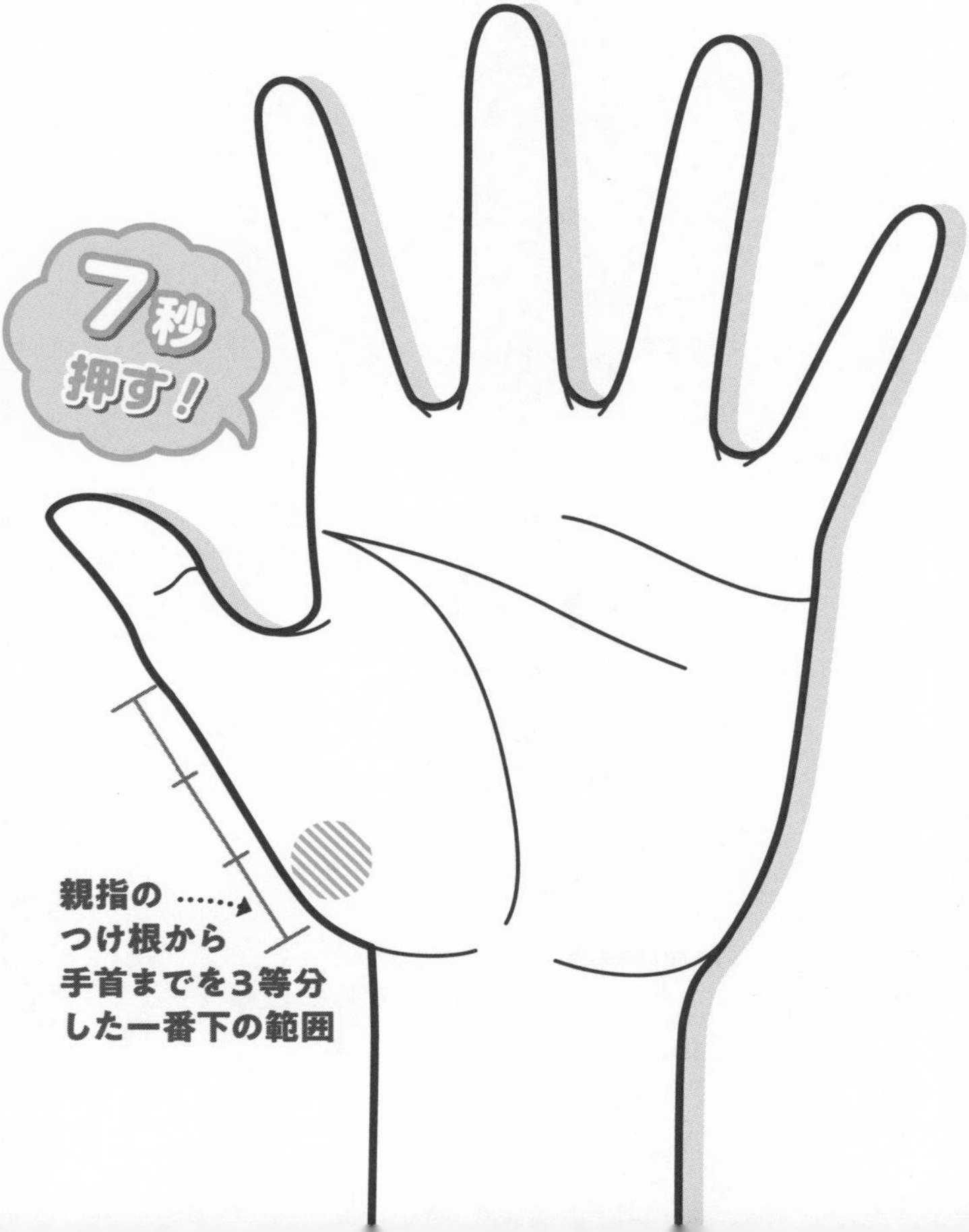
7秒押す！
親指のつけ根から手首までを3等分した一番下の範囲

膀胱《ぼうこう》の反射区（両手）

1

頻《ひん》尿《にょう》

手もみのやり方

1 親指の角を反射区に置いたら、押されるほうの手首を少し内側に回転させて、7秒押し込みます。これを3回くり返します。

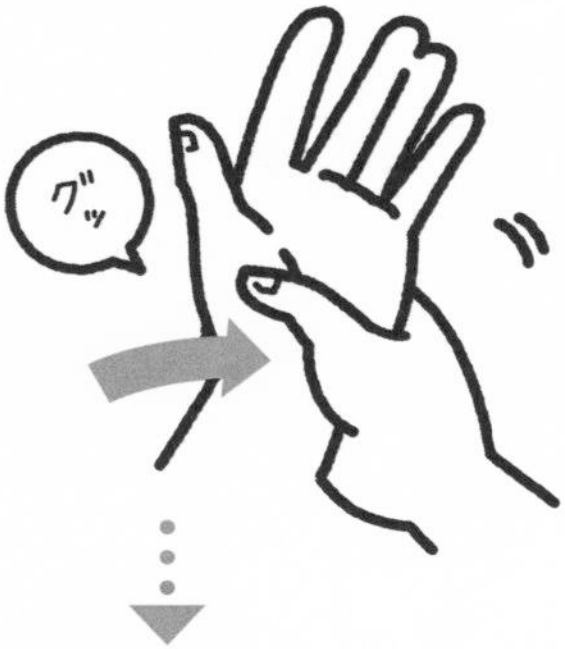

2 反対の手も同様に押していきましょう。

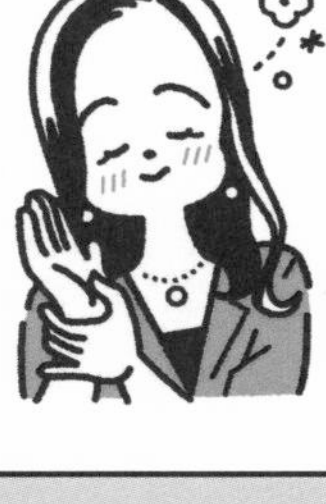

[そのほかの効果]

- 尿もれ解消　・残尿感解消
- 膀胱炎の予防

[反射区まとめ]

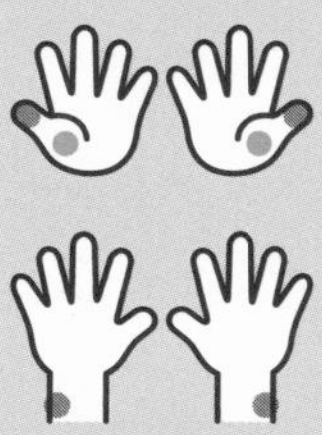

膀胱は1つですが、反射区は両手にあります。押したときに痛みを感じやすい反射区で、手がビリビリする感覚があれば、上手に押せているサインです。膀胱の調子を整えてくれます。ほかには尿もれ解消効果や、残尿感解消、膀胱炎の予防効果もあります。

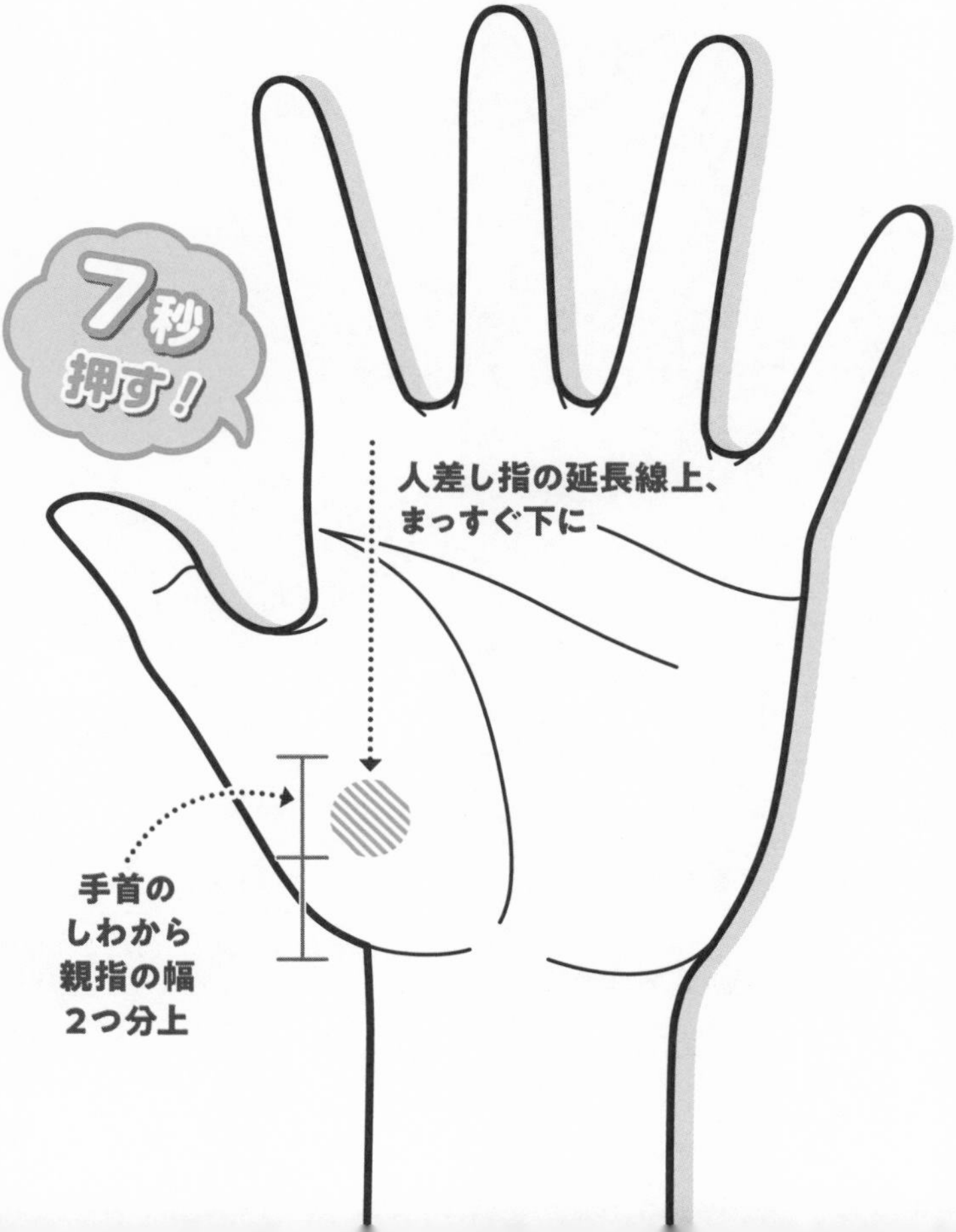
7秒押す！
人差し指の延長線上、まっすぐ下に
手首のしわから親指の幅2つ分上

間脳
の反射区（両手）

2

頻尿

手もみのやり方

1 右手の指をしっかり曲げ、拳のような形にします。右手を左の手のひらに置き、左手の親指以外の指で包んで固定します。

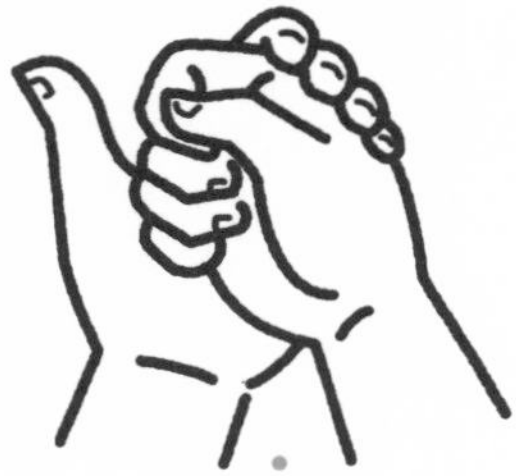

2 左手の親指の腹の中央を人差し指の角に押し当て、７秒止めます。これを３回くり返し、反対の手も同様に押していきます。

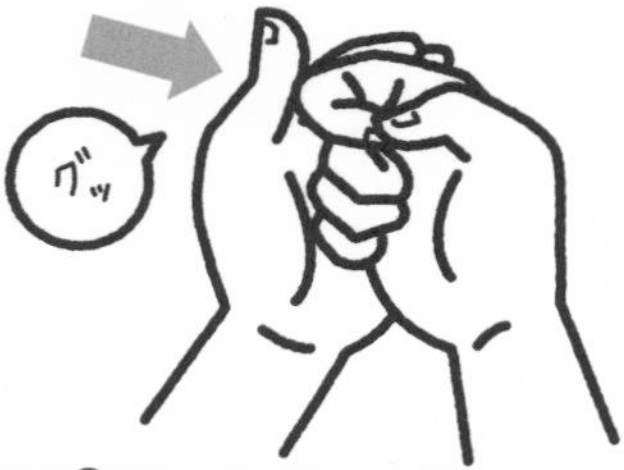

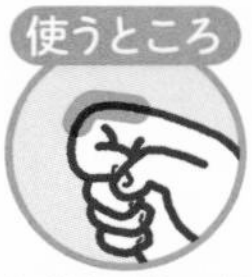

人差し指の角

［ そのほかの効果 ］

•不眠解消　•緊張、不安改善

［反射区まとめ］

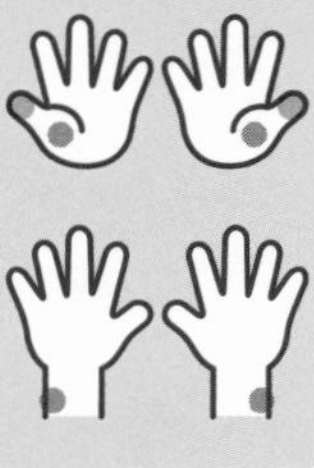

夜間頻尿は、自律神経の乱れが原因になることがあるため、自律神経を整える間脳の反射区を押すと効果的です。夜中に何度もトイレに起きて熟睡できないなら、寝る前に試してみましょう。力を入れすぎず、反射区がへこむくらいの強さで押すのがコツです。

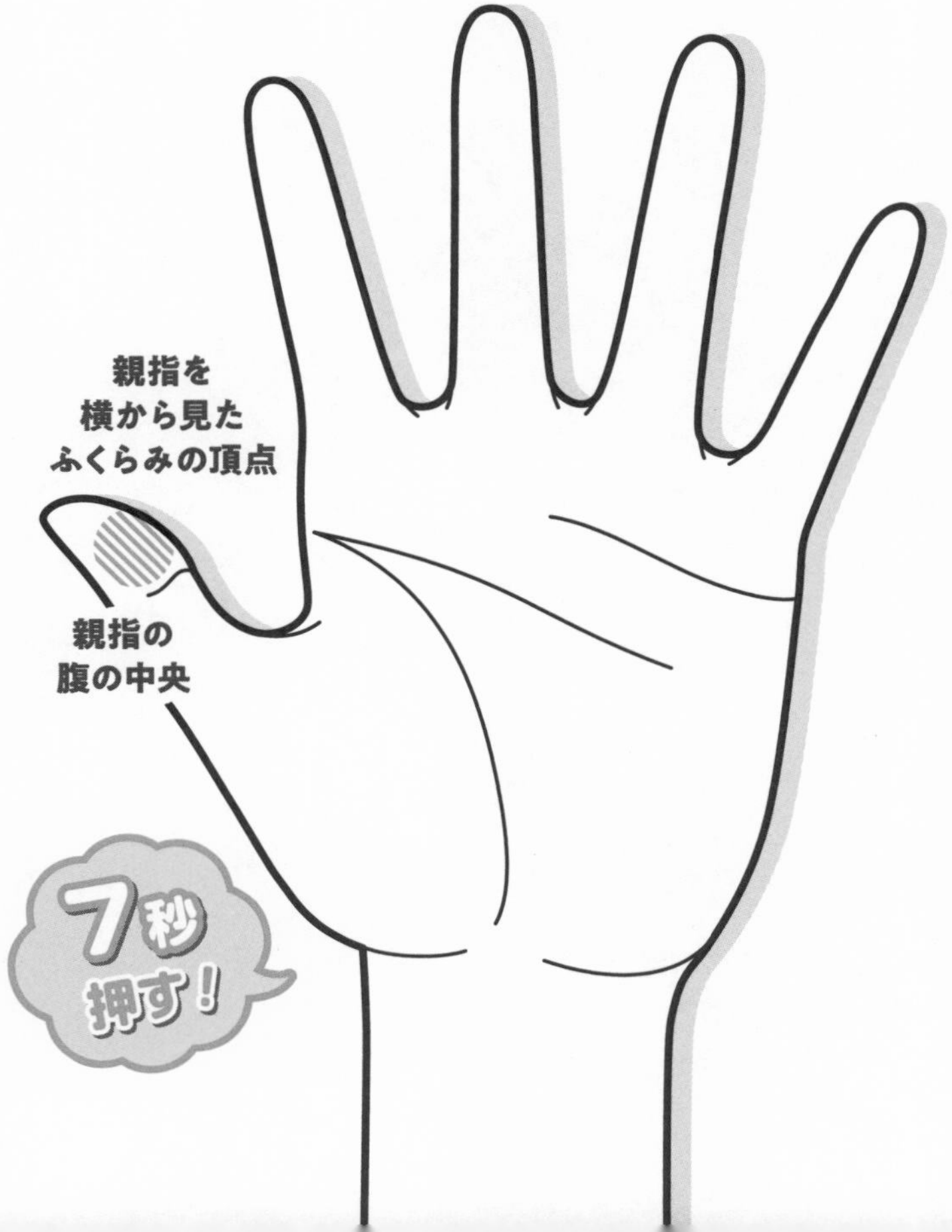

卵巣・精巣

の反射区（両手）

3

頻尿

手もみのやり方

1 親指の腹を反射区に当てたら、垂直に押しながら７秒止めます。これを３回くり返します。反射区の位置がわかりづらいときは、親指全体に力を加えるようにすると、外さずに押すことができます。

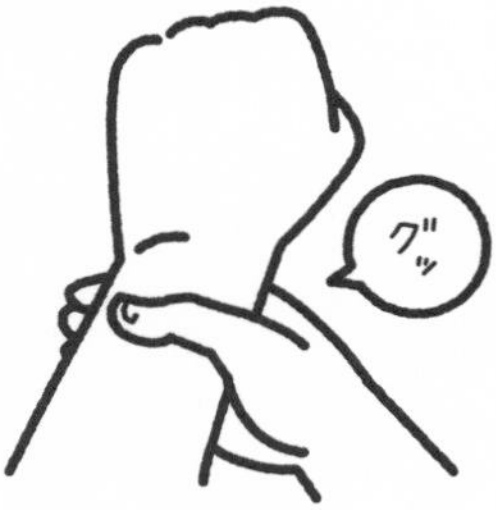

2 反対の手も同様に押していきます。

［ そのほかの効果 ］

- 心のバランスの調整
- 更年期症状の改善

［ 反射区まとめ ］

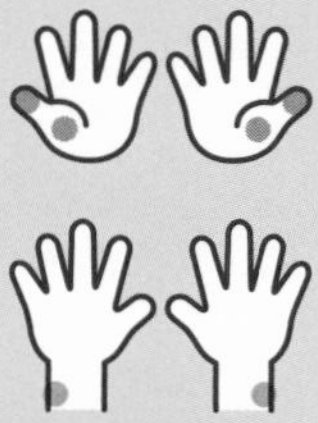

尿道や肛門を締めて排泄をコントロールする骨盤底筋が弱ると、頻尿の原因になることも。骨盤底筋は性ホルモンで強化できるので、分泌を促すために卵巣・精巣の反射区を押していきましょう。頻尿を改善するほか、更年期による諸症状にも効果があります。

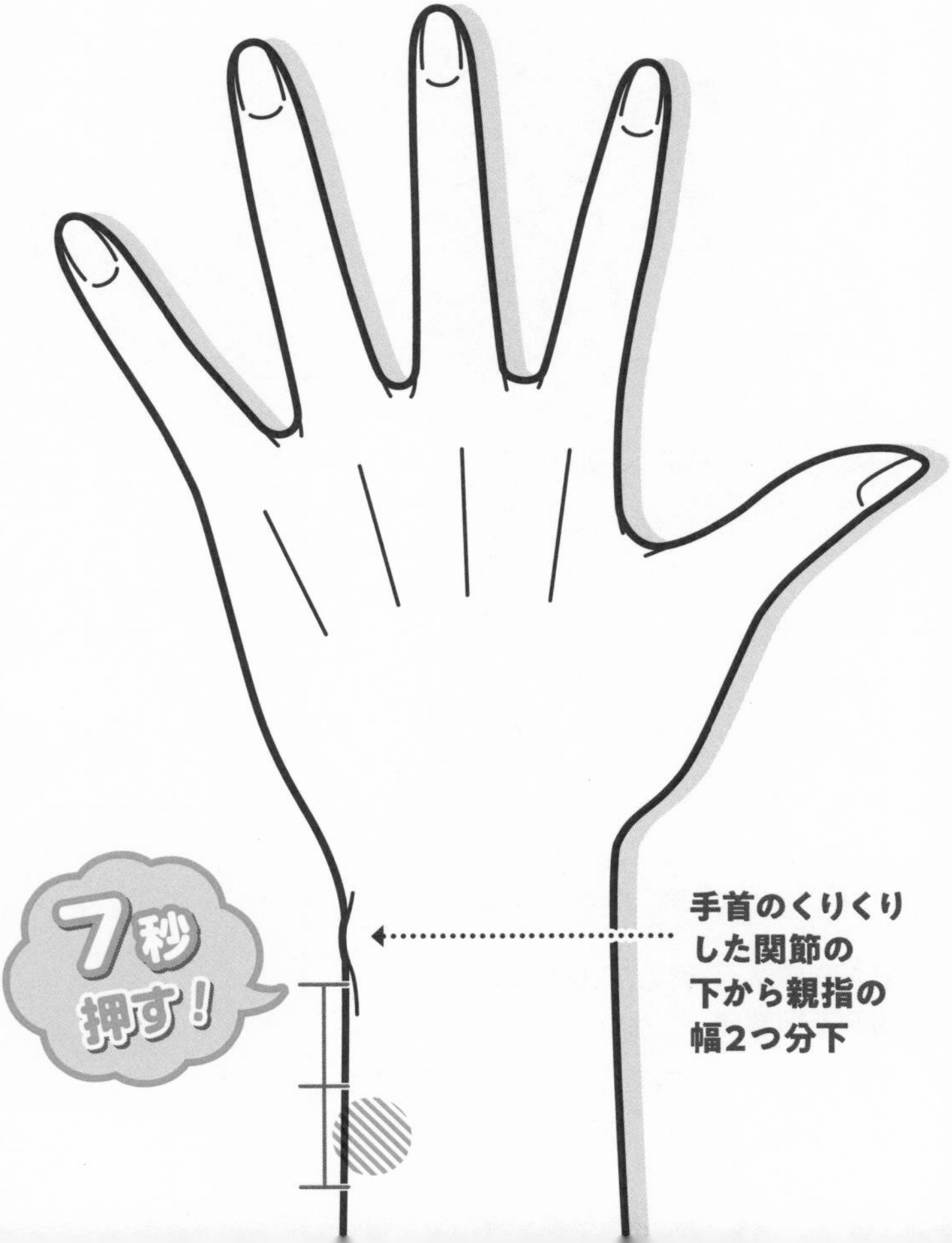
7秒
押す！
手首のくりくり
した関節の
下から親指の
幅2つ分下

胃
の反射区（両手）

1

胃痛・むかつき

手もみのやり方

1 反射区に親指の腹を置いたら、垂直に押しながら７秒止めます。これを３回くり返します。胃が疲れていると、反射区を押しても痛みを感じません。無理に押さないようにしてください。

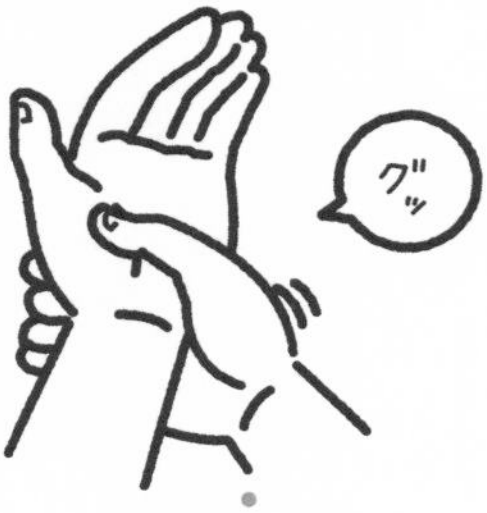

2 反対の手も同様に押していきます。

息を止めずに
深呼吸をしながら
押しましょう！

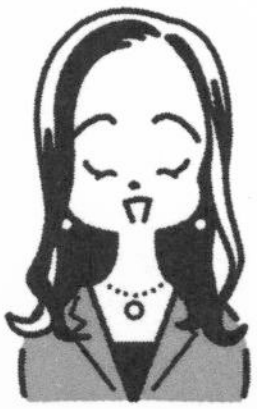

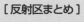

［そのほかの効果］

- **吐き気解消**
- **胃もたれ解消**
- **食欲不振解消**

［反射区まとめ］

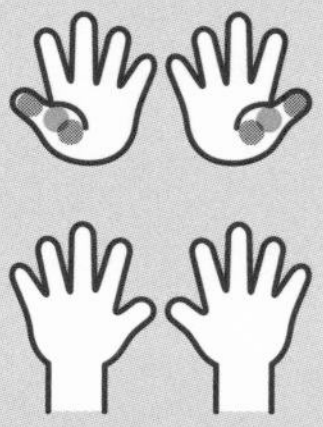

胃

胃が弱い方や慢性的な胃の不調を感じている方におすすめできる、胃痛全般に効果のある反射区です。食後に押すと胃の痛みが起こりにくくなり、消化機能を助けてくれます。胃もたれや胸焼けに悩んでいる方、食欲がない方にもおすすめの反射区です。

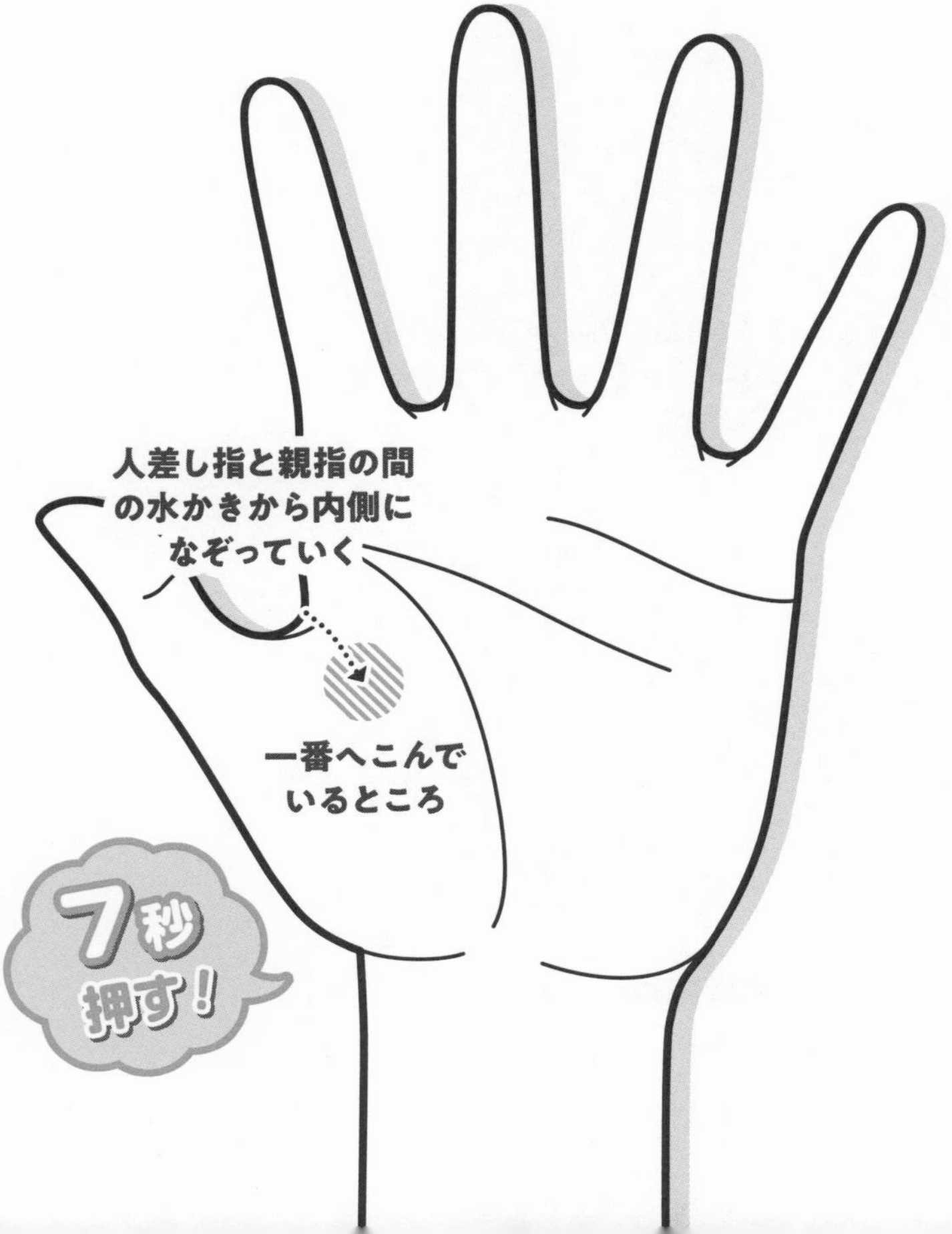
人差し指と親指の間の水かきから内側になぞっていく
一番へこんでいるところ
7秒押す！

間脳
の反射区（両手）

2

胃痛・むかつき

手もみのやり方

1 右手の指をしっかり曲げ、拳のような形にします。右手を左の手のひらに置き、左手の親指以外の指で包んで固定します。

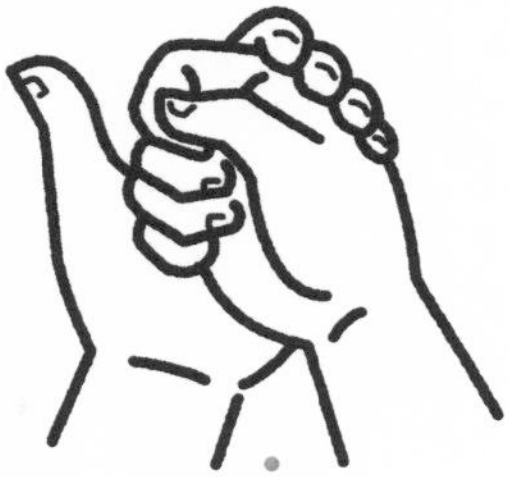

2 左手の親指の腹の中央を人差し指の角に押し当て、7秒止めます。これを3回くり返し、反対の手も同様に押していきます。

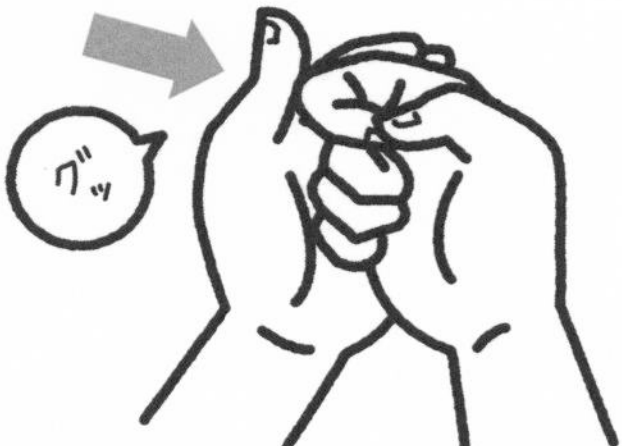

使うところ

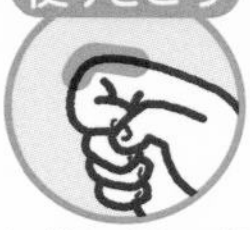

人差し指の角

［そのほかの効果］

- **原因不明の不調改善**

［反射区まとめ］

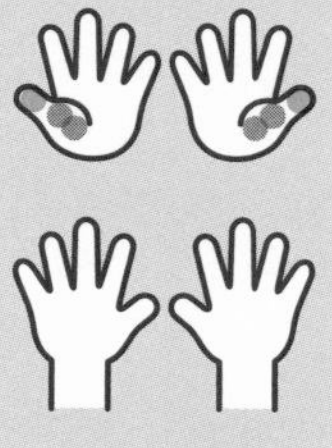

ストレスが原因で胃痛を感じるときは、自律神経を整える間脳の反射区を押しましょう。心が疲れると、胃の調子も悪くなります。ストレスによって副交感神経が刺激されると、胃腸の働きが活発化して胃酸が過剰に分泌され、胃痛を引き起こすことがあります。

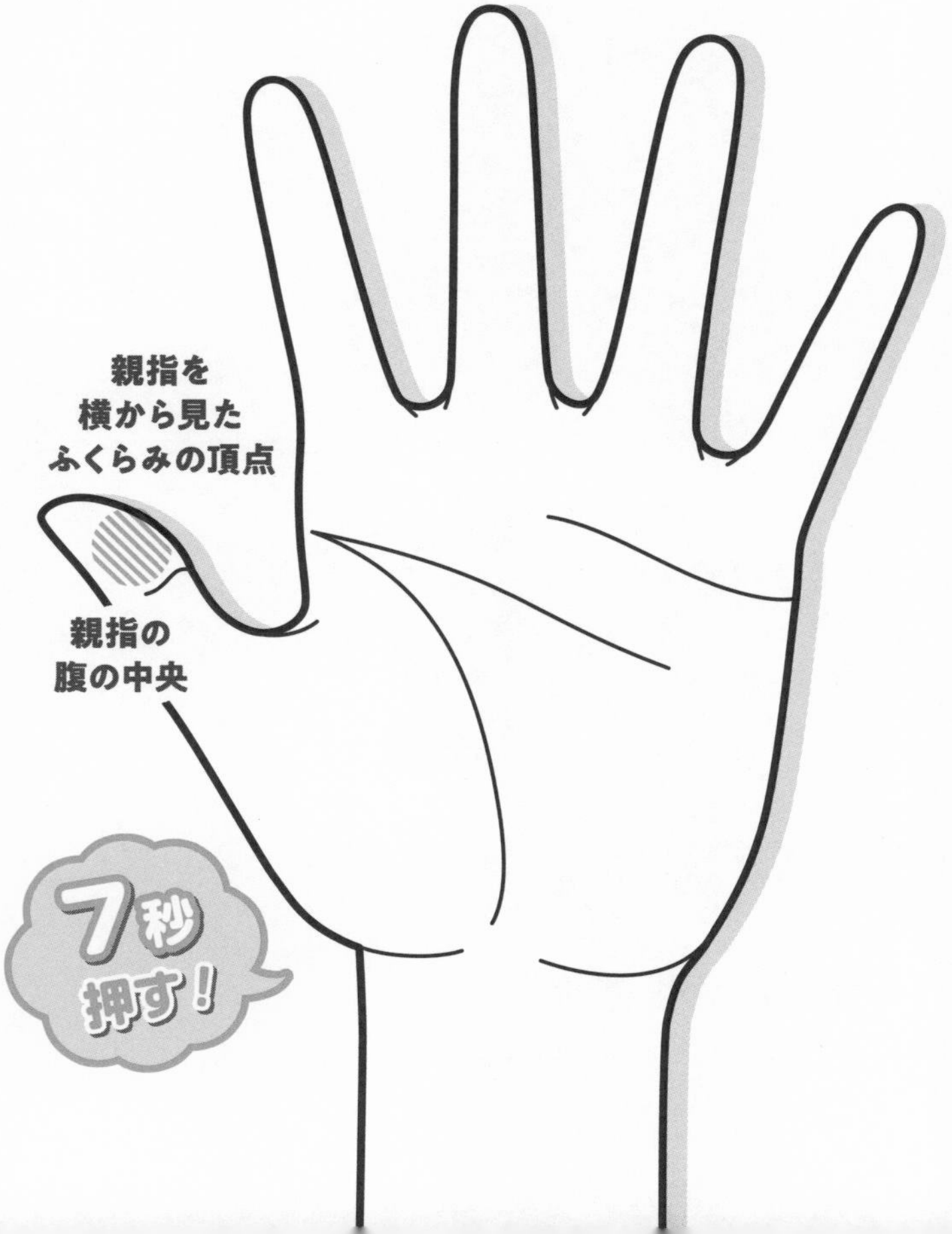

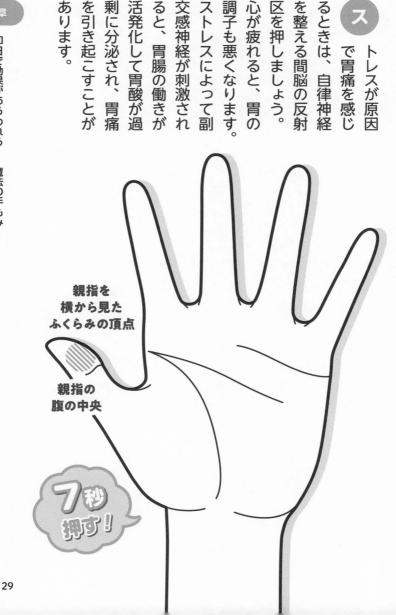

十二指腸
の反射区（両手）

3

胃痛・むかつき

手もみのやり方

1 反射区に親指の腹を置いたら、垂直に押しながら７秒止めます。これを3回くり返します。

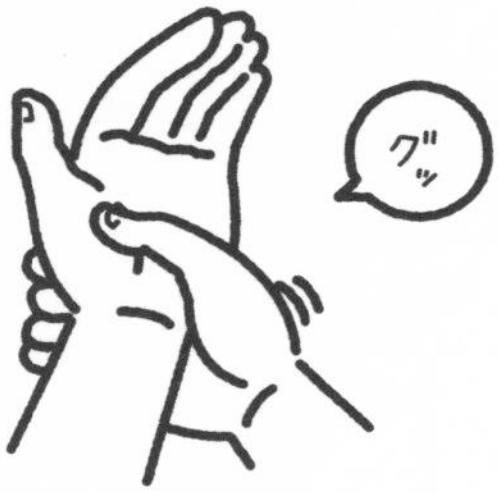

2 反対の手も同様に押していきます。

息を止めずに
深呼吸をしながら
押しましょう！

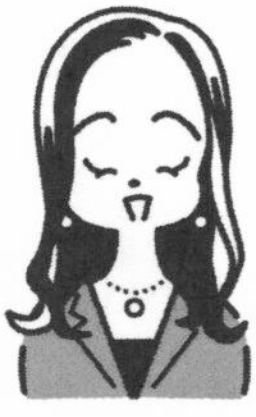

［そのほかの効果］

•ゲップ解消　•嘔吐、下痢解消

［反射区まとめ］

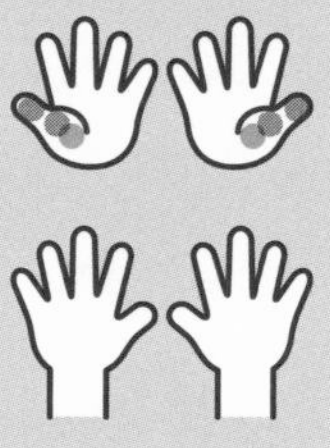

暴飲暴食による胃痛を抑えたいときは、十二指腸の反射区を押しましょう。胃がむかむかするときや、ゲップが続くとき、吐き気や腹痛にも効果があります。また、胃腸の調子が悪いとほうれい線が深くなりがち。ほうれい線が気になる方にもおすすめの反射区です。

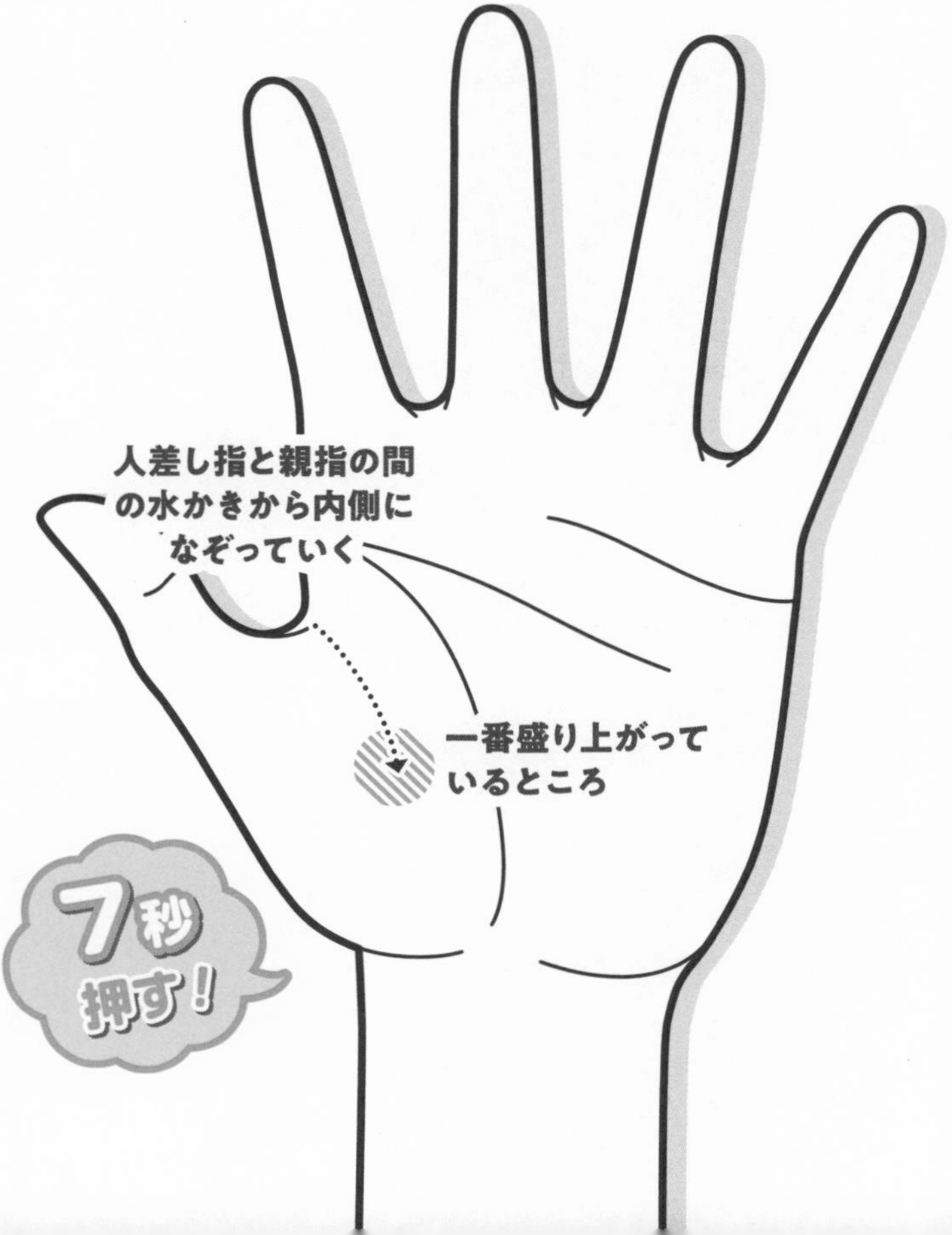
人差し指と親指の間の水かきから内側になぞっていく
一番盛り上がっているところ
7秒押す！

目の反射区（両手）

1

老眼

手もみのやり方

1 右手の親指と人差し指の爪の横、かたいところを使います。

2 左手の人差し指の爪の脇をキュッと挟み、7秒押します。これを3回くり返します。続いて、左手の中指も同様に押します。

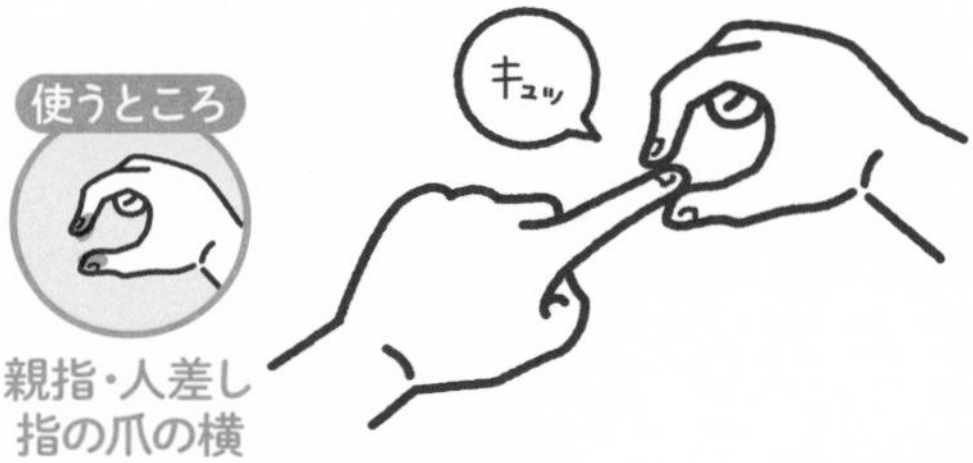

3 反対の手も同様に押していきます。

［ そのほかの効果 ］

- 疲れ目改善
- ドライアイ改善
- 肩こり改善

［ 反射区まとめ ］

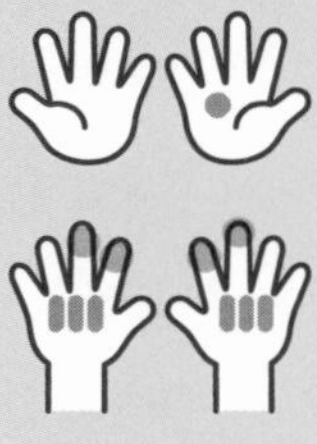

加齢による視力低下を改善する反射区です。スマホやパソコンの画面を長時間見て目が痛いときや、目の酷使による肩こり解消にも効果的。ふだんから、こまめに押すと改善が早くなります。指先の反射区は左右が反転するため、左手は右目、右手は左目に対応しています。

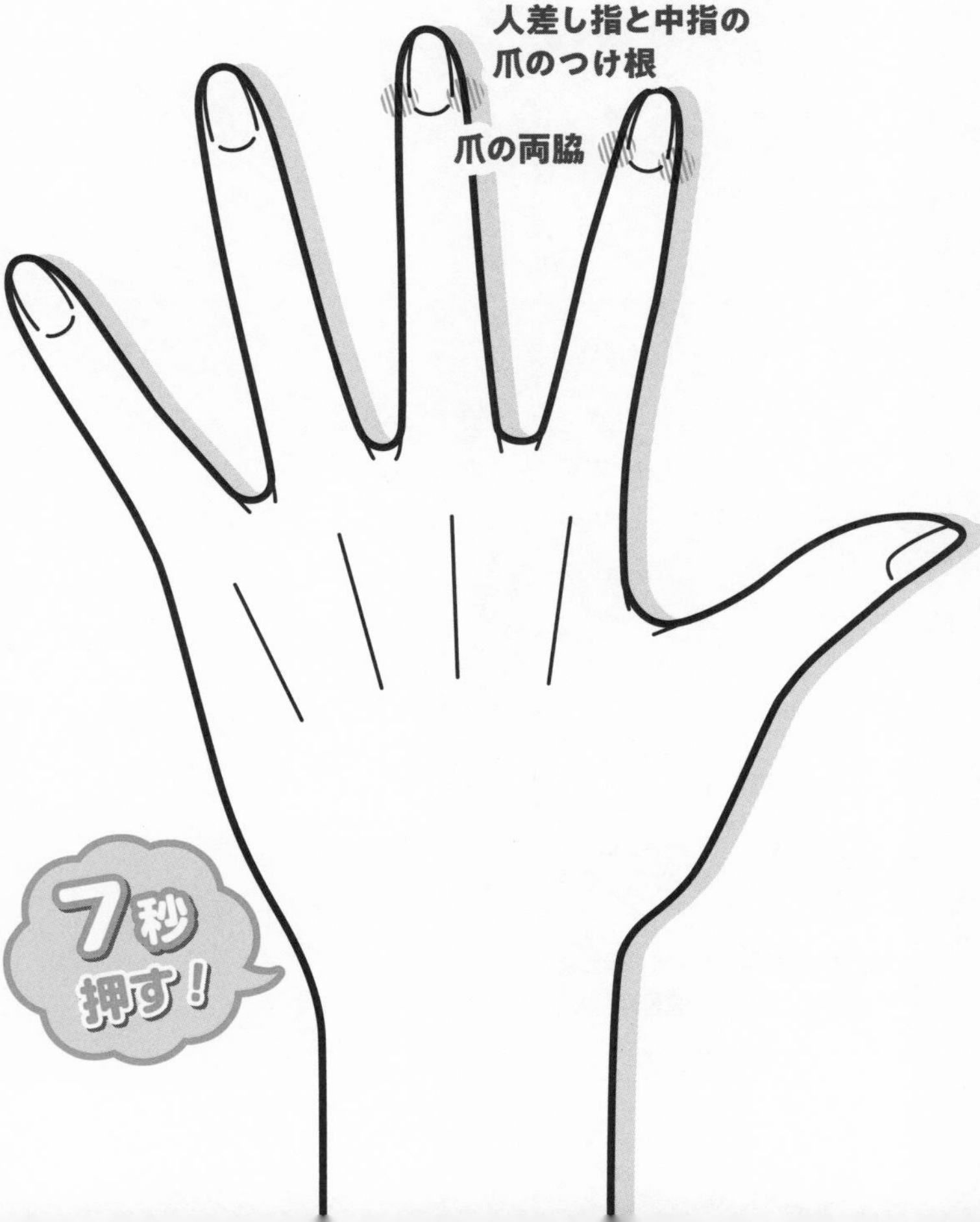
人差し指と中指の爪のつけ根
爪の両脇
7秒押す！

肝臓 の反射区（右手）

2

老眼

手もみのやり方

1 左図の骨の下に親指の角を入れるように、少し角度をつけて反射区に置きます。

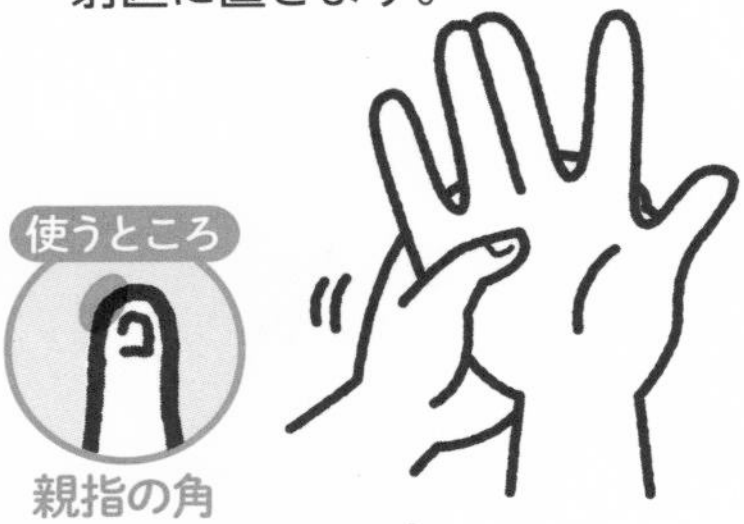

2 右手の手首を起こし、痛いところで７秒止めます。これを３回くり返します。５ミリくらい位置をずらしながら、まんべんなく押すと効果的。

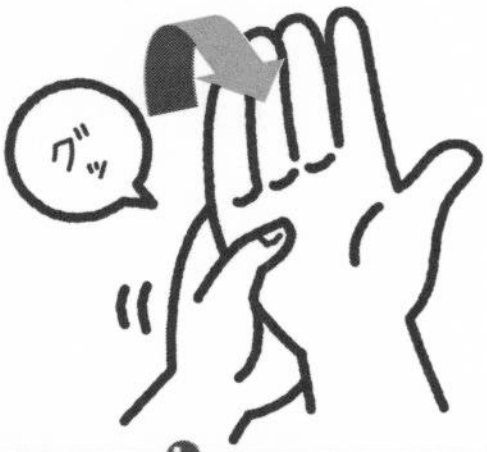

［ そのほかの効果 ］

- **生活習慣病のリスク低減**
- **代謝アップ**　**・偏頭痛解消**

［ 反射区まとめ ］

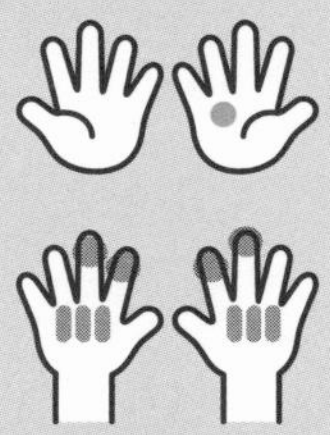

老眼は肝臓の不調でも起きるといわれています。また、お酒をよく飲む方や甘いものが好きな方はとくに痛みを感じやすい傾向があります。この反射区を押して、肝臓のバランスを整え、目にも優しい生活を心がけましょう。肝臓の反射区は右手にしかありません。

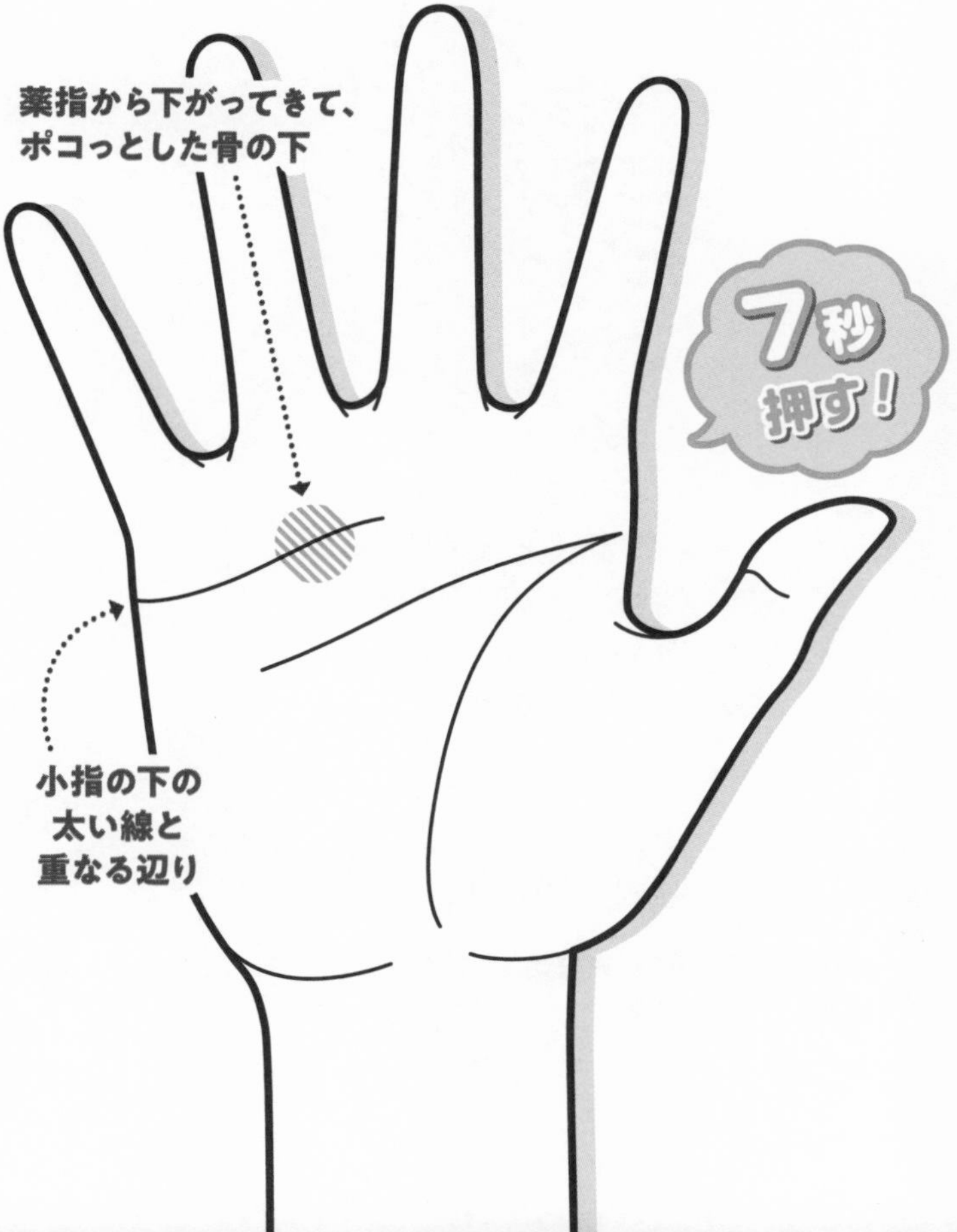
薬指から下がってきて、
ポコっとした骨の下
7秒
押す！
小指の下の
太い線と
重なる辺り

リンパ節・首
の反射区（両手）

3

老眼

［反射区まとめ］

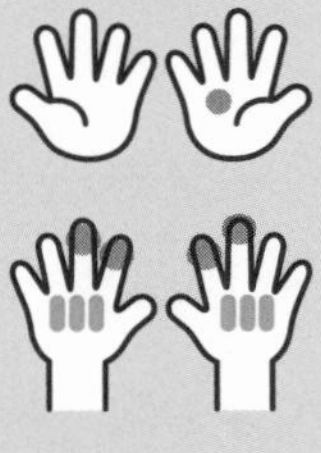

手もみのやり方

1 軽く指を開いた状態で机に左手を置き、右手の人差し指、中指、薬指を反射区に置きます。すべらないよう指を少し立て、グッと力を入れながら前後に押します。

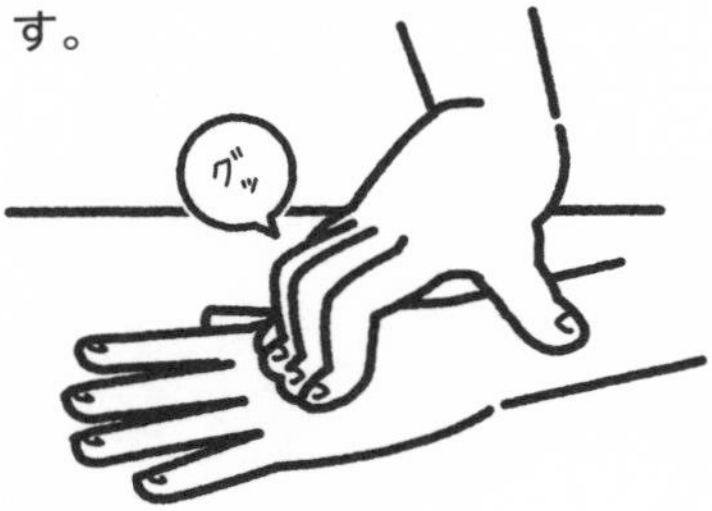

2 押している指を往復させながら、少しずつ下にずらし、手の甲の中央まで同じことをくり返します。1秒で1往復、30回を目安に行いましょう。反対の手も同様に押していきます。

［そのほかの効果］

- **疲れ目改善**　**・むくみ改善**
- **首こり、肩こり解消**

首を流れるリンパ節に老廃物がたまると、目の不調につながることがあります。押したときに痛みを感じるなら不調のサインです。首の血流を促すので、首こりや肩こり、頭痛改善の効果もあります。素早く動かすより、1秒1動作を意識したほうが効果的です。

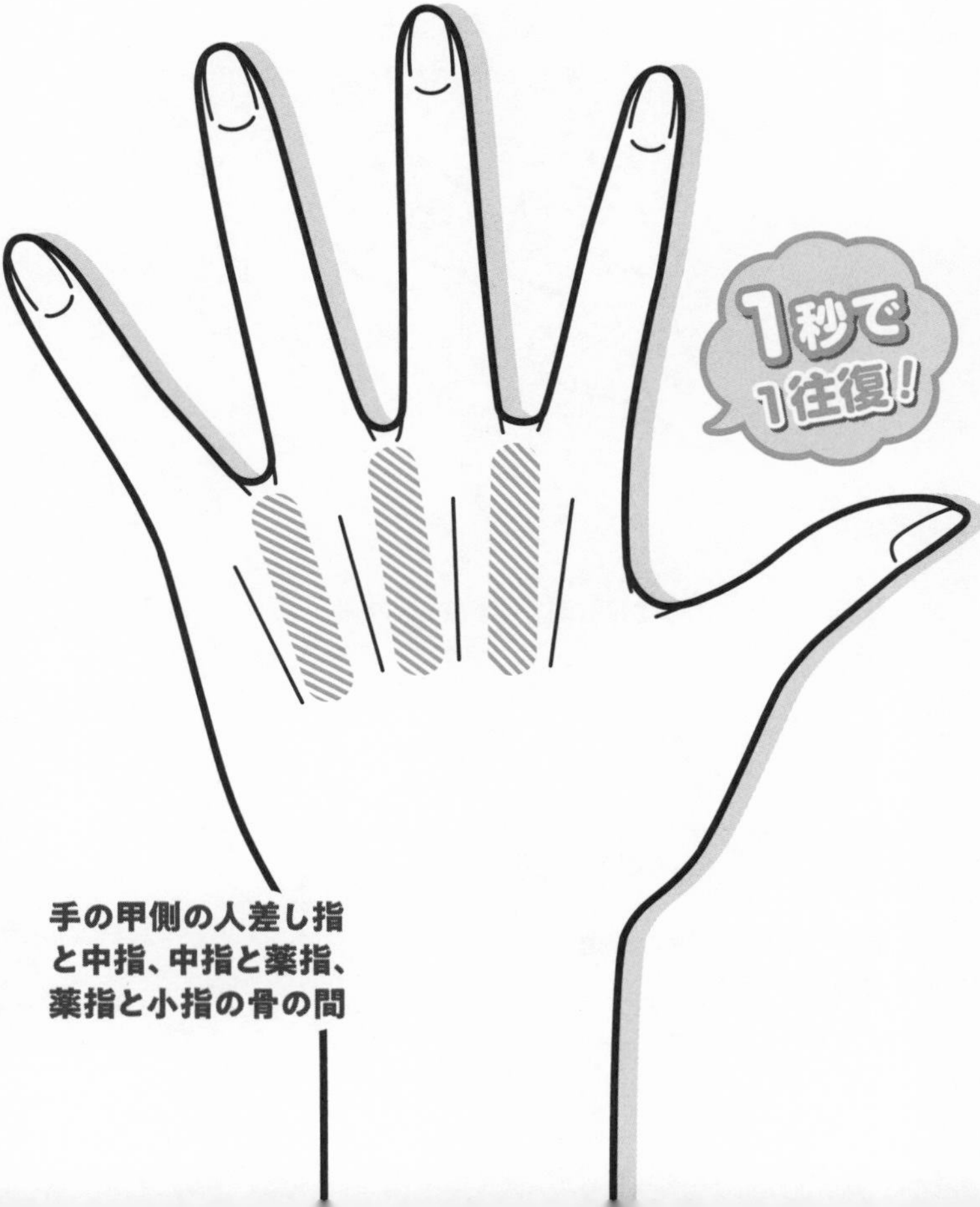

手の甲側の人差し指と中指、中指と薬指、薬指と小指の骨の間

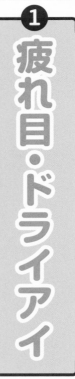

目の反射区（両手）

1 疲れ目・ドライアイ

手もみのやり方

1 右手の親指と人差し指の爪の横、かたいところを使います。

2 左手の人差し指の爪の脇をキュッと挟み、７秒押します。これを３回くり返します。続いて、左手の中指も同様に押します。

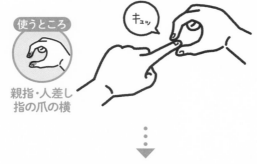

親指・人差し指の爪の横

3 反対の手も同様に押していきます。

［そのほかの効果］

- 肩こり改善　・視力回復
- 目の痛み解消

［反射区まとめ］

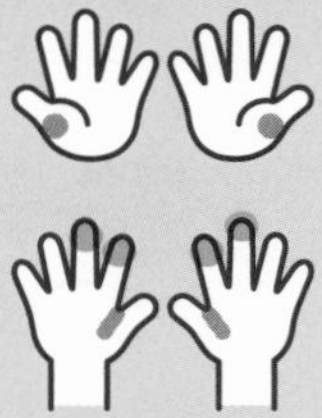

目の反射区は、押せば押すほど効果があり、実感も得やすいです。スマホを見たり、薄暗い場所でものを見たりすると、目は緊張し、疲れます。目のこわばりやかすみが気になったらこの反射区をこまめに押し、緊張を緩めましょう。肩こりを感じるときにもおすすめです。

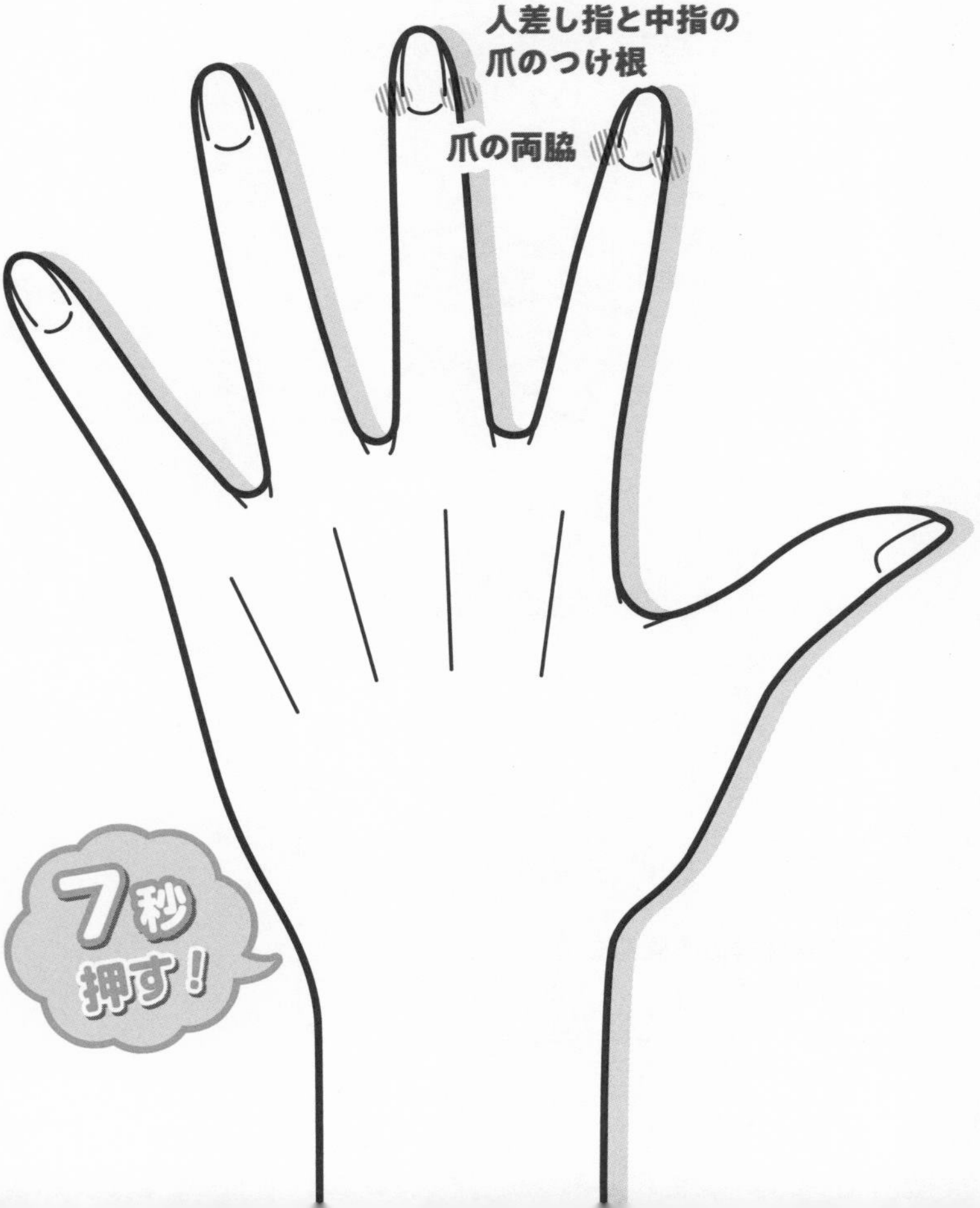
人差し指と中指の
爪のつけ根
爪の両脇
7秒
押す！

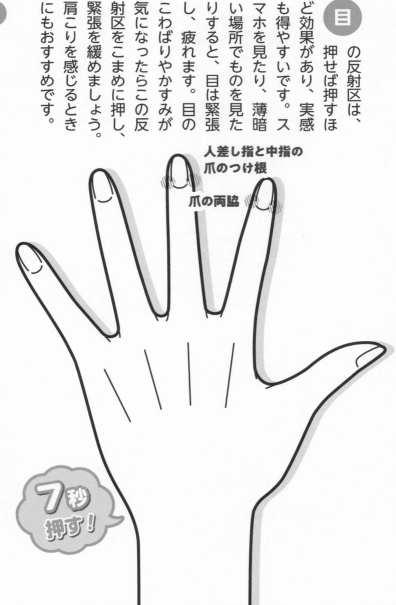

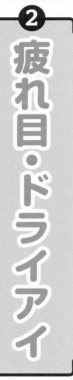

背骨上部
の反射区（両手）

2

疲れ目・ドライアイ

［反射区まとめ］

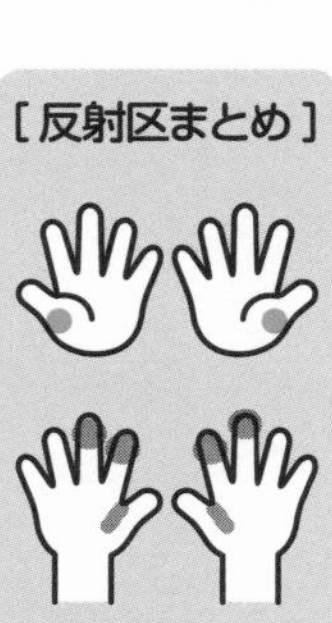

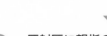

手もみのやり方

1 左手の親指を右手の親指と人差し指で挟みます。

2 反射区に親指の先端を押し込みながら、ゴリゴリした骨の部分をつかむイメージで７秒押します。これを3回くり返します。

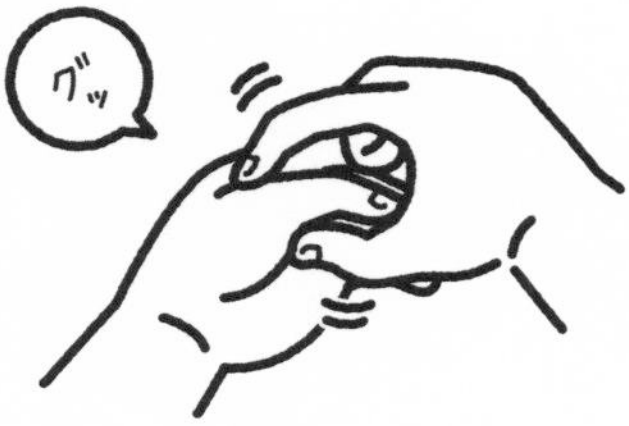

3 反対の手も同様に押していきます。

［そのほかの効果］

- 肩甲骨周辺の老廃物を流す
- 上半身を温める

背骨上部の反射区は、肩甲骨周辺の血流をよくして老廃物を流してくれます。ドライアイを改善するためには、上半身を温めて巡りをよくするのがポイント。目を酷使して体のこわばりを感じるときは、積極的にこの反射区を押してあげると、体を緩めることができます。

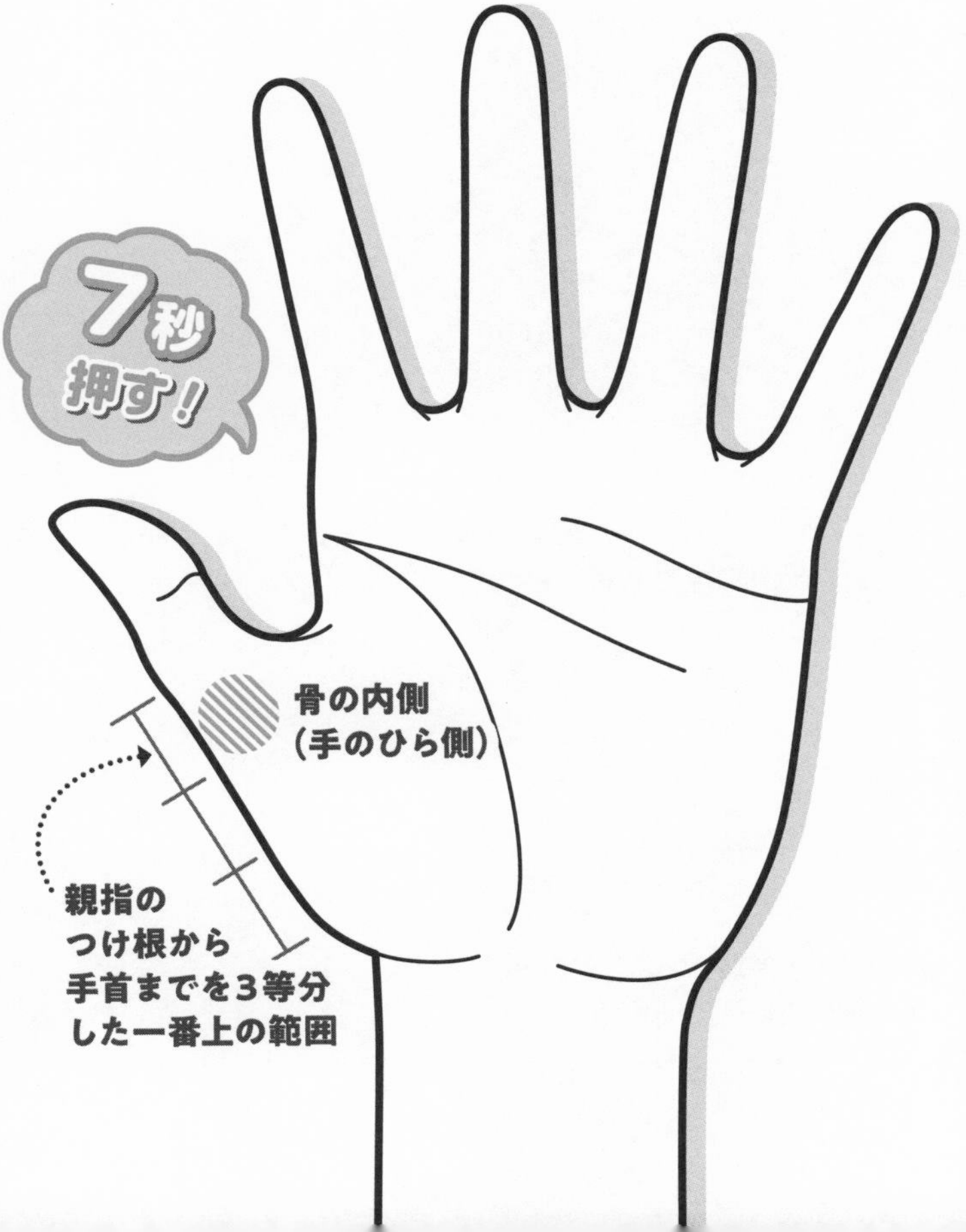
7秒押す！
骨の内側
（手のひら側）
親指のつけ根から手首までを3等分した一番上の範囲

リンパ節・胸
の反射区（両手）

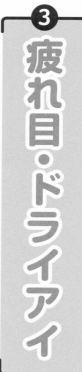

3

疲れ目・ドライアイ

[反射区まとめ]

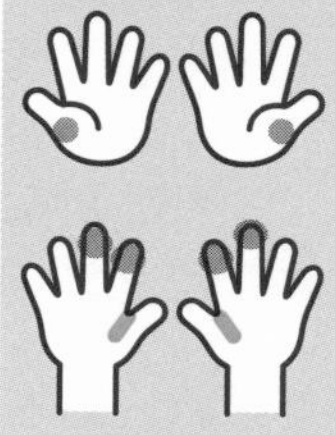

手もみのやり方

1 親指全体を反射区に当て、手を握るようにもちます。左手を内側に回転させて、親指が深く入ったところで7秒止めましょう。そうすることで、老廃物がたまる人差し指の骨の下に、親指を入れて押すことができます。これを３回くり返します。

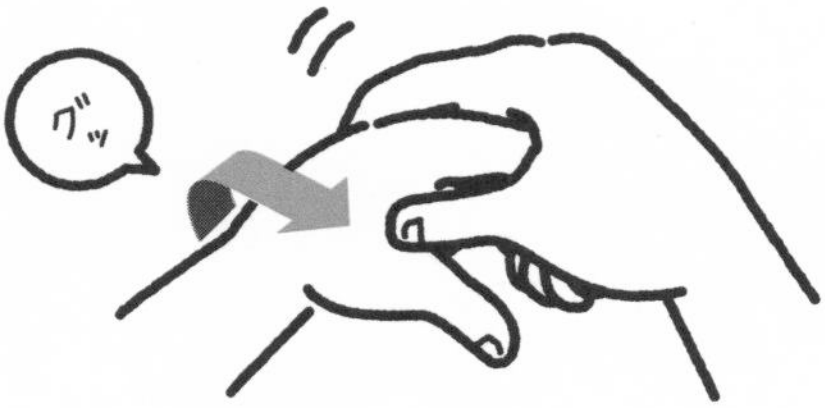

2 反対の手も同様に押していきます。

[そのほかの効果]

- **顔のむくみ解消**
- **首のしわ改善**
- **上半身を温める**

鎖骨周辺のリンパを流し、老廃物の排出を促す反射区です。血流をよくして上半身を温めてくれます。そのほか、顔の色やむくみ、首のしわの改善にも効果が期待できます。老廃物は、人差し指につながる骨の下にたまりやすいので、そこを重点的に押しましょう。

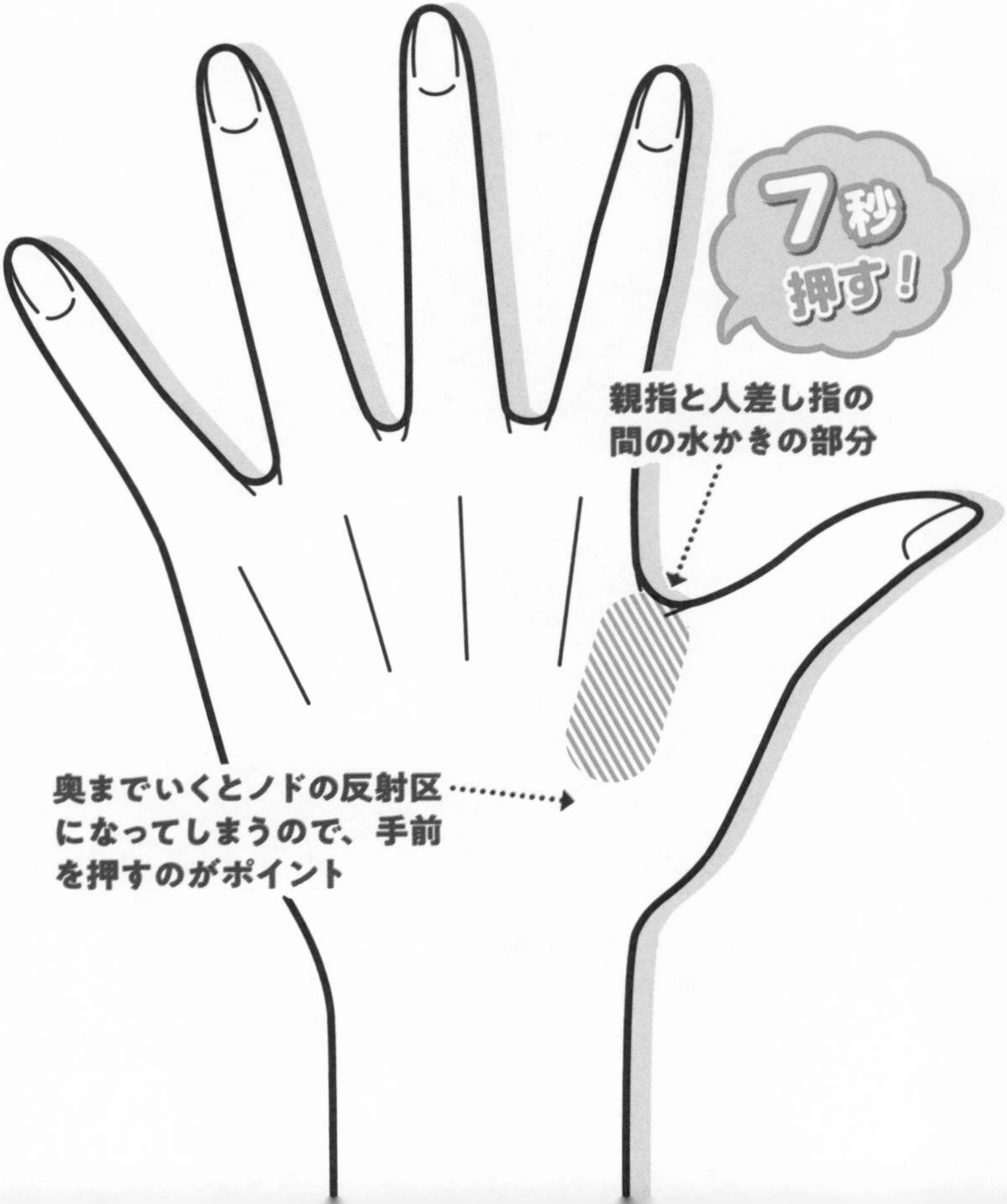
7秒押す！
親指と人差し指の間の水かきの部分
奥までいくとノドの反射区になってしまうので、手前を押すのがポイント

副腎
の反射区（両手）

1

不眠

手もみのやり方

1 左図の骨の下に親指の角を入れるように、少し角度をつけて反射区に置きます。

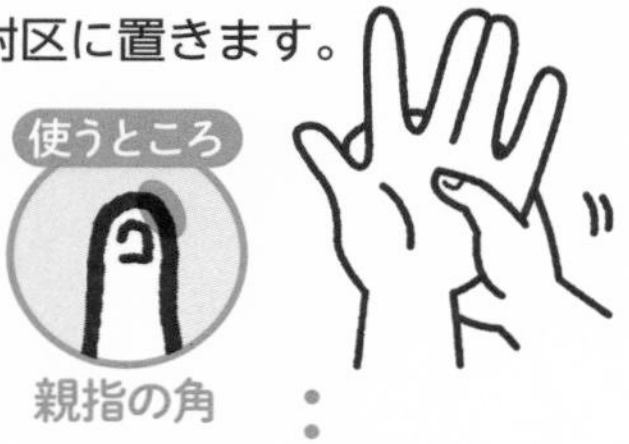

2 押されるほうの手首を起こし、痛いところで７秒止めます。これを３回くり返します。５ミリくらい位置をずらしながら、まんべんなく押すと効果的です。まったく力を入れなくて大丈夫です。反対の手も同様に押していきます。

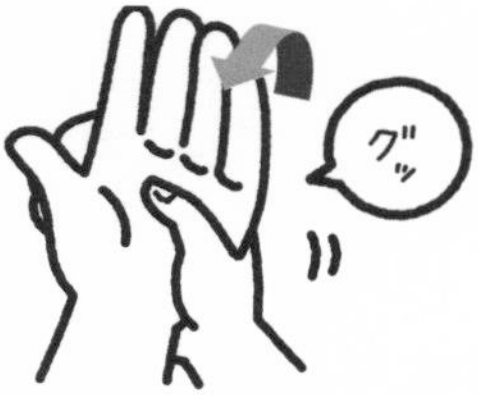

［ そのほかの効果 ］

- **肌トラブル解消**　**•ストレス緩和**
- **心のバランスを整える**

［ 反射区まとめ ］

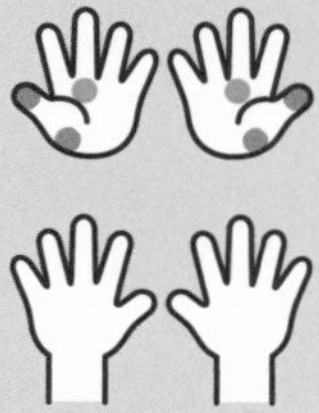

副腎の反射区は、心の疲れを取りストレスを緩和してくれるので、押すとリラックス効果があります。心配事がある方や、不安を感じて寝つけない方におすすめです。手がビリビリしたら上手に押せている証拠。左手は左の副腎、右手は右の副腎に対応しています。

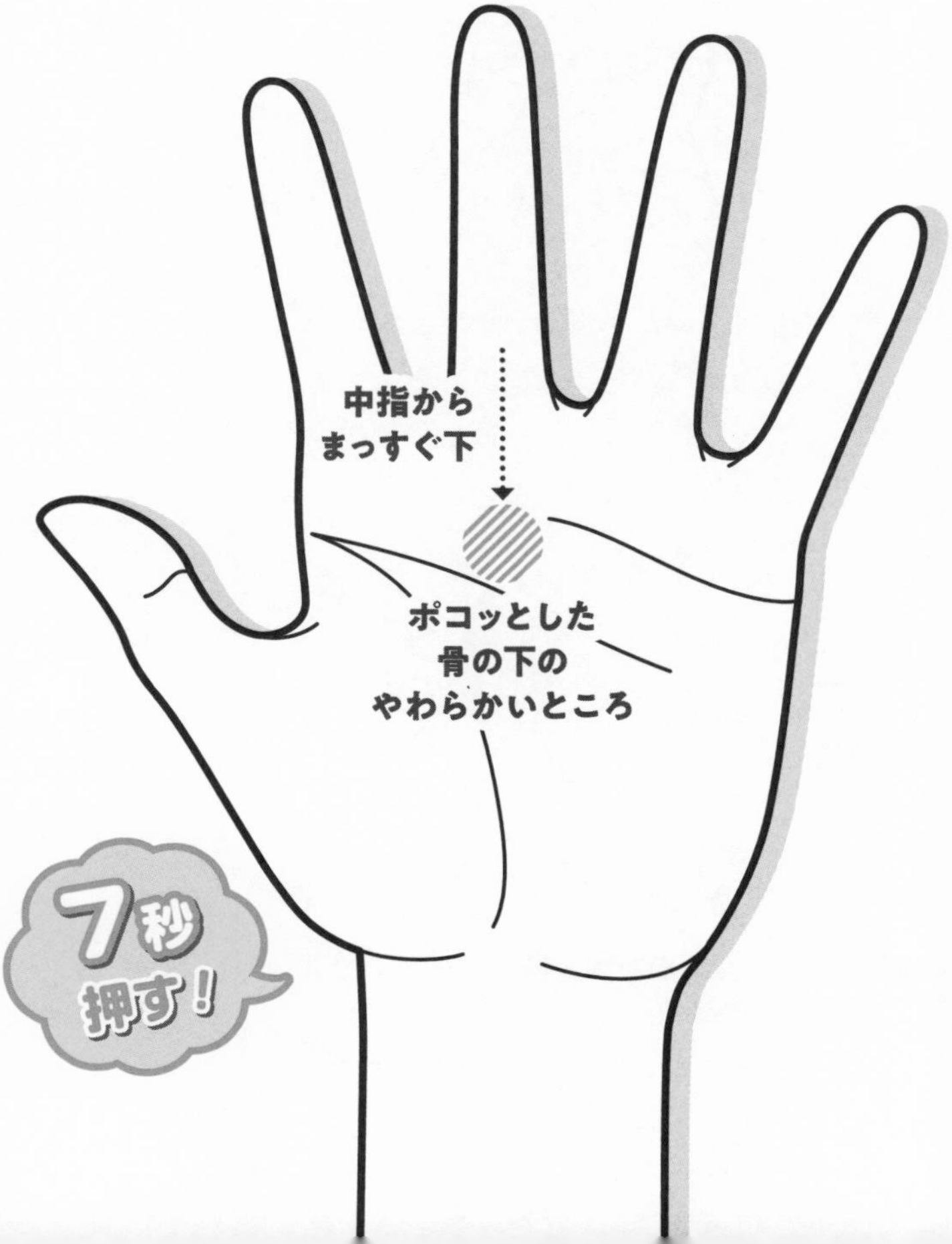
中指から
まっすぐ下
ポコッとした
骨の下の
やわらかいところ
7秒
押す！

間脳
の反射区（両手）

2

不眠

手もみのやり方

1 右手の指をしっかり曲げ、拳のような形にします。右手を左の手のひらに置き、左手の親指以外の指で包んで固定します。

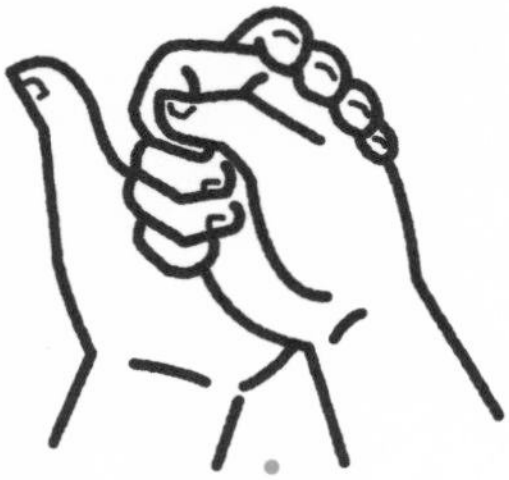

2 左手の親指の腹の中央を人差し指の角に押し当て、7秒止めます。これを3回くり返し、反対の手も同様に押していきます。

使うところ

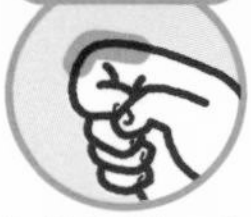

人差し指の角

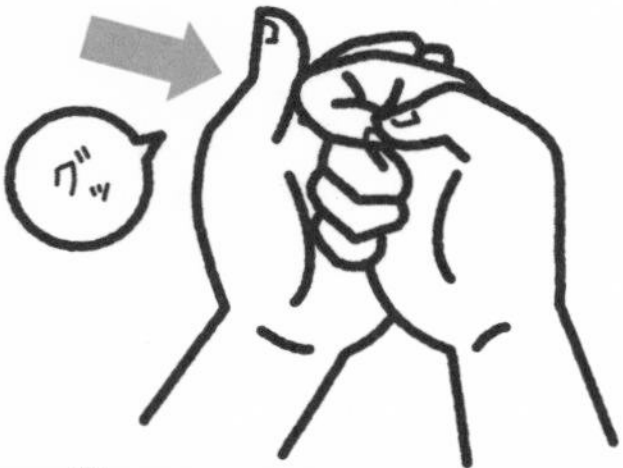

［そのほかの効果］

・疲労回復　・全身の不調改善
・不安改善　・頻尿解消

［反射区まとめ］

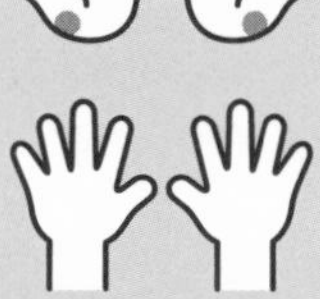

ストレスや不規則な生活が原因で自律神経が乱れると、日中の活動時に働く交感神経が活発になり、脳は覚醒状態になってしまいます。自律神経を整える効果がある間脳の反射区を押すことで、リラックスして、自然に熟睡できる体をつくります。

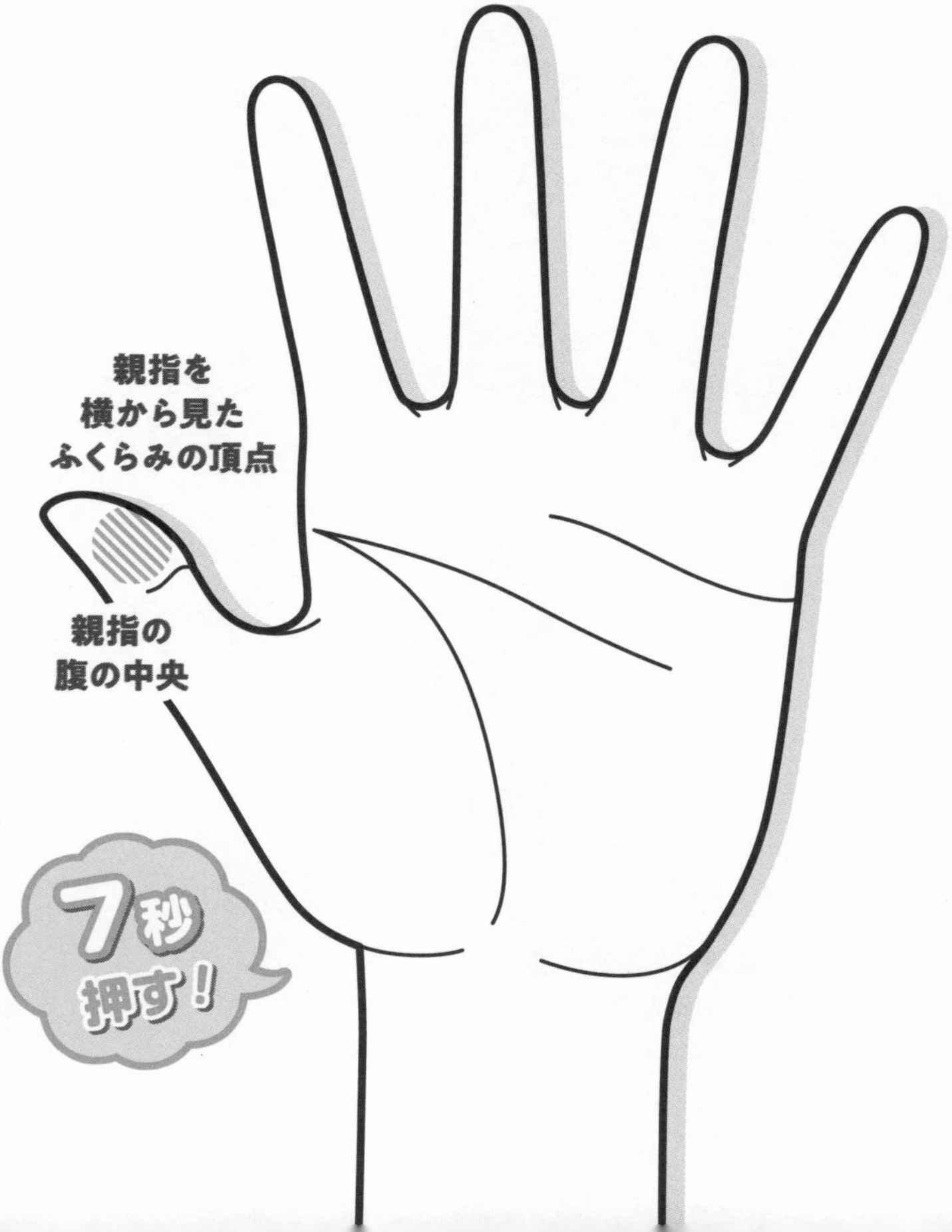

背骨下部・腰
の反射区（両手）

3

不眠

手もみのやり方

1 右手の親指の角を左手の手首の骨の下に入れるイメージで当て、下に押さえつけるようにして７秒押します。これを３回くり返します。

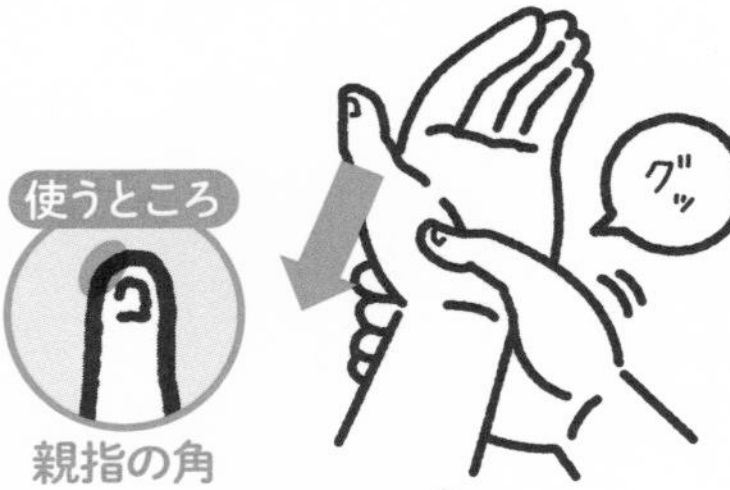

使うところ
親指の角
グッ

2 反対の手も同様に押していきます。

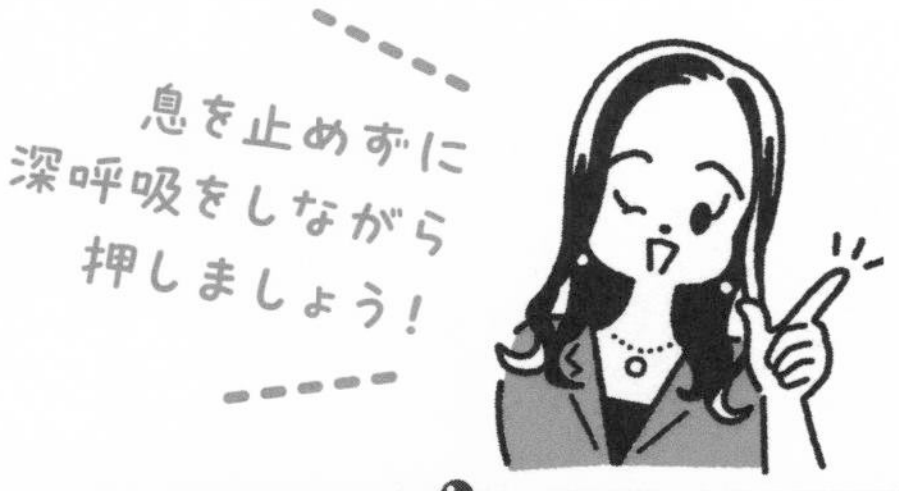

息を止めずに
深呼吸をしながら
押しましょう！

［ そのほかの効果 ］

- **リラックス効果**　**・腰痛改善**
- **不眠解消**　**・頻尿解消**

［ 反射区まとめ ］

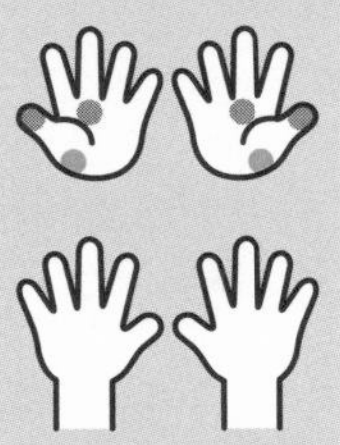

腰には副交感神経が通っています。そのため、背骨下部・腰の反射区を押すと副交感神経を優位にして、体の緊張をほぐしてくれます。副交感神経と、日中の活動時に働く交感神経のバランスが取れていれば、熟睡できるので、寝る前にぜひ試してみてください。

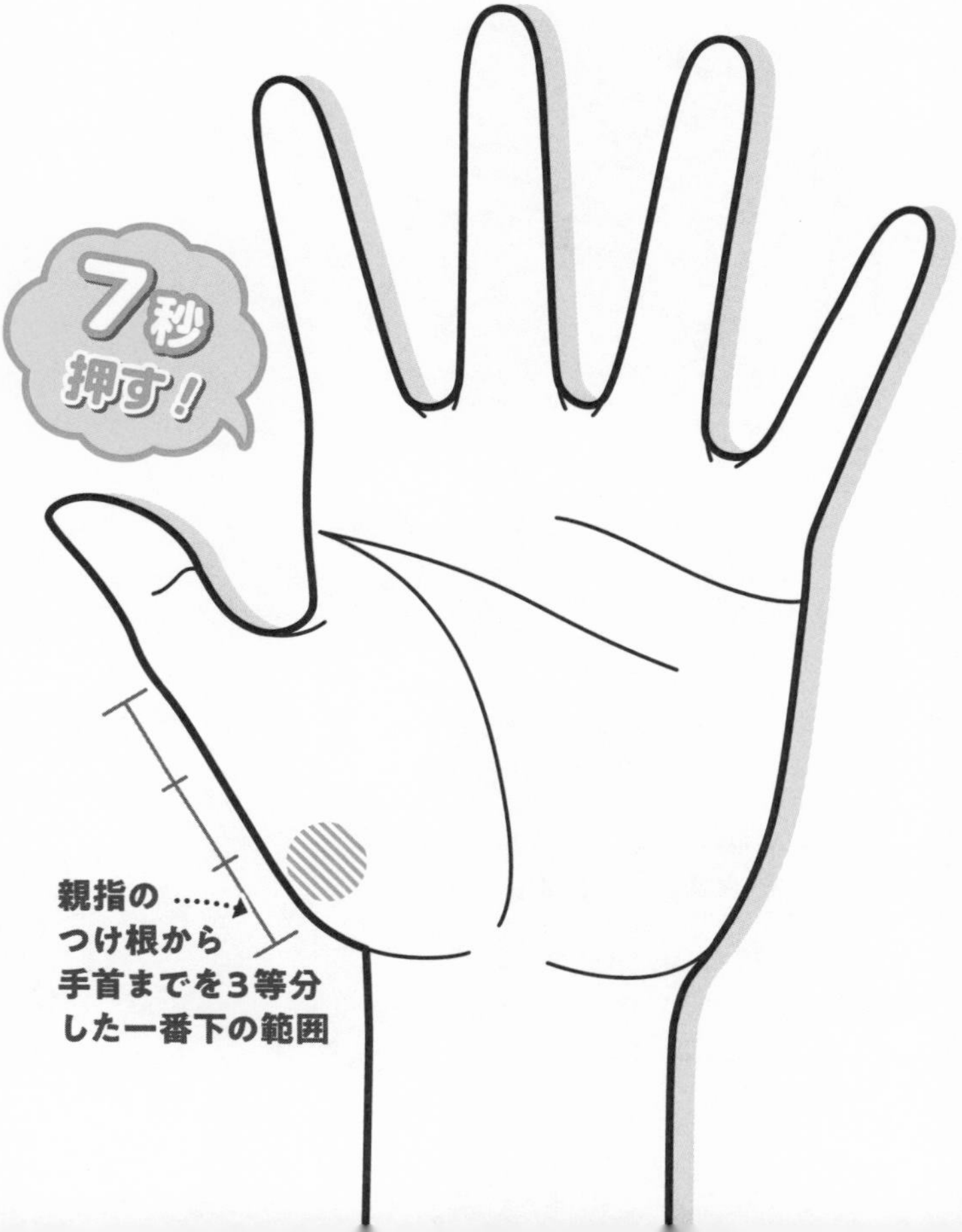
7秒
押す！
親指の
つけ根から
手首までを3等分
した一番下の範囲

甲状腺の反射区（両手）

1

手足の冷え

手もみのやり方

1 人差し指で反射区の反対側を押さえ、親指の横のかたいところを使って、キュッと７秒押します。このとき親指を押すほうの親指に対し縦向きにして押すのがコツ。これを３回くり返します。

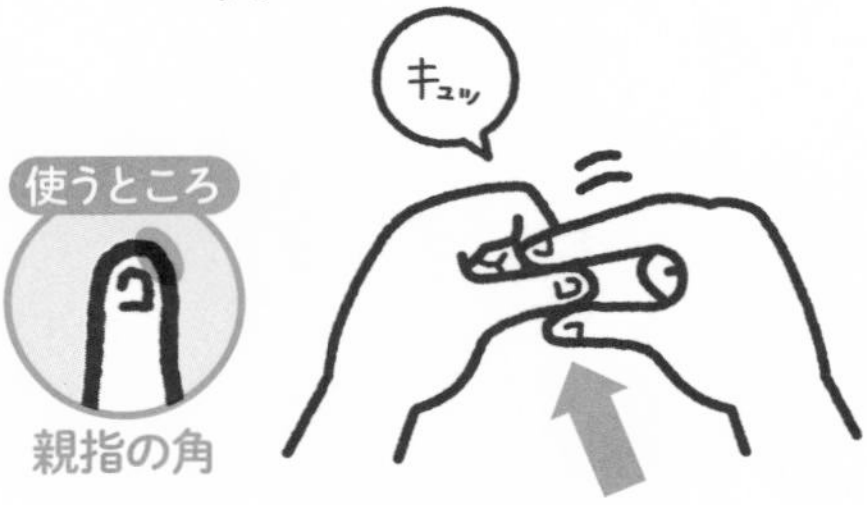

2 反対の手も同様に押していきます。

［そのほかの効果］

- **エネルギー代謝アップ**
- **脂肪燃焼効果**

［反射区まとめ］

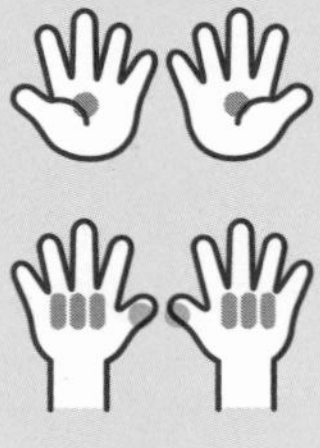

末端冷え性や低体温の方は、甲状腺の反射区を押してエネルギー代謝を上げることがおすすめです。むくみからくる冷えも解消できますし、脂肪燃焼効果も期待できます。ダイエットしても体重が落ちづらくなったという方も、ぜひこの反射区を押してみてください。

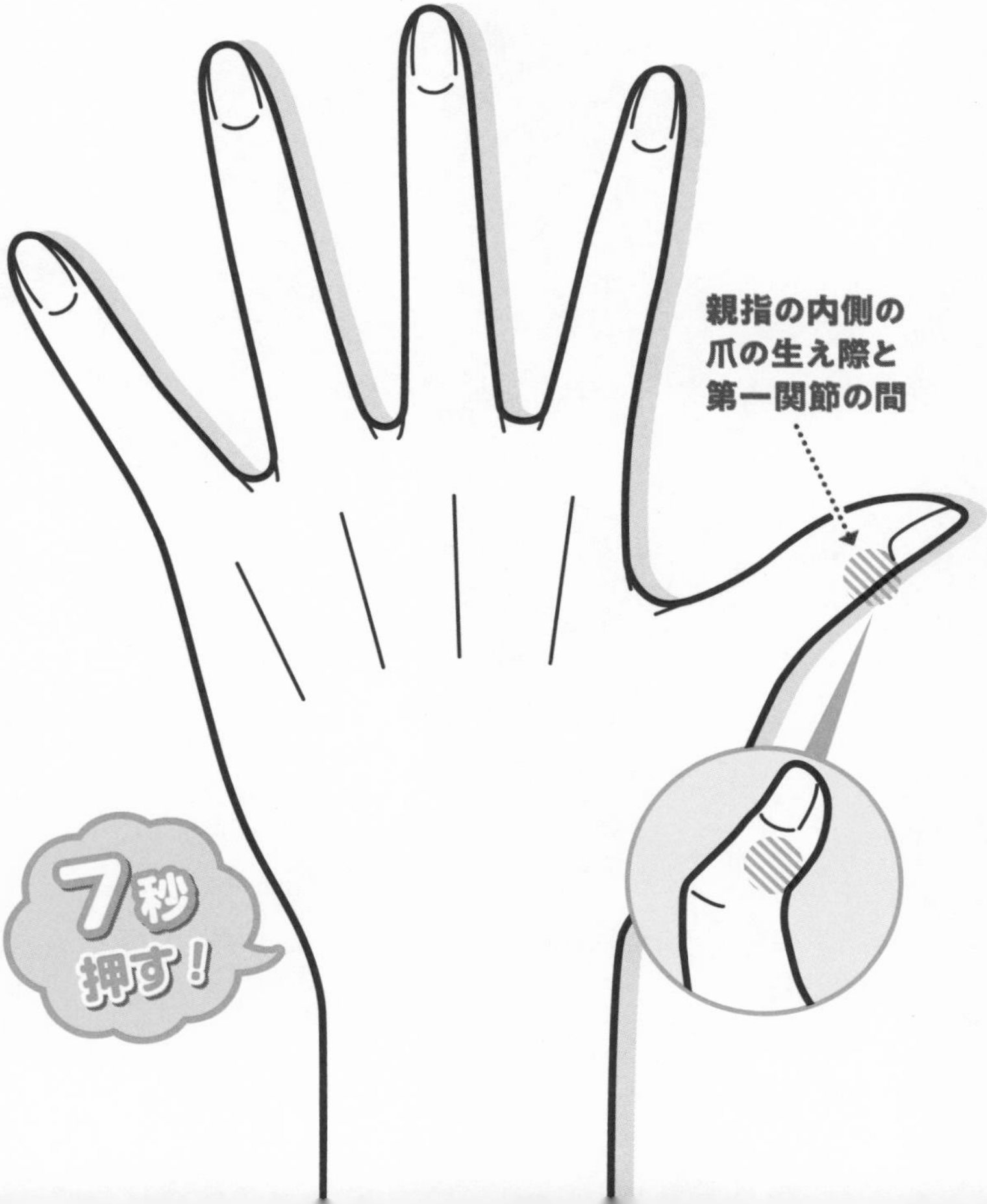
親指の内側の爪の生え際と第一関節の間
7秒押す！

腎臓

の反射区（両手）

2

手足の冷え

手もみのやり方

1 親指の腹を反射区に当てて、垂直に7秒押していきます。押されるほうの手を少し内側に回転させて、押し当てていくイメージです。これを3回くり返します。

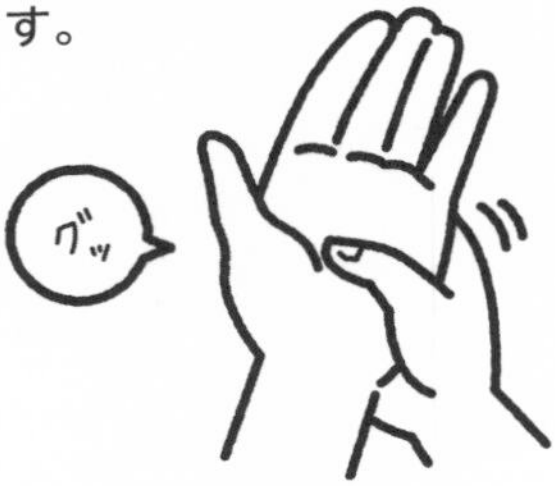

2 反対の手も同様に押していきます。

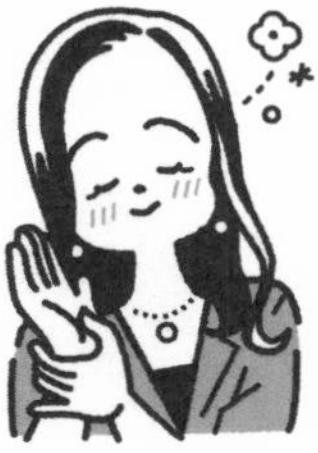

［そのほかの効果］

・むくみ解消　・脂肪肝改善
・腰痛改善

［反射区まとめ］

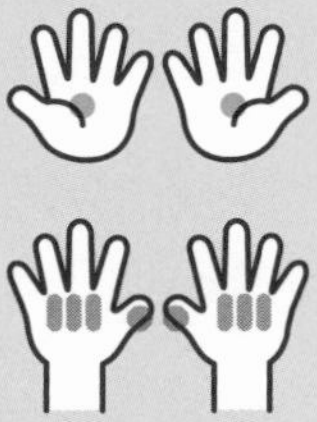

腎臓の反射区を押すと、余分な水分を排出してくれるため、むくみからくる冷え性改善に効果的です。押して痛いと感じやすい場所ですが、こまめにケアすることで体内の水分をスムーズに流してくれます。左手は左の腎臓、右手は右の腎臓につながっています。

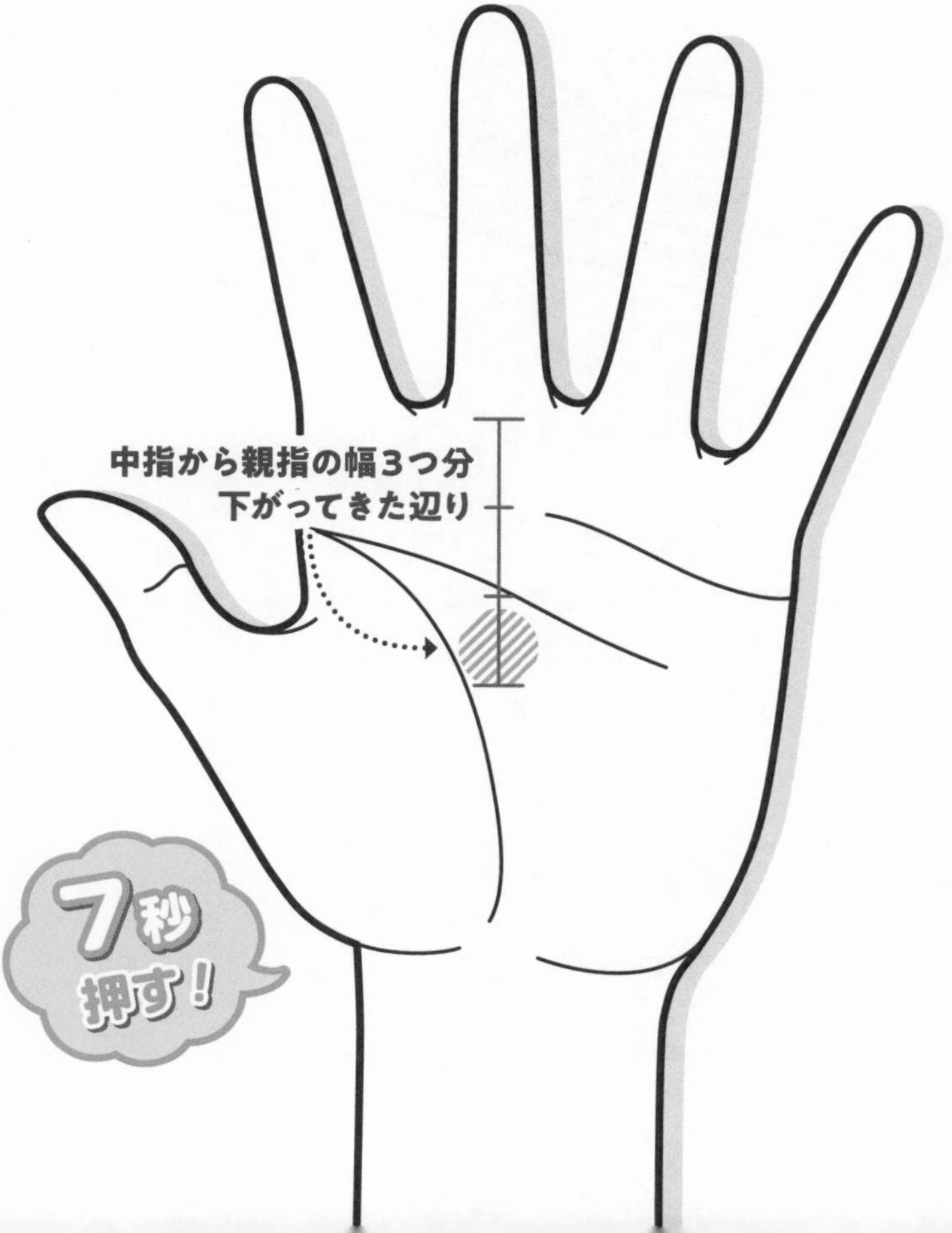
中指から親指の幅３つ分
下がってきた辺り
7秒
押す！

リンパ節・首の反射区（両手）

3

手足の冷え

手もみのやり方

1 軽く指を開いた状態で机に左手を置き、右手の人差し指、中指、薬指を反射区に置きます。すべらないよう指を少し立て、グッと力を入れながら前後に押します。

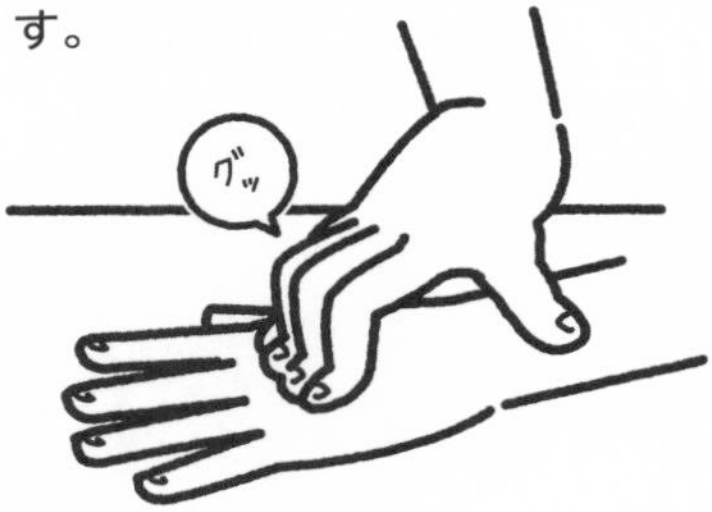

2 押している指を往復させながら、少しずつ下にずらし、手の甲の中央まで同じことをくり返します。1秒で1往復、30回を目安に行いましょう。反対の手も同様に押していきます。

［そのほかの効果］

- 首こり解消
- 偏頭痛解消
- 老眼改善

［反射区まとめ］

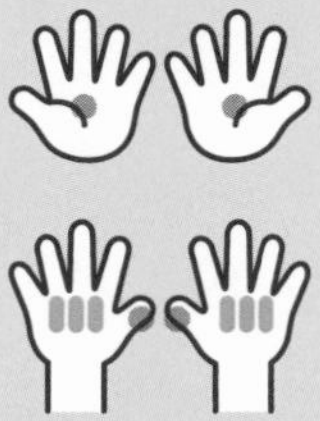

ストレスが原因で、手足が冷えることがあります。そういうときは、リンパ節・首の反射区を押して、上半身の緊張をやわらげましょう。素早い動作で押すのではなく、1秒1動作で丁寧に押すのがポイント。そのほか、首がこってつらいときにも効果的です。

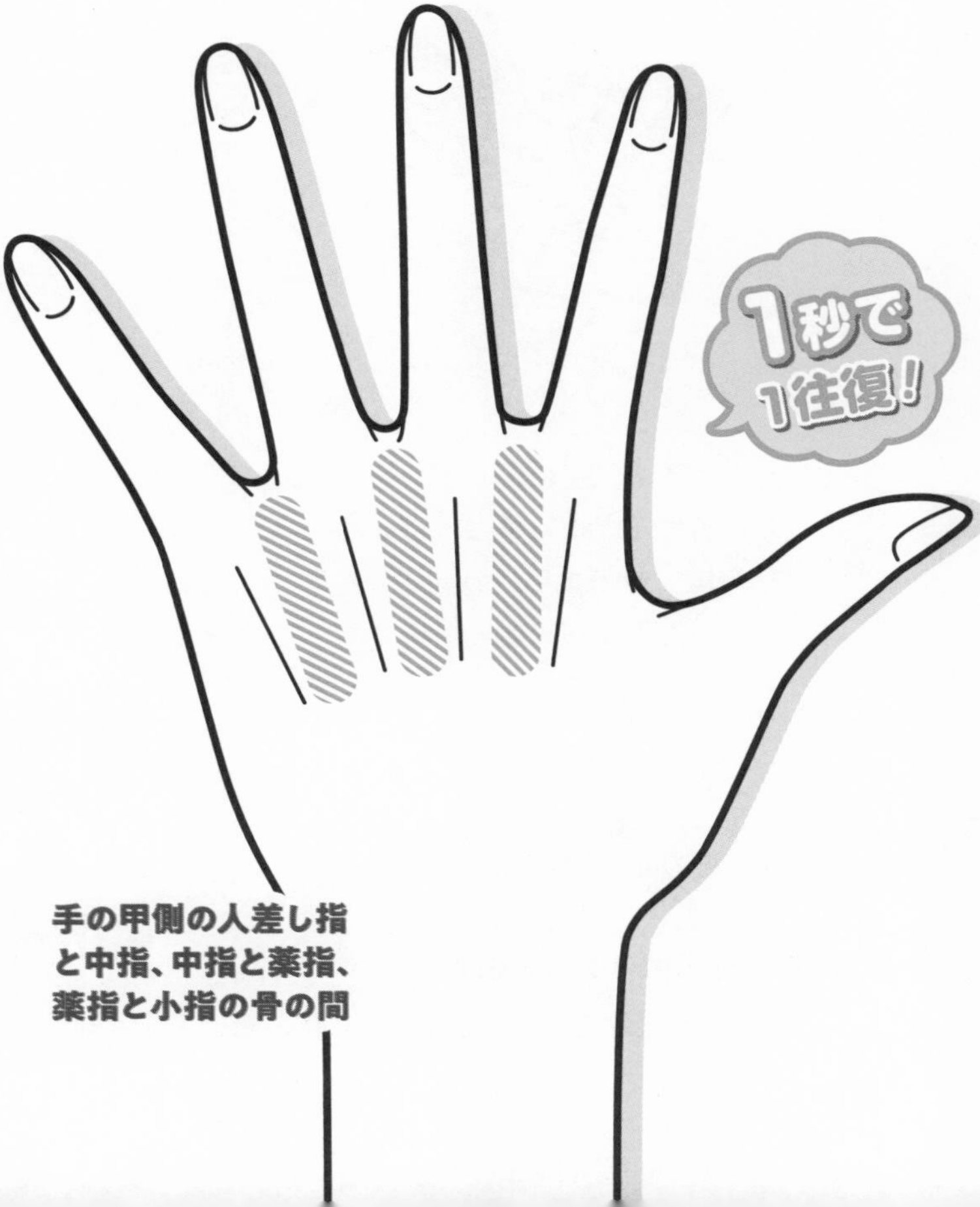
1秒で
1往復！
手の甲側の人差し指
と中指、中指と薬指、
薬指と小指の骨の間

耳鼻の反射区（両手）

1

鼻詰まり

手もみのやり方

1 右手の親指と人差し指の爪の横、かたいところを使います。左手の薬指の爪の脇をキュッと挟み、7秒押します。これを3回くり返します。続いて、左手の小指も同様に押します。

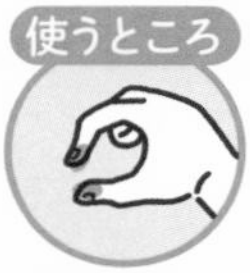

親指・人差し指の爪の横

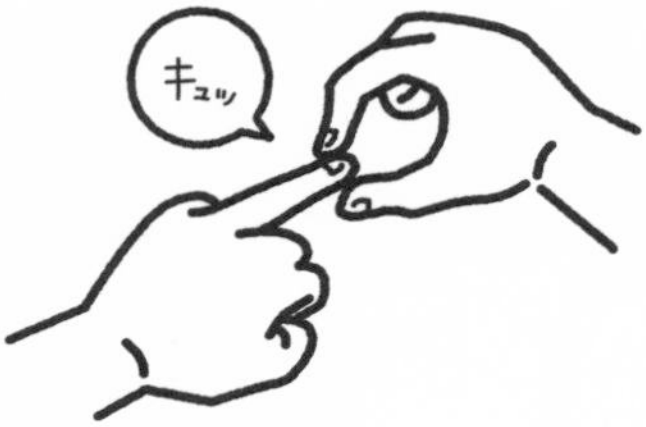

2 反対の手も同様に押していきます。片側だけに症状が出ている場合は、対応する手の指のみ押しても問題ありません。

［反射区まとめ］

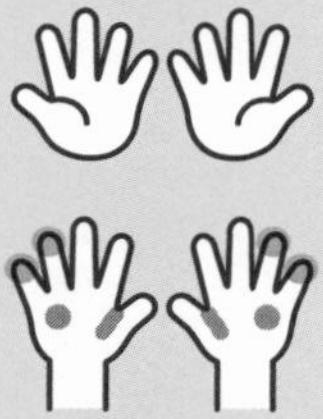

［そのほかの効果］

・鼻水改善　・長引くせき、たん解消

鼻が詰まる、鼻水が出るといった症状に効果的なのが、耳鼻の反射区です。薬指は鼻、小指は耳につながっているといわれていて、左手は右の鼻耳、右手は左の鼻耳に対応しています。左右どちらが痛いと感じるかで、不調が強い部分を見極めることができます。

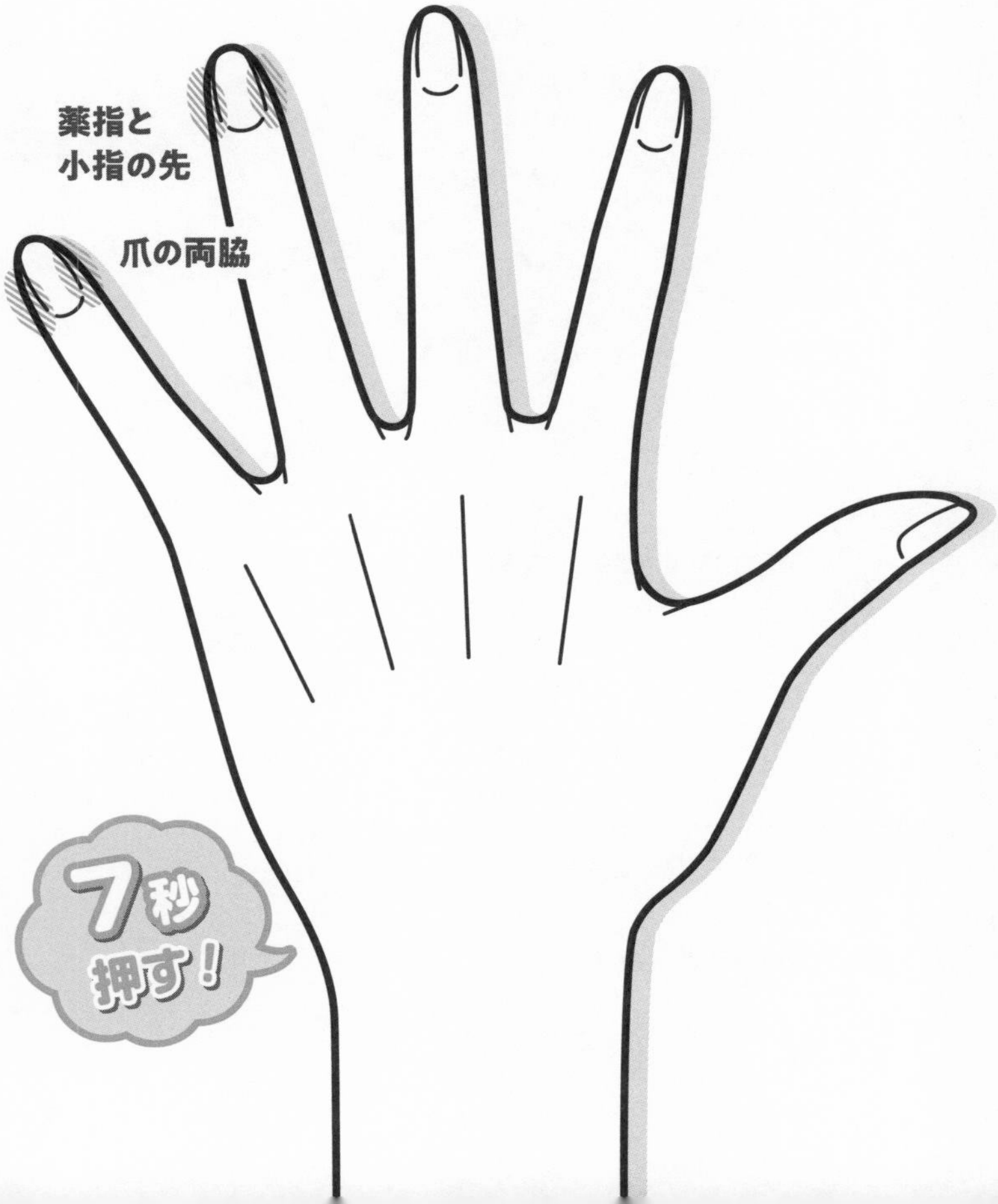

リンパ節・胸の反射区（両手）

2 鼻詰まり

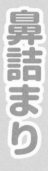

手もみのやり方

1 親指全体を反射区に当て、手を握るようにもちます。左手を内側に回転させて、親指が深く入ったところで７秒止めましょう。そうすることで、老廃物がたまる人差し指の骨の下に、親指を入れて押すことができます。これを３回くり返します。

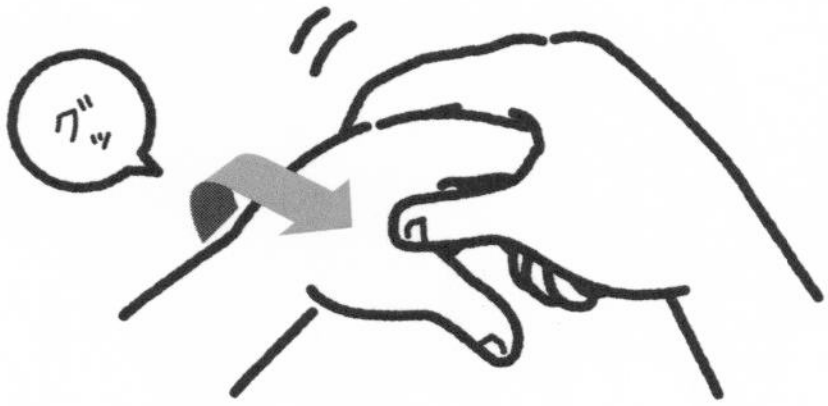

2 反対の手も同様に押していきます。

［そのほかの効果］

・頭痛改善　・肩こり改善

［反射区まとめ］

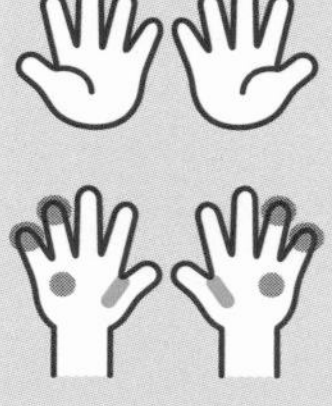

上半身を流れるリンパが滞ると、目や耳鼻、脳や頸椎、甲状腺といった「指先に反射区がある部位」の不調として表れることがあります。それらの部位の不調改善や、原因不明の頭痛、慢性的な肩こりに悩んでいる方にも、おすすめできる反射区です。

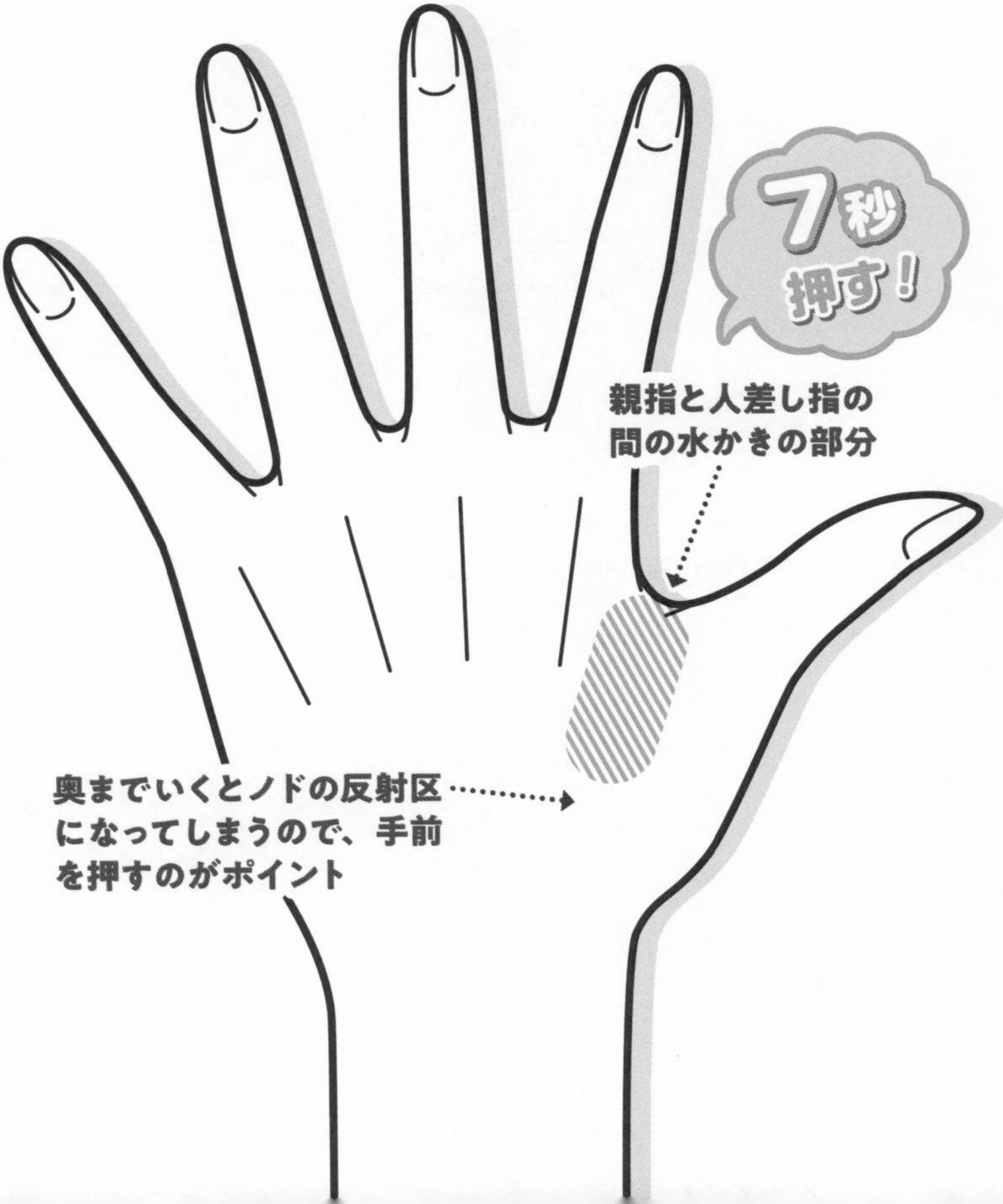
7秒押す！
親指と人差し指の間の水かきの部分
奥までいくとノドの反射区になってしまうので、手前を押すのがポイント

リンパ節・肺の反射区（両手）

❸ 鼻詰まり

手もみのやり方

1 反射区が骨と骨の間にあるので、親指の角を差し込むようにして押し、７秒止めます。これを３回くり返します。爪が長いと痛いことがあるので要注意。痛いときは無理せず、親指の腹で押しても大丈夫です。

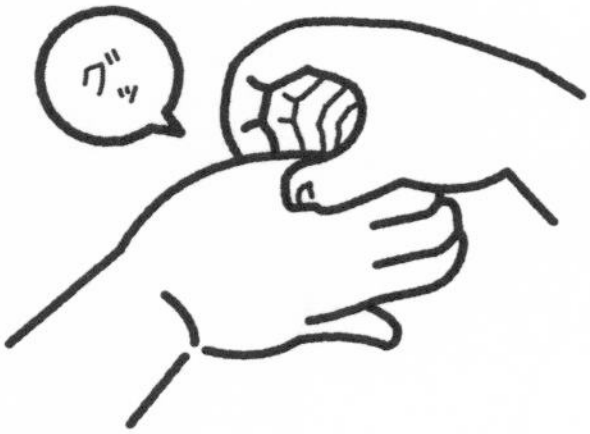

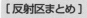

2 反対の手も同様に押していきます。

[そのほかの効果]

- **肺炎、肺がんの予防**
- **せきの改善**
- **副鼻腔炎の改善**

[反射区まとめ]

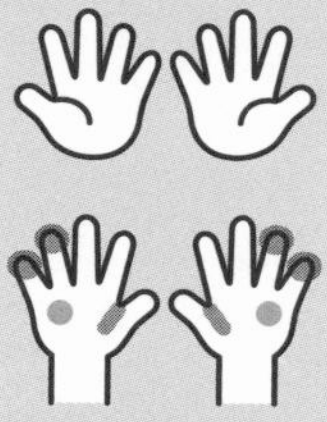

黄色くドロッとした鼻水が出る方や、目の下や奥に痛みを感じるという方は、副鼻腔炎の可能性があります。手もみで症状を改善しつつ、耳鼻科の受診も考えてください。リンパ節・肺の反射区を押すと、早い人はその日のうちから鼻水が少なくなります。

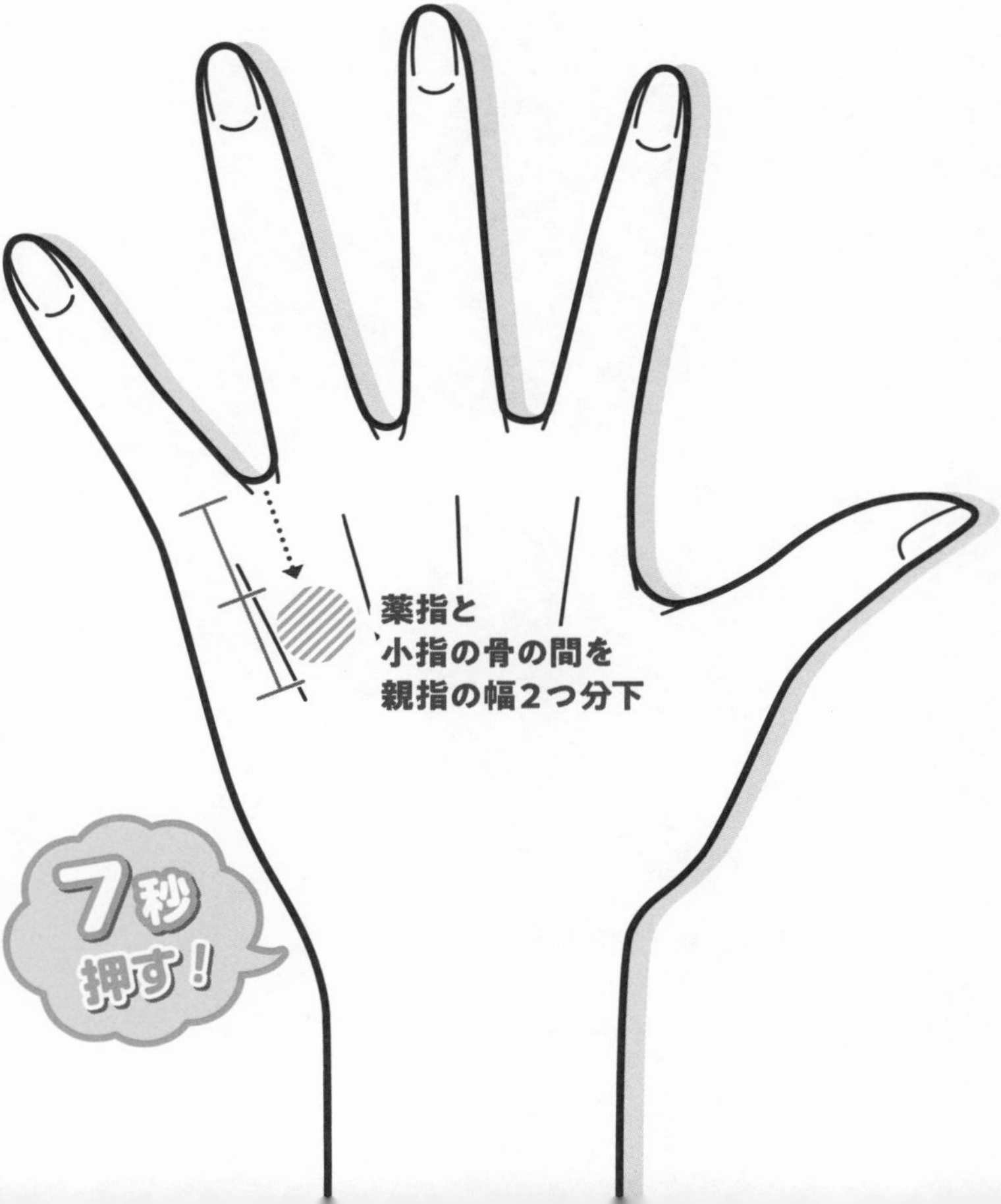
薬指と
小指の骨の間を
親指の幅2つ分下
7秒
押す！

肩

の反射区（両手）

1

肩こり

手もみのやり方

1　反射区の上にある骨の下に親指の先を差し込み、えぐるように押していきます。痛いと感じるところで7秒止めます。これを3回くり返します。

使うところ
親指の先

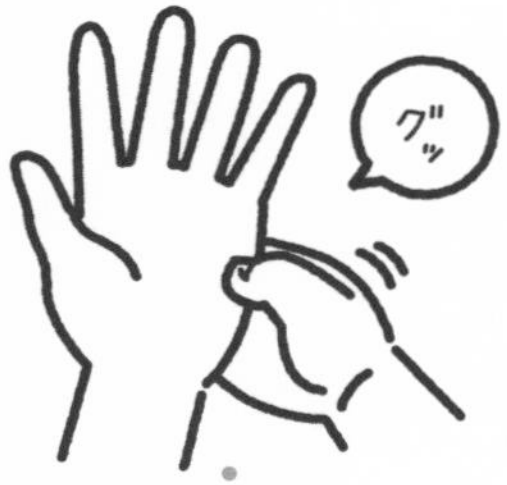
グッ

2　反対の手も同様に押していきます。

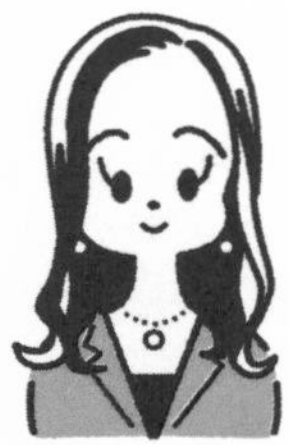
痛いのは
うまく反射区を
押せている
証拠です

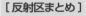

［そのほかの効果］

- 手のしびれ改善　・頭痛改善
- 息苦しさ解消

［反射区まとめ］

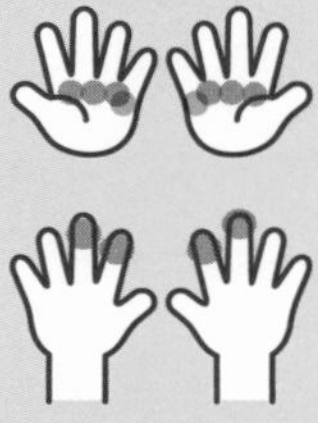

肩

こりは、老廃物がたまることで起こります。肩の反射区を押して老廃物をどんどん流すことで、肩こりが楽になります。押しづらい位置にありますが、親指の先でえぐるように押すと力を加えやすいです。左手は左の肩、右手は右の肩に対応しています。

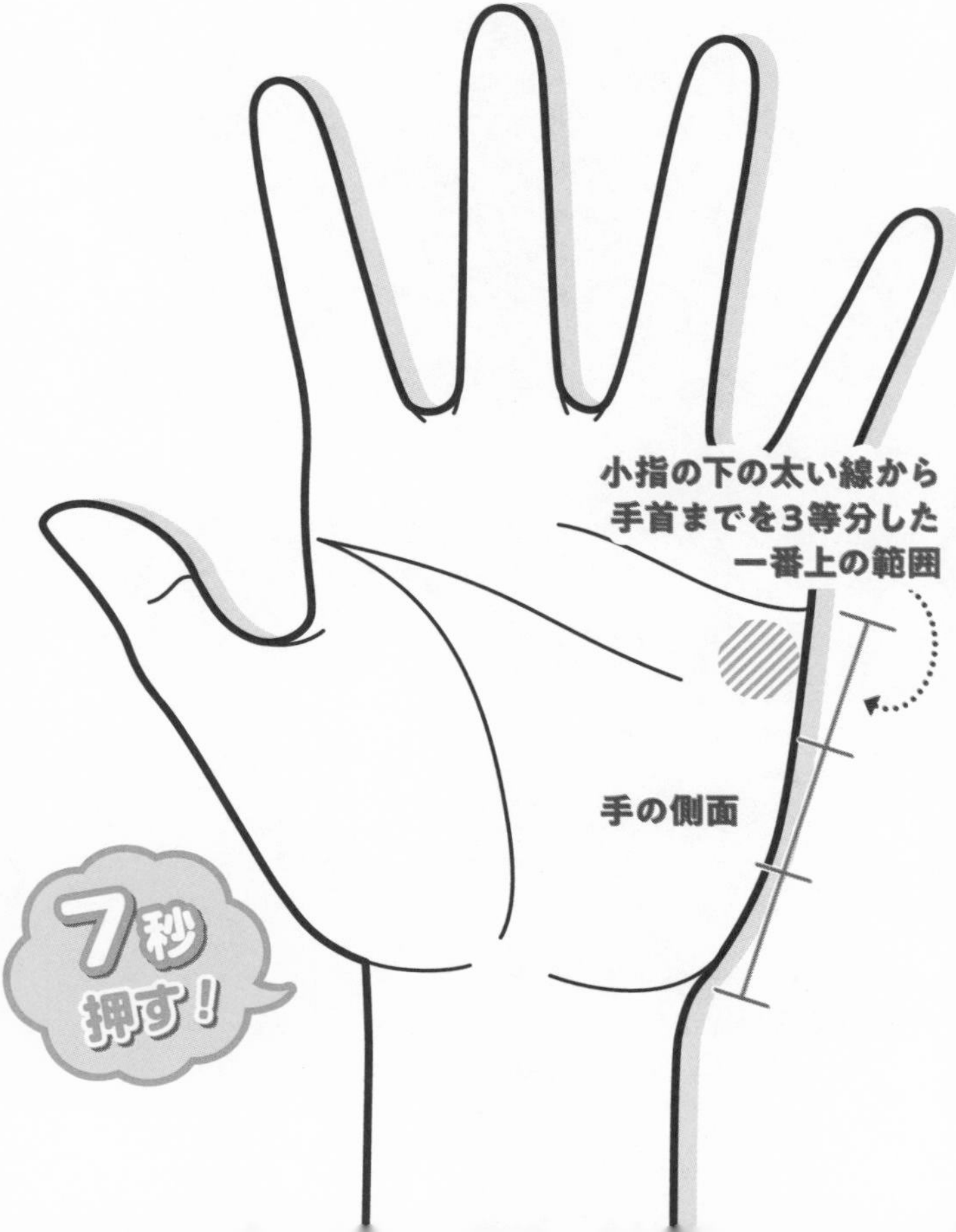
小指の下の太い線から
手首までを3等分した
一番上の範囲
手の側面
7秒
押す！

目
の反射区（両手）

2

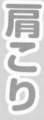

肩こり

手もみのやり方

1 右手の親指と人差し指の爪の横、かたいところを使います。

2 左手の人差し指の爪の脇をキュッと挟み、7秒押します。これを3回くり返します。続いて、左手の中指も同様に押します。

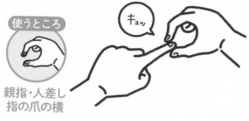

使うところ

親指・人差し指の爪の横

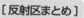

3 反対の手も同様に押していきます。

［そのほかの効果］

・疲れ目改善　・ドライアイ改善
・目のかゆみの緩和

［反射区まとめ］

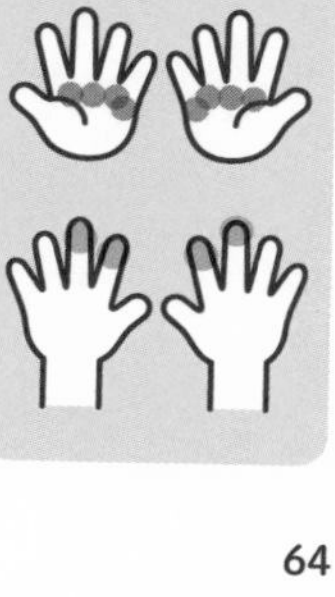

片目を中心に使いすぎると、肩こりになることがあります。目の使い方のバランスを整え、負担を軽減するために、目の反射区を押してみましょう。左手は右目に、右手は左目に対応しています。時間がないときは、両手の中指のみを押しても効果があります。

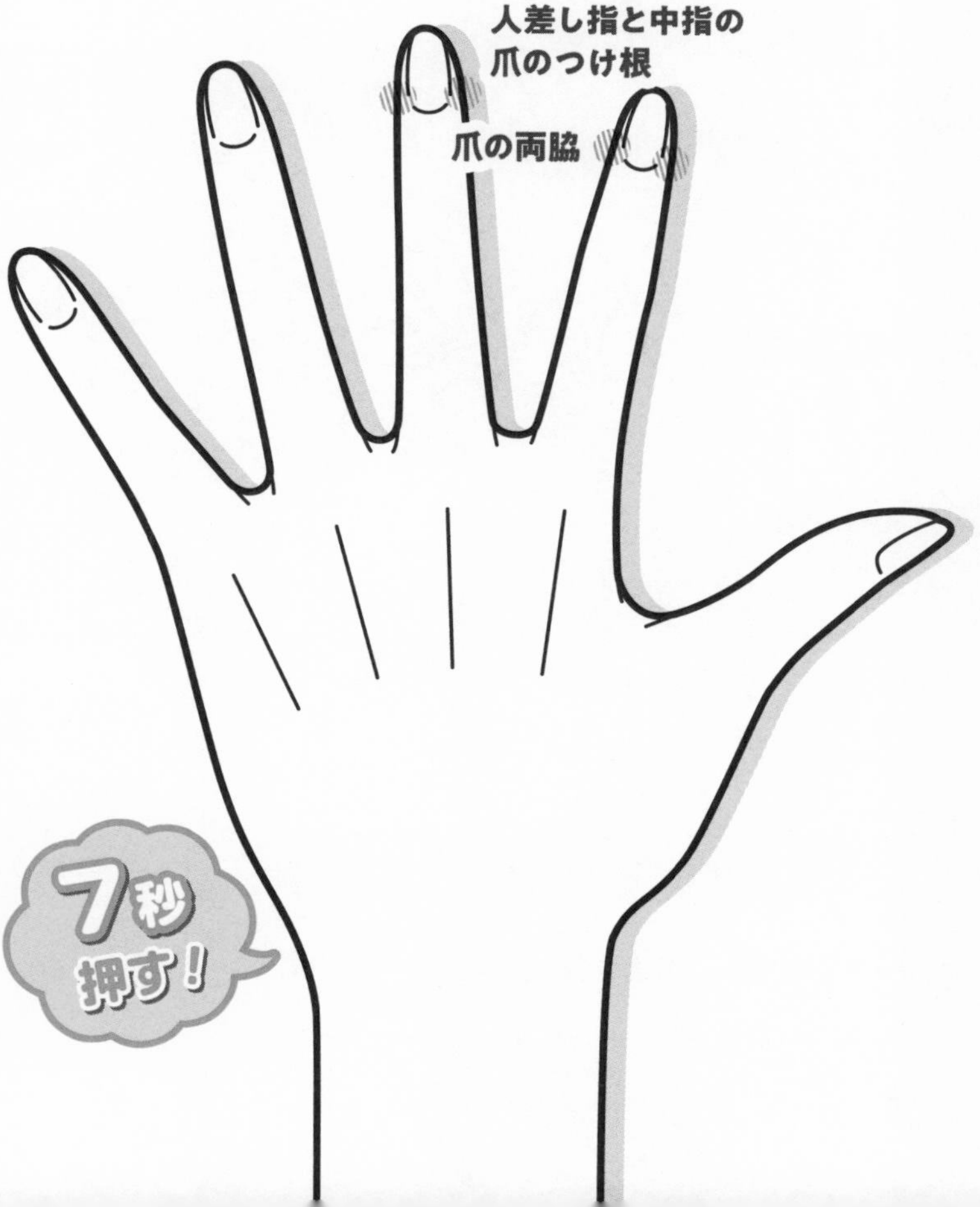
人差し指と中指の
爪のつけ根
爪の両脇
7秒
押す！

肺

の反射区（両手）

3

肩こり

手もみのやり方

1 親指の爪の横のかたいところを反射区に当てたら、右手で左手の甲を支えて固定します。

2 押されるほうの手を少し内側に回転させて、押し当て、痛いところで７秒止めます。これを３回ずつ、ほかの指のつけ根の間も、同様に押していきます。

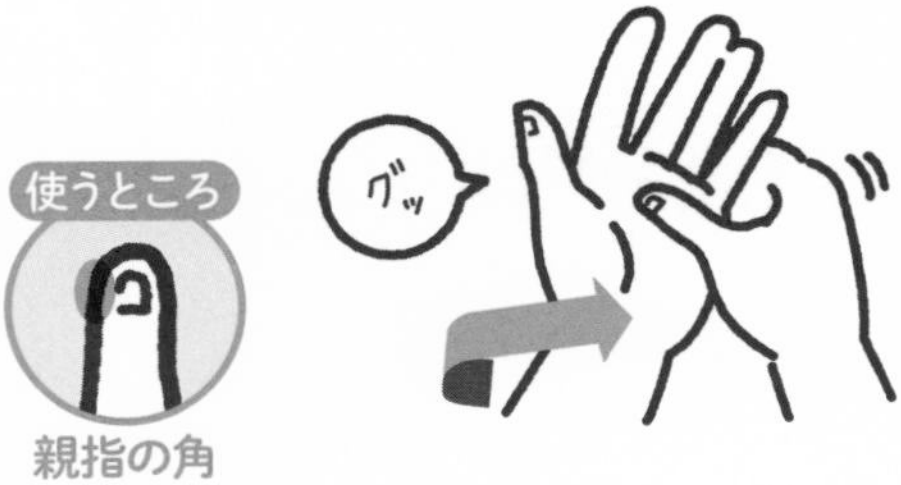

3 反対の手も同様に押していきます。

［そのほかの効果］

・冷え性改善　・呼吸を深くする

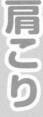

［反射区まとめ］

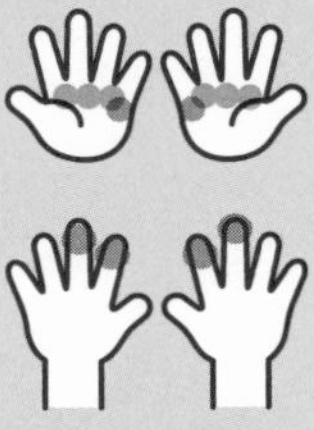

肩こりは、老廃物や目の酷使から起きることが多いです。デスクワークなどで、長時間同じ姿勢でいると、筋肉が縮まって血流が悪くなってしまいます。呼吸が浅い方や、慢性的に肩こりを感じてつらい方は、肺の反射区を押してみるとよいでしょう。

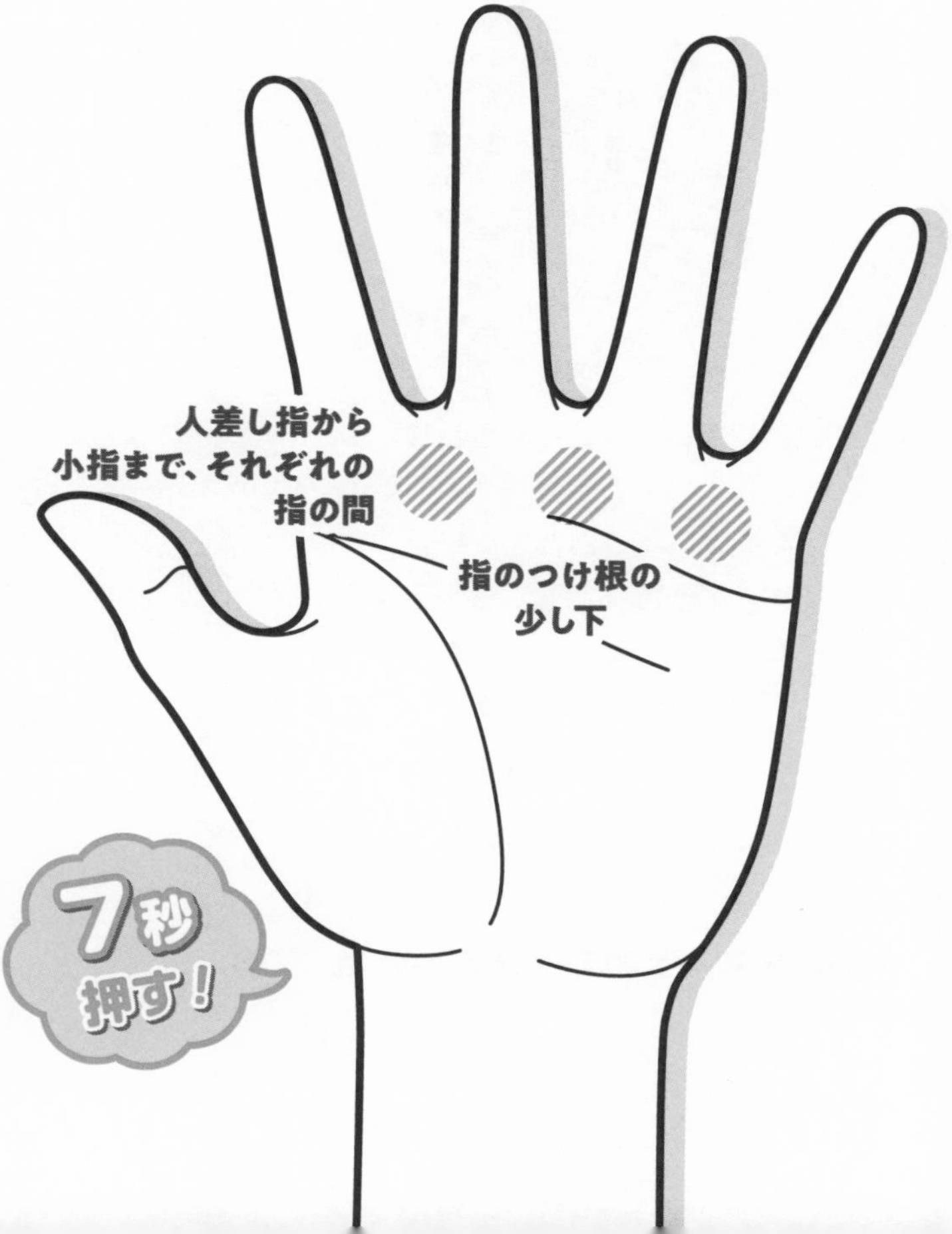
人差し指から
小指まで、それぞれの
指の間
指のつけ根の
少し下
7秒
押す！

リンパ節・首
の反射区（両手）

1

首こり

手もみのやり方

1 軽く指を開いた状態で机に左手を置き、右手の人差し指、中指、薬指を反射区に置きます。すべらないよう指を少し立て、グッと力を入れながら前後に押します。

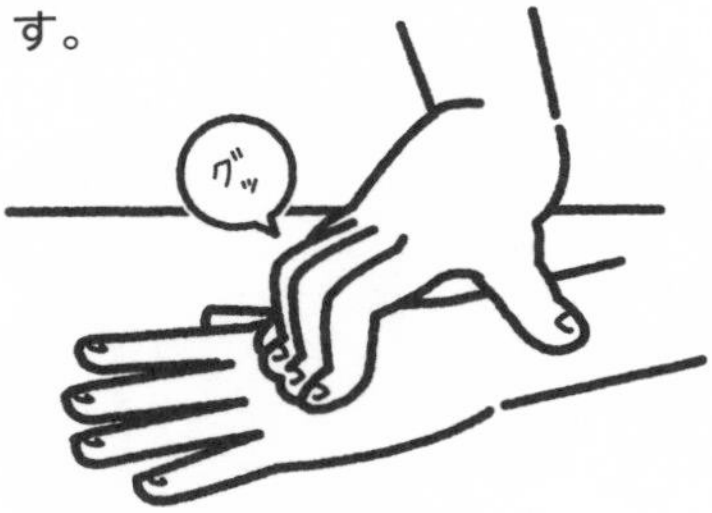

2 押している指を往復させながら、少しずつ下にずらし、手の甲の中央まで同じことをくり返します。1秒で1往復、30回を目安に行いましょう。反対の手も同様に押していきます。

［そのほかの効果］

- **偏頭痛の解消**
- **手足の冷え改善**
- **老眼改善**

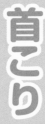

［反射区まとめ］

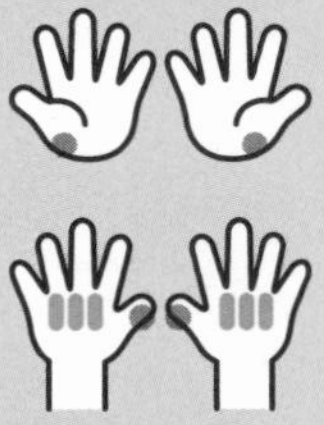

首

こりは頭痛の原因になることがあるため、早めの解消がおすすめです。リンパ節・首の反射区を押すと、筋肉の緊張によって生じた乳酸が流れ、首こりが解消されます。机や膝の上に手を乗せると押しやすいです。１秒１動作で丁寧に行うと、より効果的。

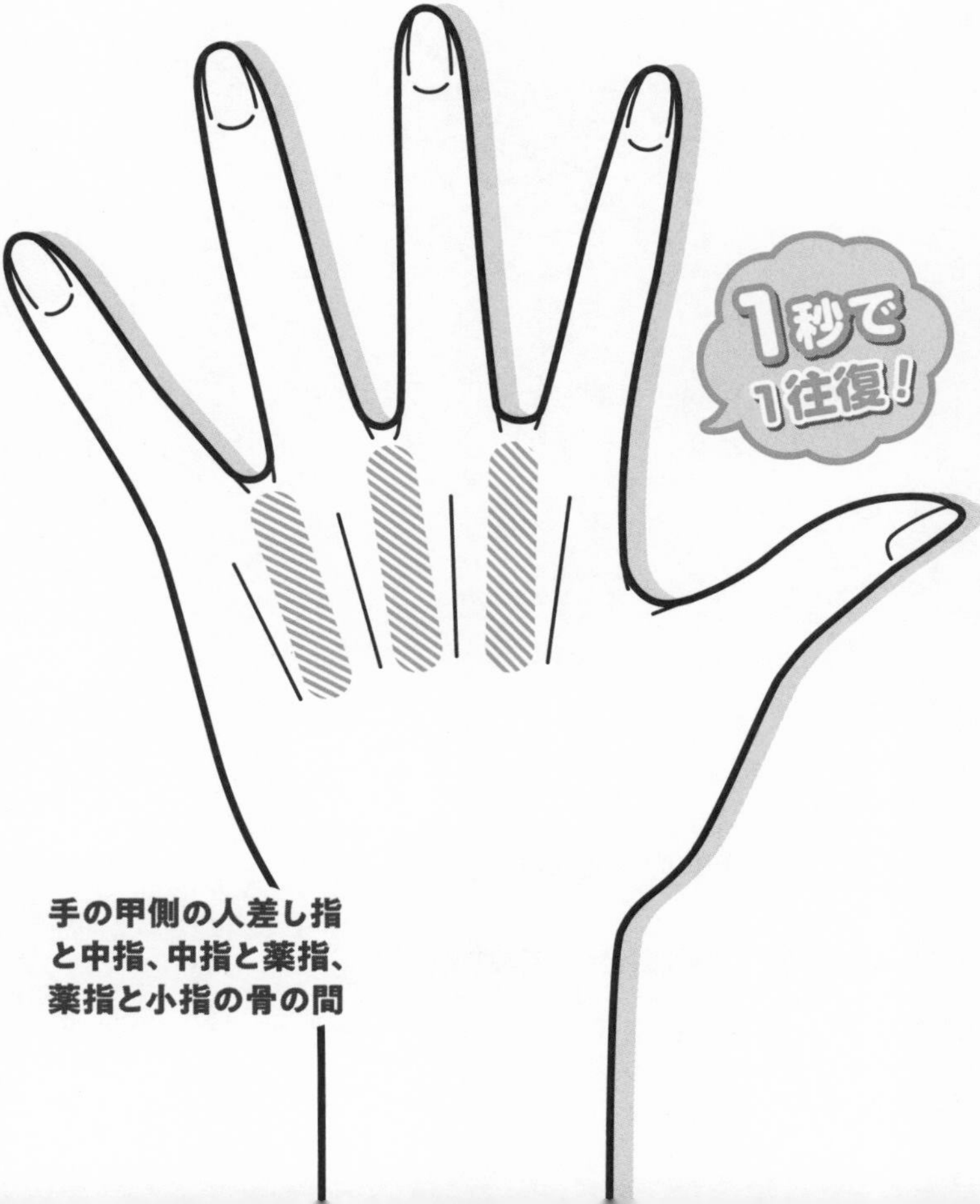
1秒で1往復！
手の甲側の人差し指と中指、中指と薬指、薬指と小指の骨の間

頚椎《けいつい》の反射区（両手）

2

首こり

[反射区まとめ]

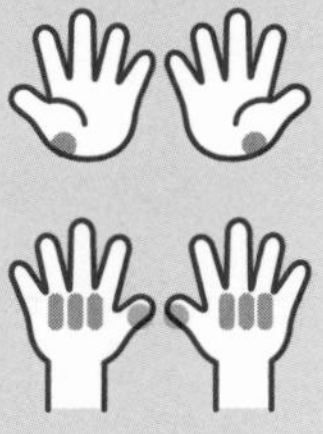

手もみのやり方

1 押したいほうの親指を反対の手の人差し指と親指で挟みます。このとき、親指の反射区同士を交差させるように挟んでください。

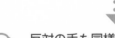

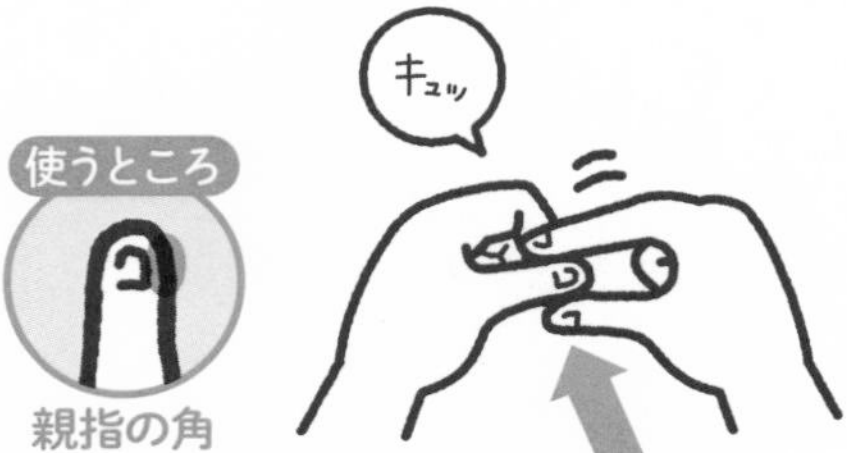

2 上に向かって力を入れ、７秒押します。これを３回くり返します。

3 反対の手も同様に押していきます。

[そのほかの効果]

・疲労回復　・不安改善　・不眠解消

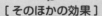

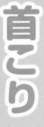

スマホの使いすぎや姿勢のゆがみが原因で、頭痛や肩こり、首のこりといった不調に悩む方が急増しています。頸椎の反射区を押して筋肉の緊張をゆるめ、血流を改善し、つらい痛みやこりを解消しましょう。そのほか、手のしびれにも効果がある反射区です。

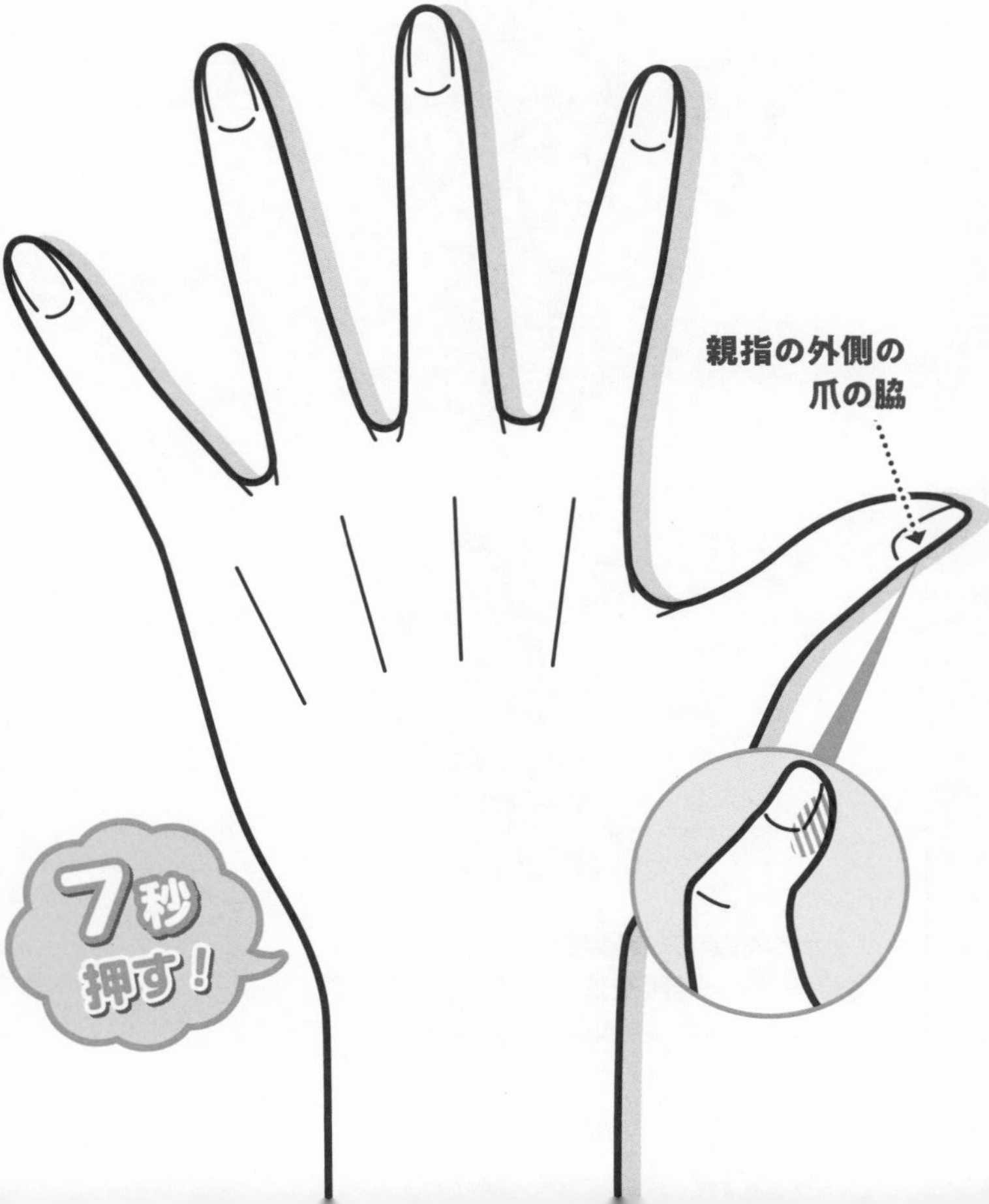

背骨下部・腰
の反射区（両手）

3

首こり

手もみのやり方

1 右手の親指の角を左手の手首の骨の下に入れるイメージで当て、下に押さえつけるようにして７秒押します。これを３回くり返します。

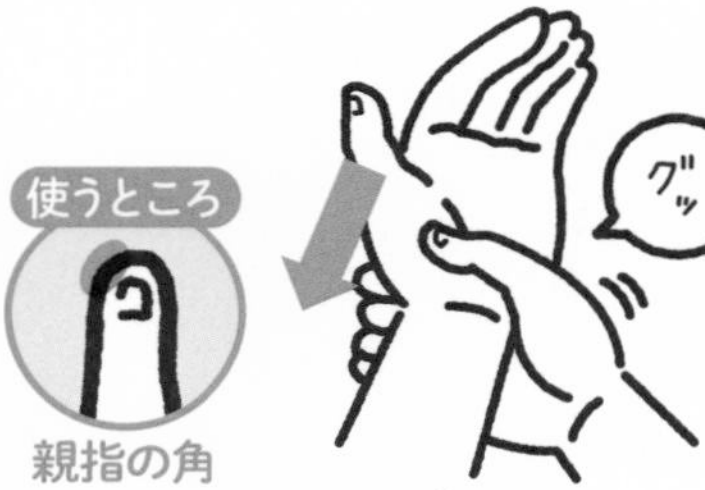

使うところ
親指の角
グッ

2 反対の手も同様に押していきます。

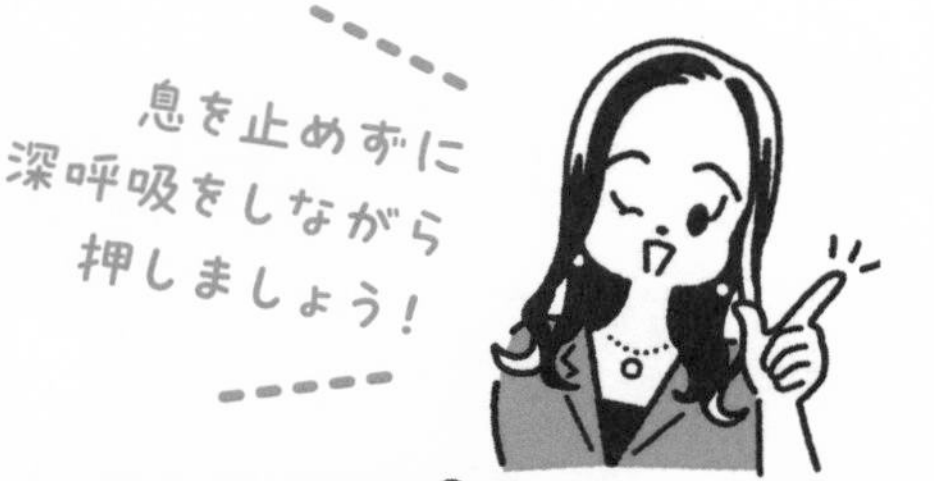

息を止めずに
深呼吸をしながら
押しましょう！

［そのほかの効果］

- 生活習慣病のリスク低減
- 代謝アップ　・老眼改善

［反射区まとめ］

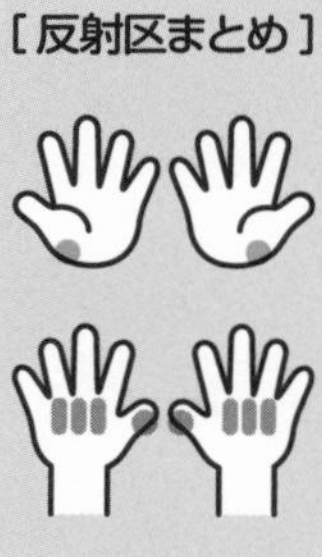

首に痛みやこりがあると、首周辺の筋肉のなかでも、とくに背中側の筋肉に負担がかかります。負担を緩和するために体がバランスを保とうして骨盤がゆがみ、腰痛につながってしまうことがあります。首こりとあわせて、腰痛の改善も期待できる反射区です。

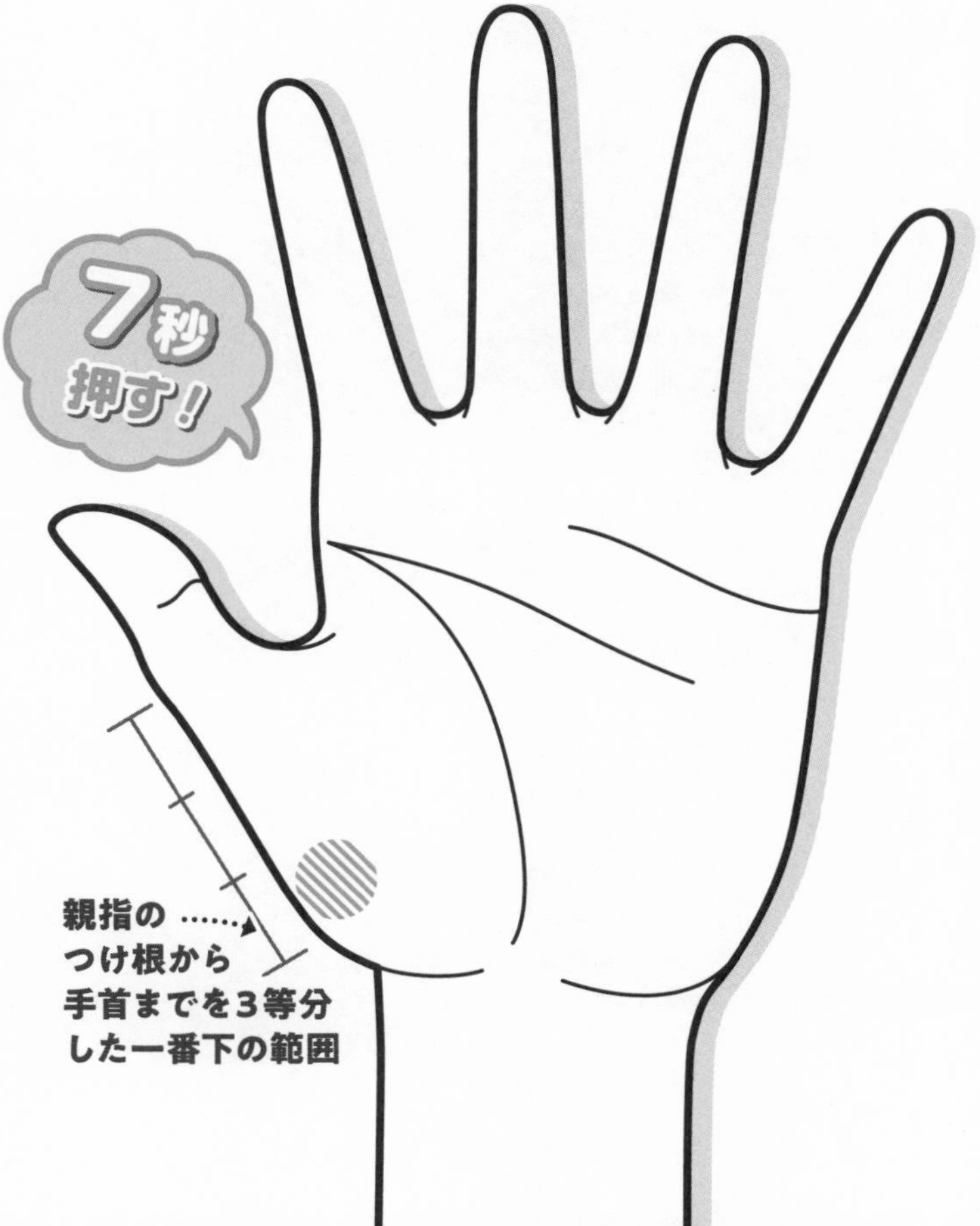
7秒
押す！
親指の
つけ根から
手首までを3等分
した一番下の範囲

手のしわで
体の不調が
わかる！

手のひら診断

手のひらは全身の状態を表す「映し鏡」です。手のしわの深さや形、長さなどの変化を、毎日チェックしてみてください。

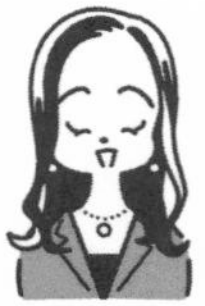

★ハンドクリームなどでしっとりさせてからチェックすると、しわが見やすくなる
★片方だけでなく、両手で見比べる。また、自分以外の人の手と見比べるのも◎

薬指の先の細かいしわ

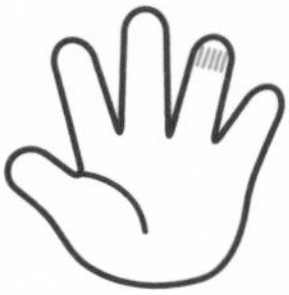

薬指の先に細かいしわがある方は、慢性的に耳鼻関係が弱い傾向にあります。鼻炎、花粉症などで悩んでいる方は、**耳鼻の反射区**を押して改善していきましょう。

中指の下の細かいしわ

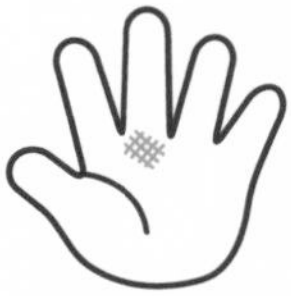

中指の下に細かいしわがある方は、心臓や肺の機能が低下しています。肺炎、風邪をひきやすい、また、日常的に肩こりがある方は、**肺の反射区**を押していきましょう。

親指の下のふくらみにあるしわ

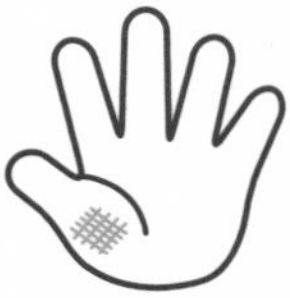

親指の下のふくらみにある細かいちりめん状のしわは、慢性的に便秘や下痢がある方に多いです。**十二指腸の反射区**を押して、解消していきましょう。

親指と人差し指の間のしわ

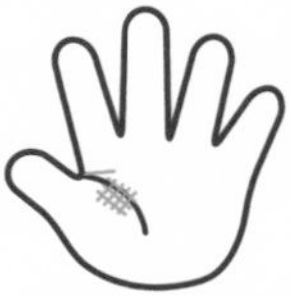

親指と人差し指の間に短く深いしわや、細かいちりめん状のしわがある方は、胃腸に疲れがたまっている傾向にあります。**胃の反射区**を押すと、症状が改善します。

2章

手をもむだけで老化の悩みを解消！

間脳
の反射区（両手）

1

疲労回復

手もみのやり方

1 右手の指をしっかり曲げ、拳のような形にします。右手を左の手のひらに置き、左手の親指以外の指で包んで固定します。

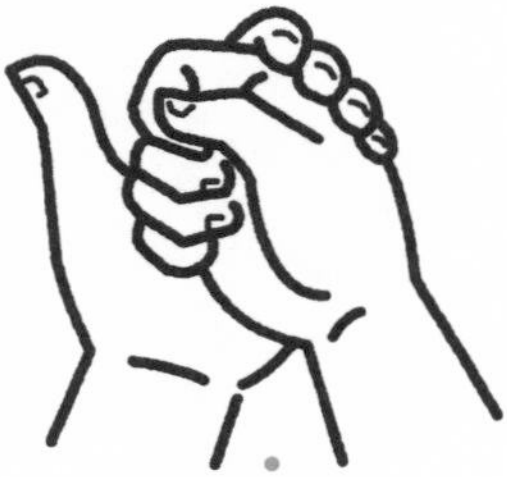

2 左手の親指の腹の中央を人差し指の角に押し当て、7秒止めます。これを3回くり返し、反対の手も同様に押していきます。

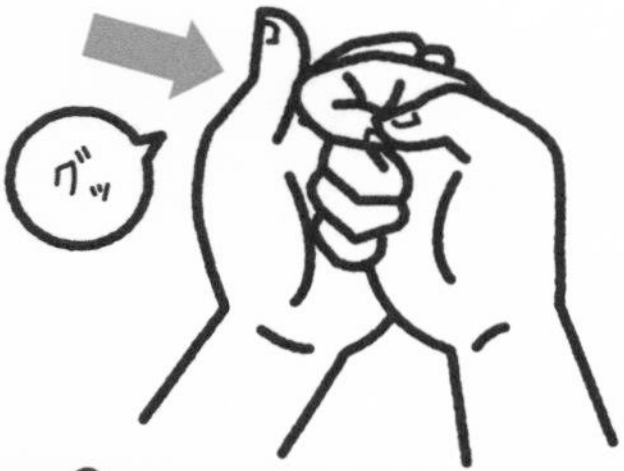

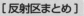

［ そのほかの効果 ］

・肩こり解消　・不安改善　・不眠解消

［ 反射区まとめ ］

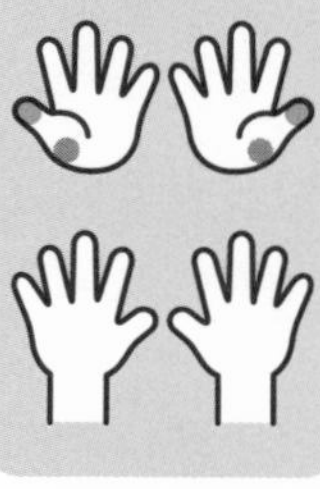

体がだるいときや理由なく気分が落ち込むときは、自律神経が乱れています。間脳の反射区には自律神経を整える働きがあり、イライラによって起きる食べすぎも防止してくれます。慢性的な疲れに悩んでいるときは、寝る前に布団のなかで反射区を押してみましょう。

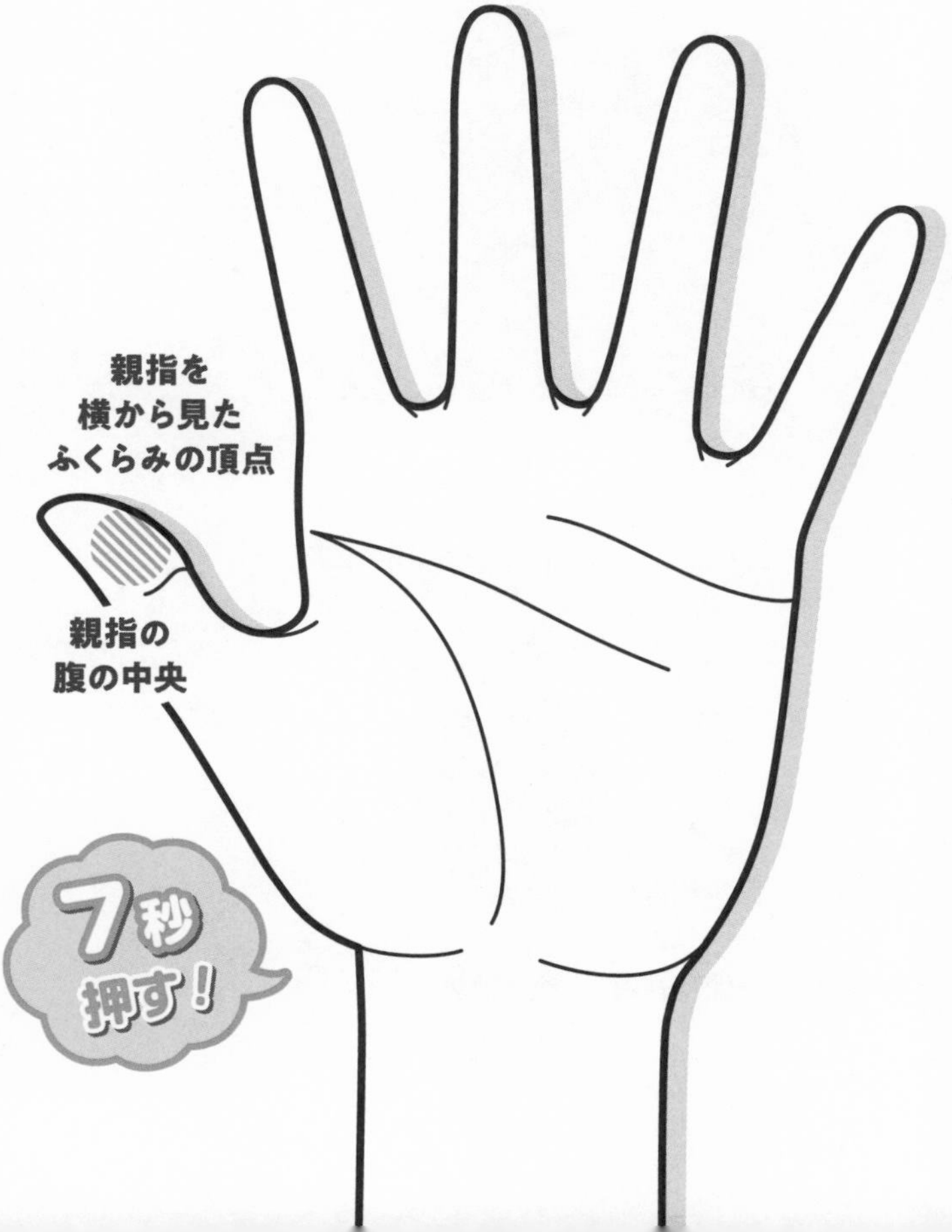

背骨下部・腰

の反射区（両手）

2

疲労回復

手もみのやり方

1 右手の親指の角を左手の手首の骨の下に入れるイメージで当て、下に押さえつけるようにして７秒押します。これを３回くり返します。

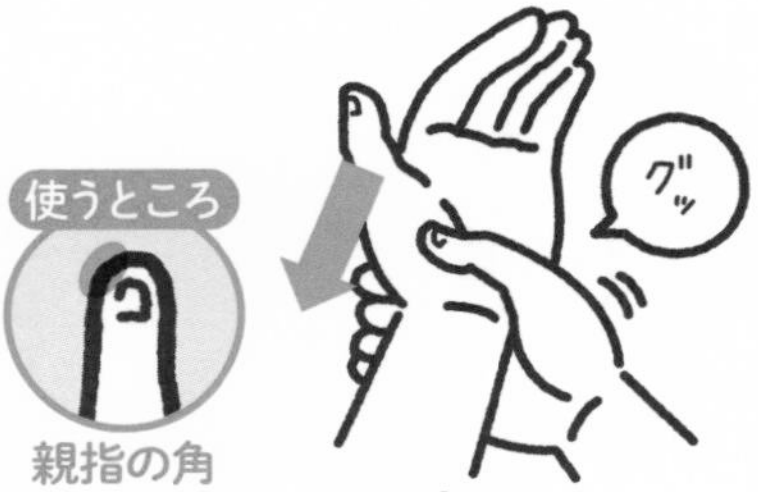
使うところ
親指の角
グッ

2 反対の手も同様に押していきます。

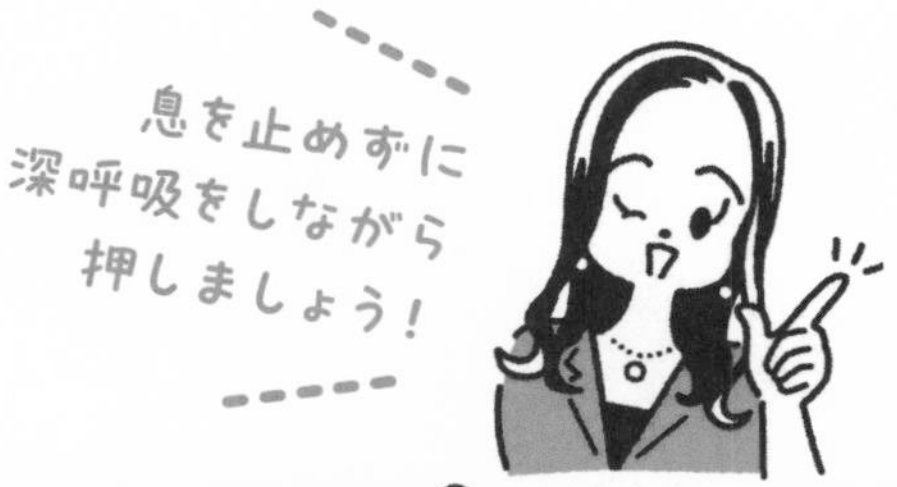
息を止めずに
深呼吸をしながら
押しましょう！

［ そのほかの効果 ］

・不眠改善　・便秘解消　・腰痛改善

［反射区まとめ］

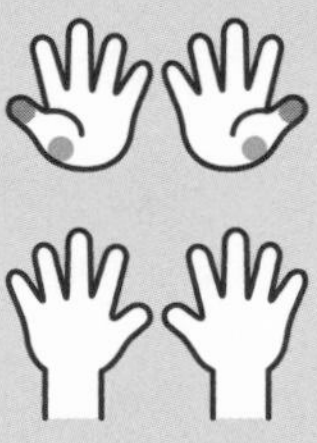

体の緊張を解きほぐし、リラックスしたいときにおすすめの反射区です。左手は左の腰、右手は右の腰に対応しており、痛みを感じるほうがとくに疲れています。反射区を押しながらゆっくりと息を吐き、離したときに吸うようにすると、より高い効果が期待できます。

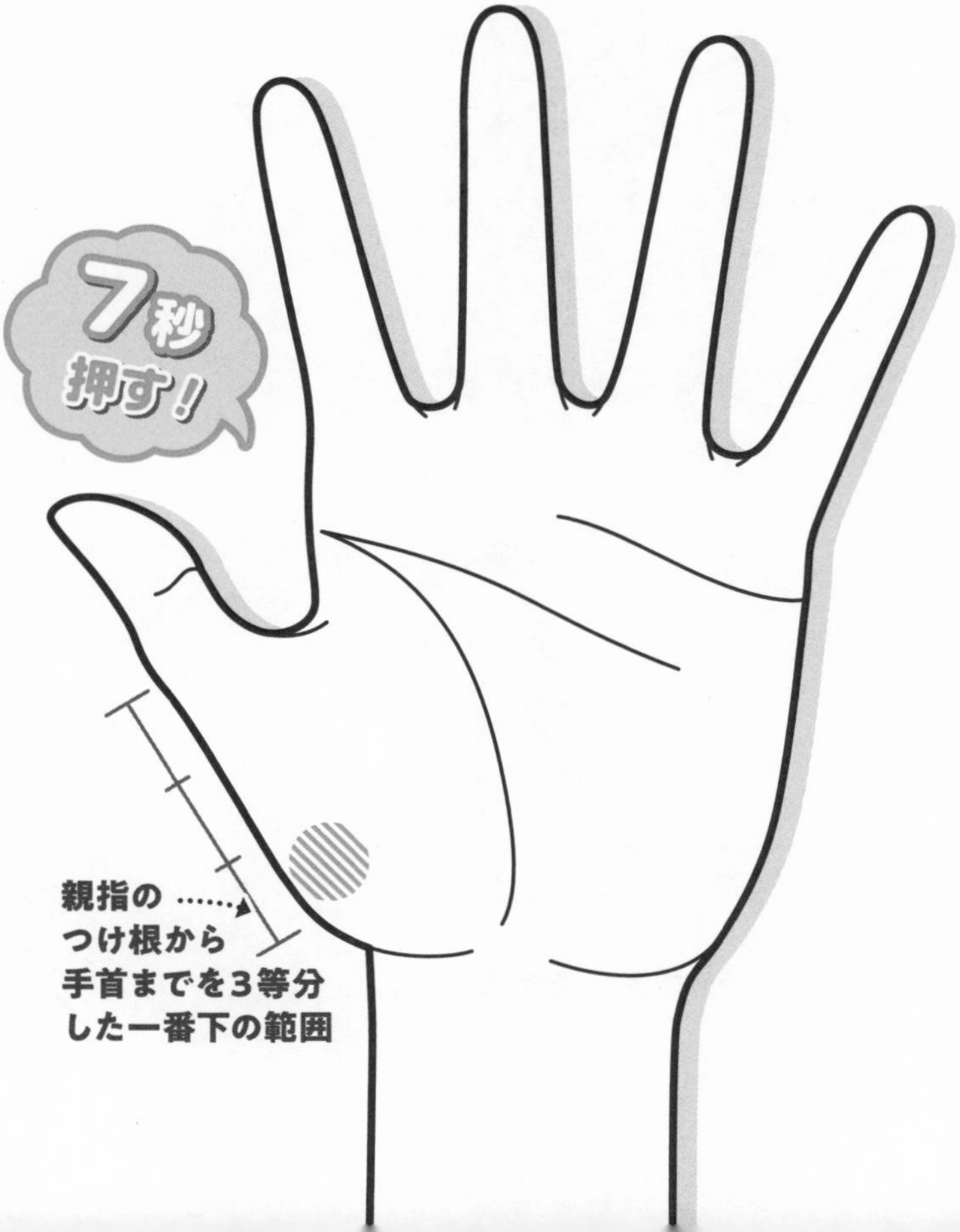
7秒
押す！
親指の
つけ根から
手首までを3等分
した一番下の範囲

背骨下部・腰
の反射区（両手）

1

腰痛

手もみのやり方

1　右手の親指の角を左手の手首の骨の下に入れるイメージで当て、下に押さえつけるようにして７秒押します。これを３回くり返します。

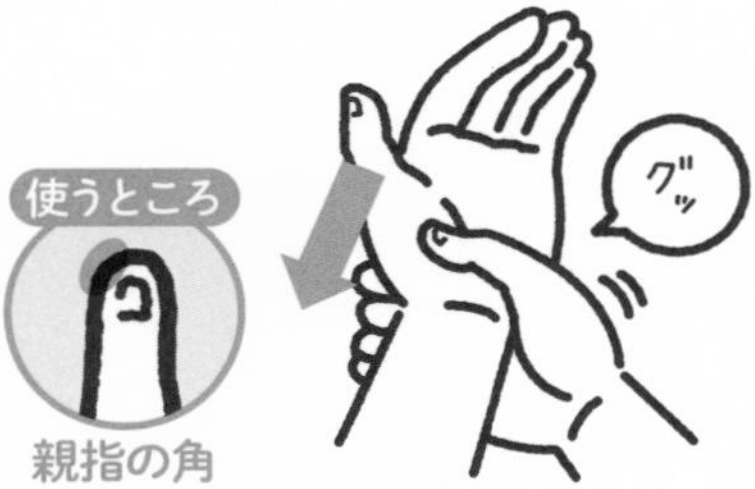
使うところ
親指の角
グッ

2　反対の手も同様に押していきます。

息を止めずに
深呼吸をしながら
押しましょう！

［ そのほかの効果 ］

・不眠改善　・便秘解消　・疲労回復

［ 反射区まとめ ］

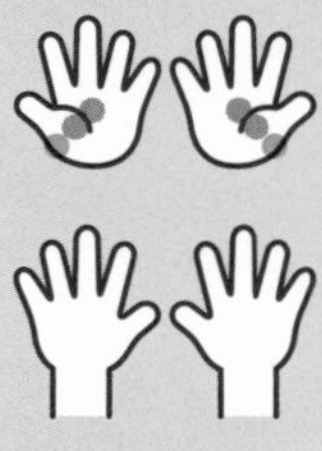

腰

痛が理由で横を向かないと寝転べない方や、ぎっくり腰を経験した方はこの反射区を押してみましょう。左手は左の腰、右手は右の腰に対応しています。リラックス効果もあるので、ぐっすり眠りたい日や疲れがたまっていると感じたときに押すのもおすすめです。

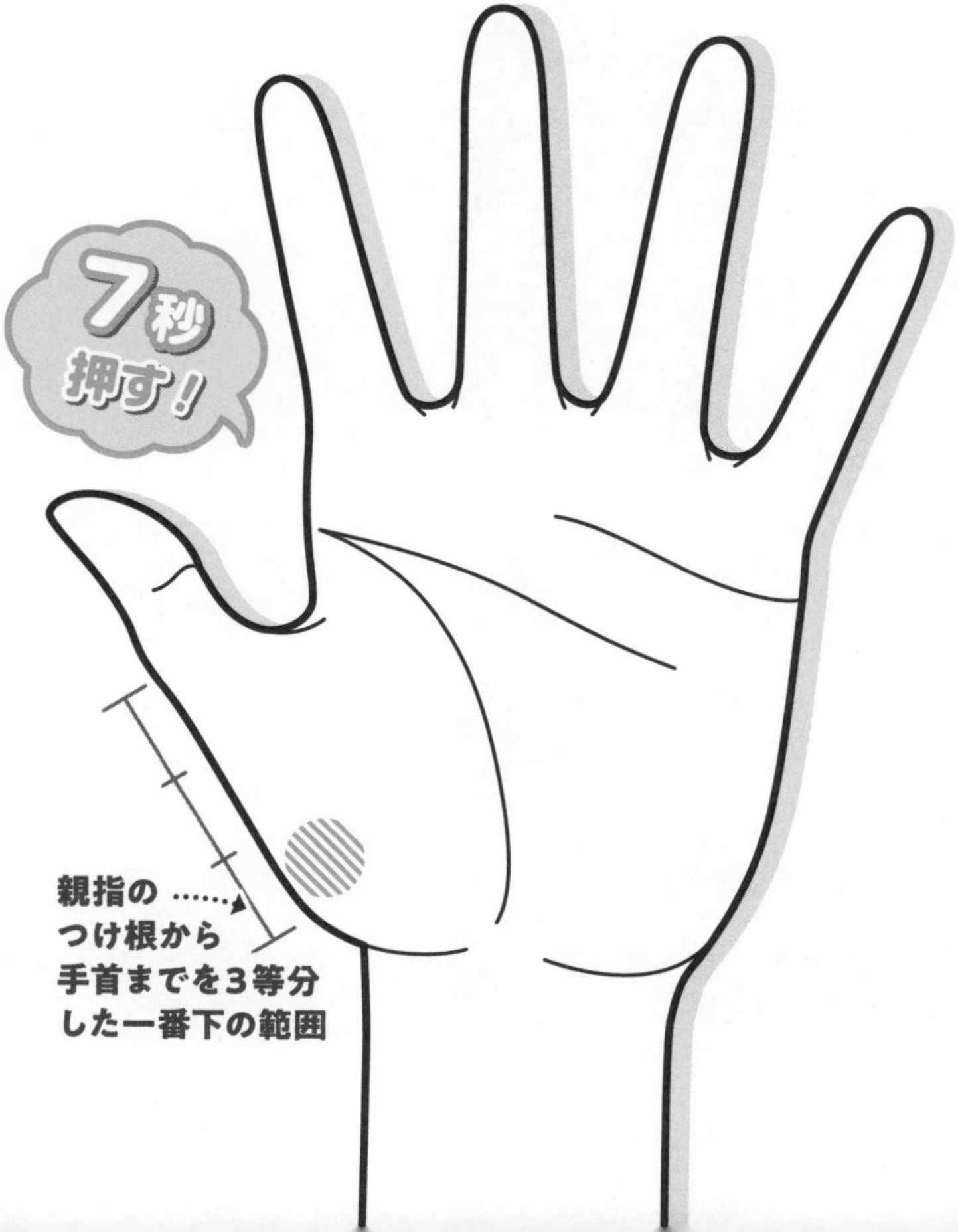
7秒押す！
親指のつけ根から手首までを3等分した一番下の範囲

腎臓の反射区（両手）

2

腰痛

手もみのやり方

1 親指の腹を反射区に当てて、垂直に７秒押していきます。押されるほうの手を少し内側に回転させて、押し当てていくイメージです。これを３回くり返します。

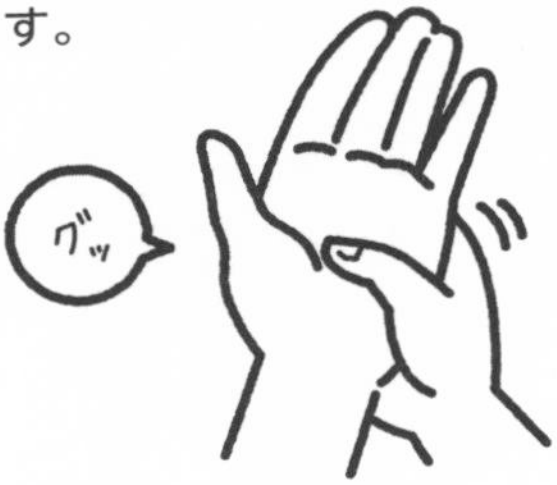

2 反対の手も同様に押していきます。

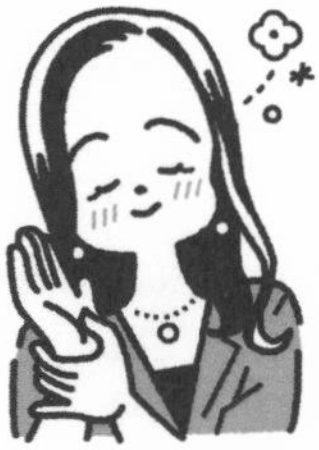

［そのほかの効果］

・むくみ解消　・脂肪肝改善
・手足の冷え改善

［反射区まとめ］

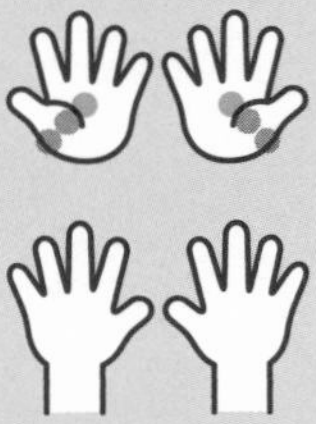

腎臓の疲労が腰痛の原因になることがあります。腰痛がつらいときは、ほかの反射区と一緒に腎臓の反射区を押してみましょう。体内の余分な水分を排出し、むくみや冷え性を解消する効果もあります。左手は左の腎臓、右手は右の腎臓に対応しています。

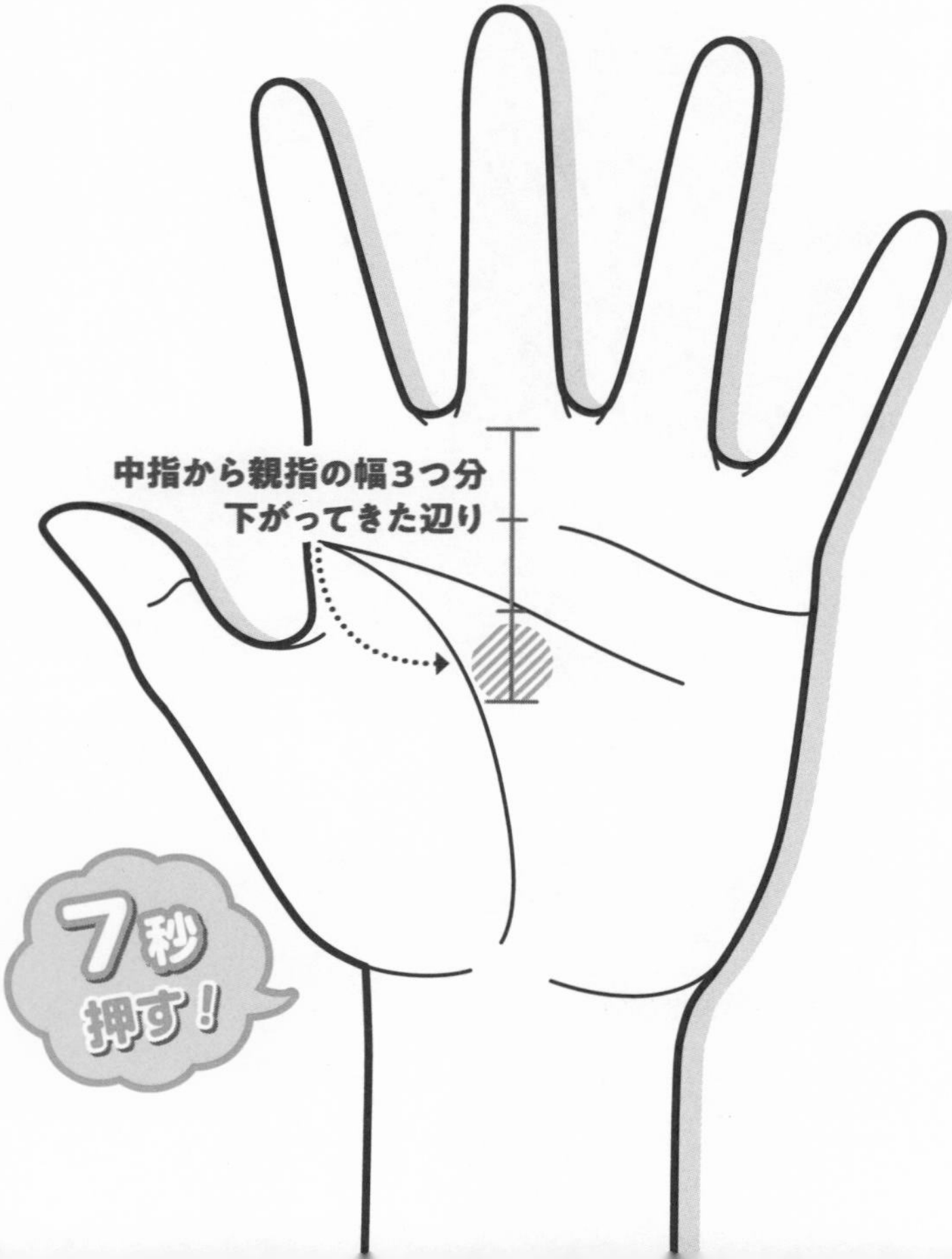
中指から親指の幅3つ分
下がってきた辺り
7秒
押す!

輸尿管
の反射区（両手）

3

腰痛

手もみのやり方

1 人差し指を曲げた角を使って押します。

2 痛みを感じる位置が見つかったら、押されるほうの手を押しつけるようにして７秒止めます。これを3回くり返します。

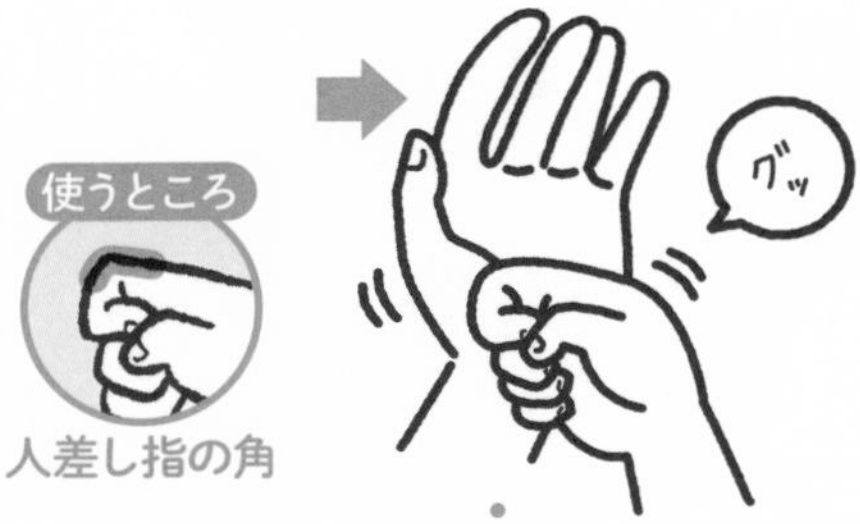

3 反対の手も同様に押していきます。

［そのほかの効果］

•血尿解消　•冷え性改善

［反射区まとめ］

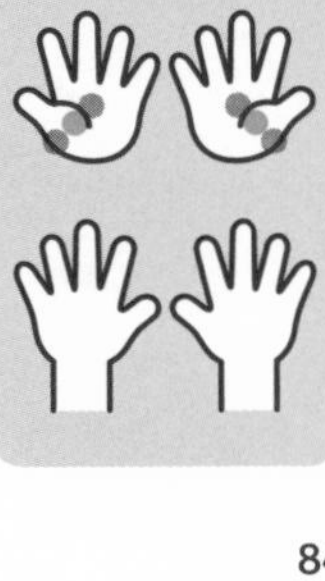

輸

尿管は腎臓と膀《ぼう》胱《こう》をつなぐ器官です。輸尿管がかたくなると、腰が引っ張られて腰痛につながります。反射区を押してバランスを整えてあげることでつらい腰痛が楽になるでしょう。押すときは力が逃げないように、押されるほうの手を押しつけるのがコツです。

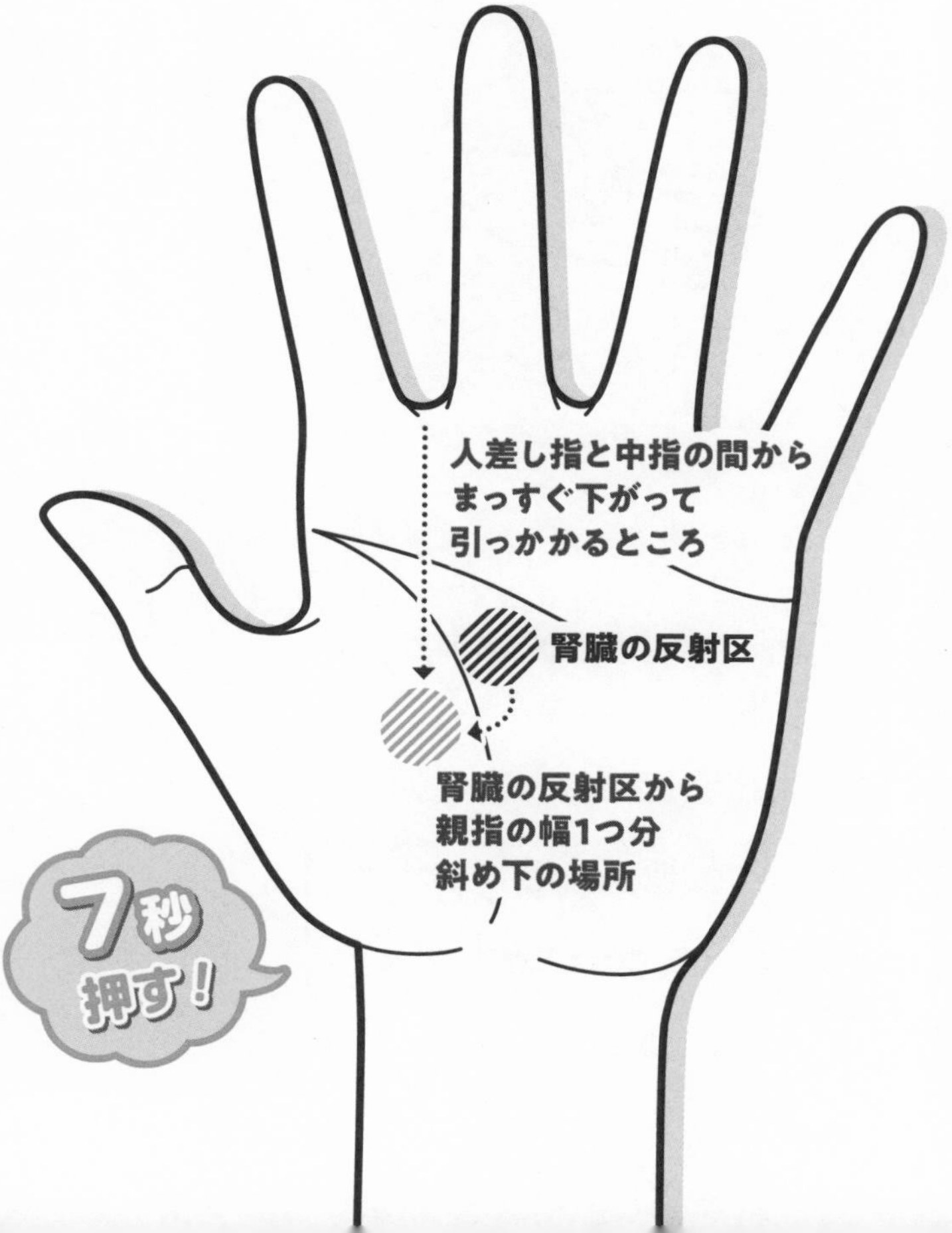
人差し指と中指の間から
まっすぐ下がって
引っかかるところ
腎臓の反射区
腎臓の反射区から
親指の幅1つ分
斜め下の場所
7秒
押す！

リンパ節・首
の反射区（両手）

1

偏頭痛

［反射区まとめ］

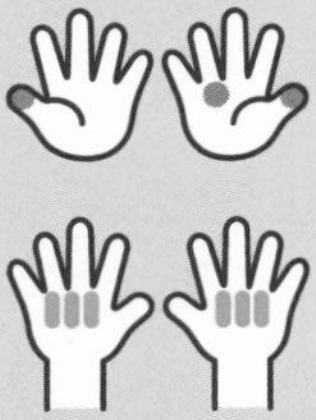

手もみのやり方

1 軽く指を開いた状態で机に左手を置き、右手の人差し指、中指、薬指を反射区に置きます。すべらないよう指を少し立て、グッと力を入れながら前後に押します。

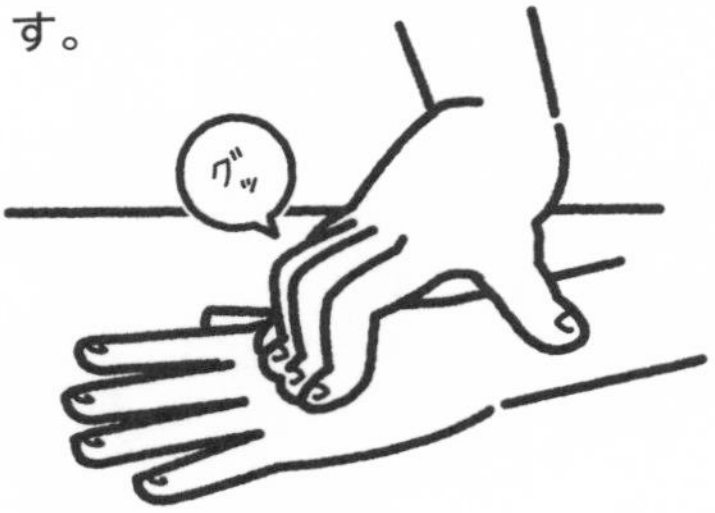

2 押している指を往復させながら、少しずつ下にずらし、手の甲の中央まで同じことをくり返します。1秒で1往復、30回を目安に行いましょう。反対の手も同様に押していきます。

［そのほかの効果］

- **首こり改善**
- **手足の冷え改善**
- **老眼改善**

長時間同じ姿勢でデスクワークなどをしていると首に老廃物がたまり、偏頭痛につながることがあります。リンパ節・首の反射区を押すとたまった老廃物が流れるため、偏頭痛解消に効果的です。机などに手のひらを乗せ、1秒1動作で押すのがコツです。

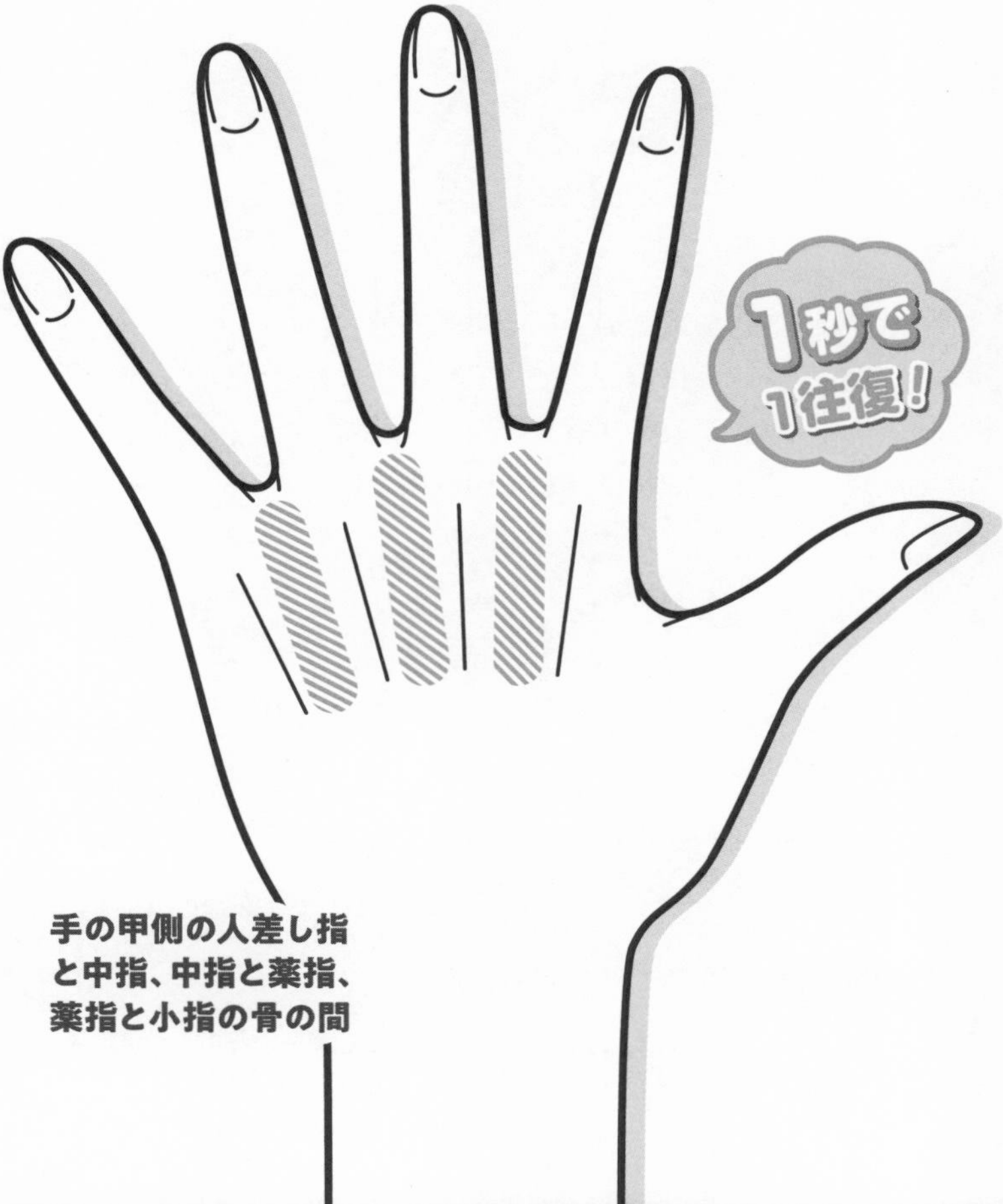
1秒で1往復!
手の甲側の人差し指と中指、中指と薬指、薬指と小指の骨の間

間脳

の反射区（両手）

2

偏頭痛

［反射区まとめ］

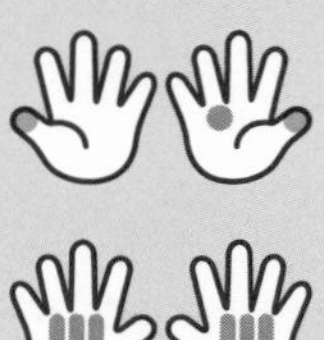

手もみのやり方

1 右手の指をしっかり曲げ、拳のような形にします。右手を左の手のひらに置き、左手の親指以外の指で包んで固定します。

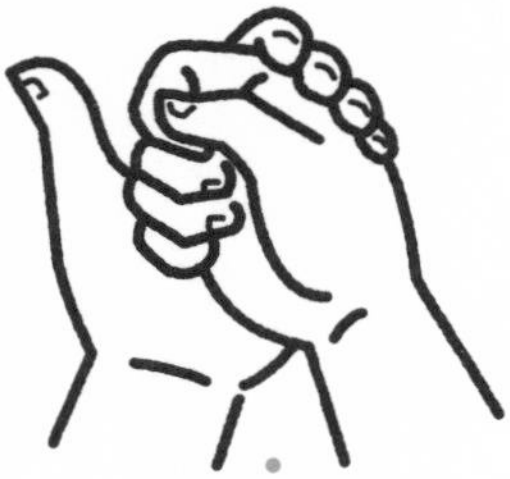

2 左手の親指の腹の中央を人差し指の角に押し当て、７秒止めます。これを３回くり返し、反対の手も同様に押していきます。

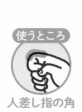

使うところ

人差し指の角

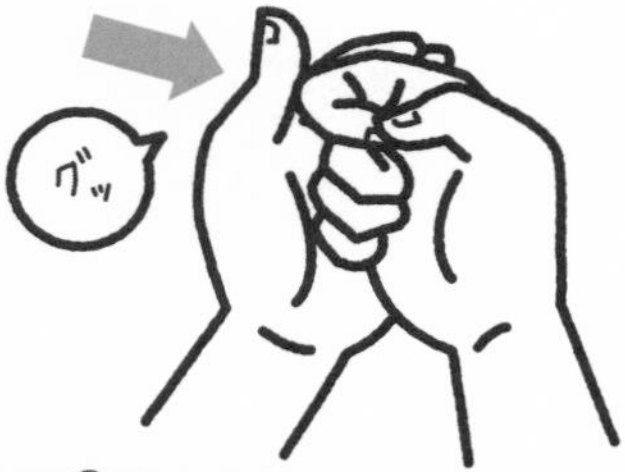

［そのほかの効果］

・疲労回復　・不安改善　・不眠解消

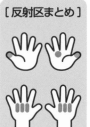

間

脳の反射区を押すと、血管の収縮に関連しているセロトニンの分泌が促されます。セロトニンには心のバランスを整える働きがあるため、ストレスが原因で偏頭痛が起きやすい方におすすめです。緊張や不安で寝つきが悪い、よく眠れないというときにも効果的です。

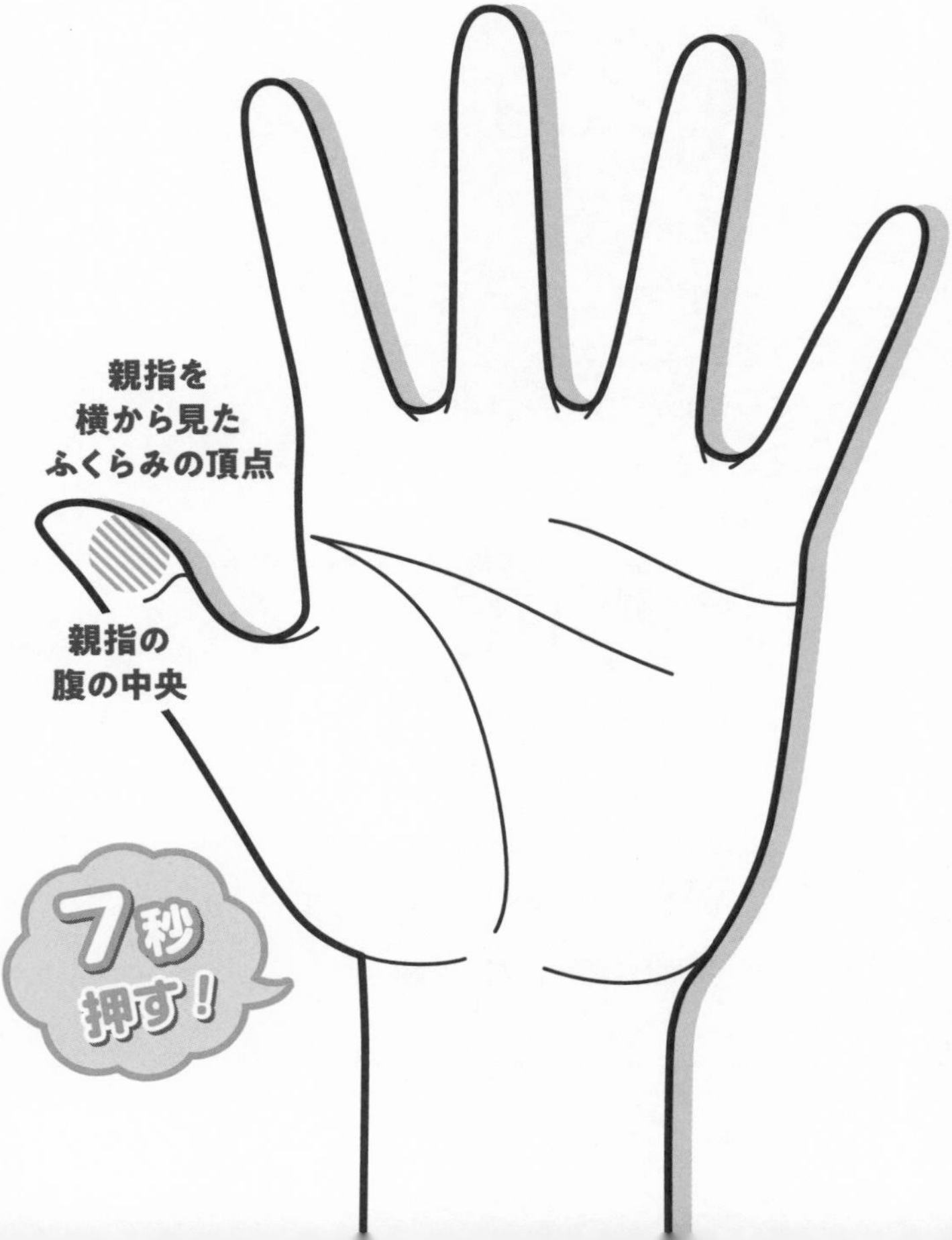

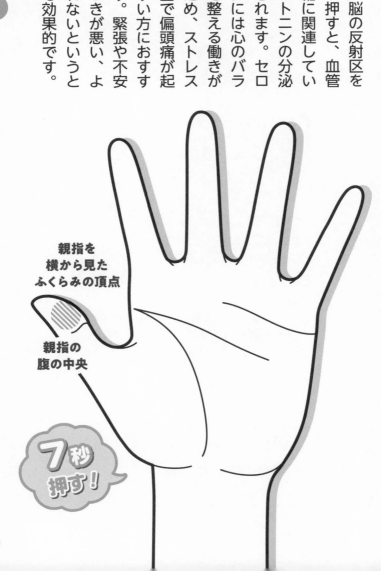

肝臓
の反射区（右手）

3

偏頭痛

手もみのやり方

1 左図の骨の下に親指の角を入れるように、少し角度をつけて反射区に置きます。

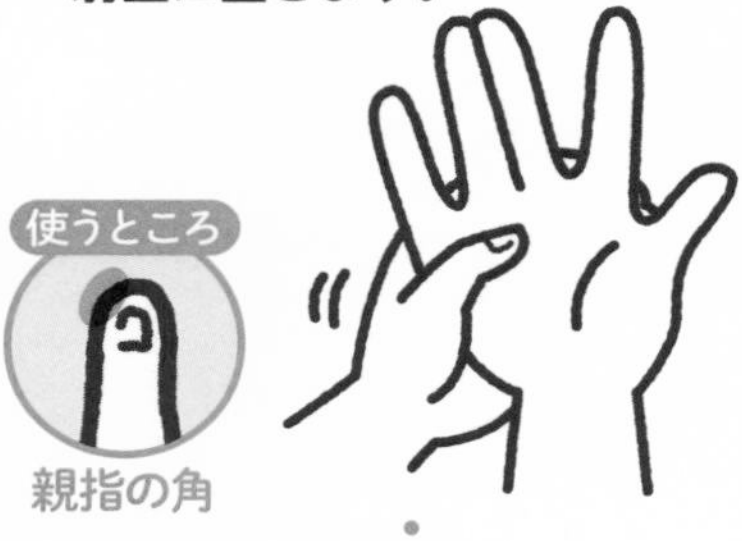

2 右手の手首を起こし、痛いところで7秒止めます。これを3回くり返します。5ミリくらい位置をずらしながら、まんべんなく押すと効果的。

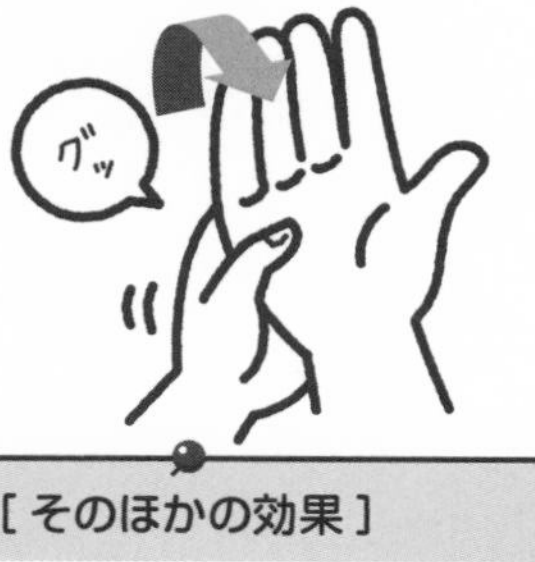

［ そのほかの効果 ］

・首こり解消　・毒出し（デトックス）効果
・老眼改善

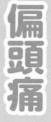

［ 反射区まとめ ］

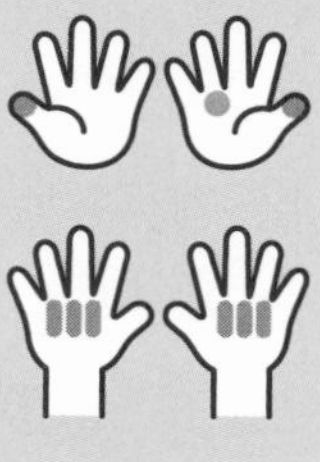

目の疲れが原因で偏頭痛が起こることがあります。血液を循環させ、目の調子を整える肝臓の反射区を押すと、偏頭痛解消につながります。反射区を見つけたら、痛いと感じるところをしっかり押すのがポイントです。肝臓の反射区は右手にしかありません。

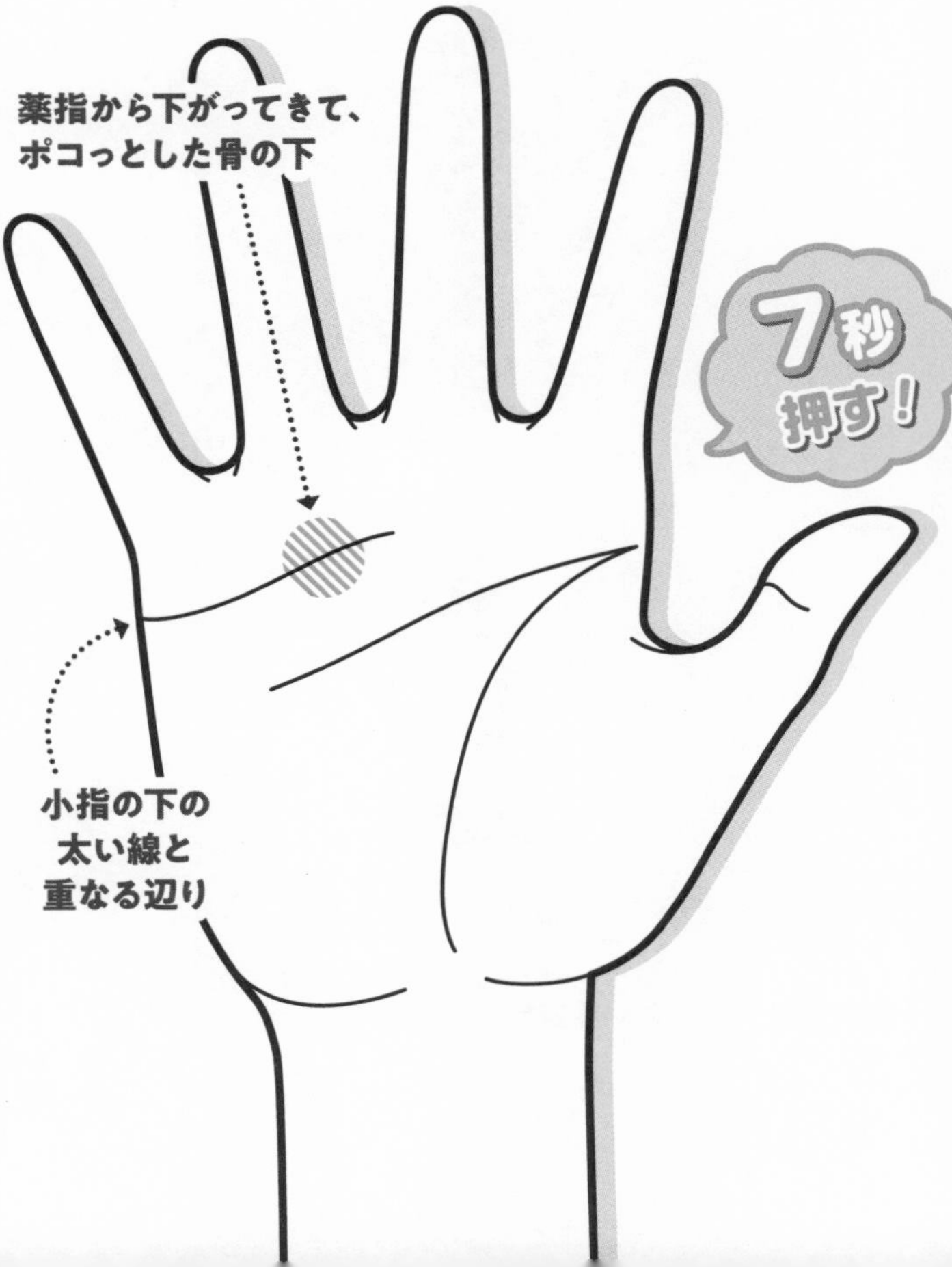
薬指から下がってきて、
ポコっとした骨の下
7秒
押す！
小指の下の
太い線と
重なる辺り

胃 の反射区（両手）

①

下痢

［反射区まとめ］

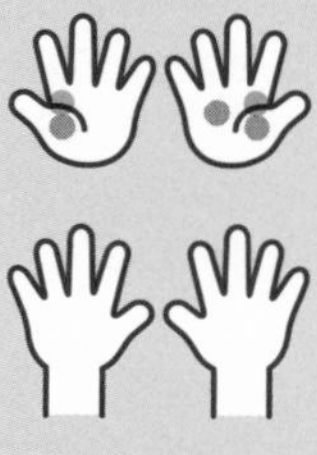

手もみのやり方

1 反射区に親指の腹を置いたら、垂直に押しながら７秒止めます。これを３回くり返します。胃が疲れていると、反射区を押しても痛みを感じません。無理に押さないようにしてください。

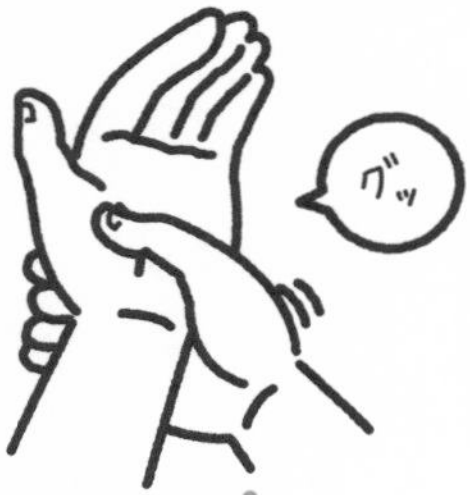

2 反対の手も同様に押していきます。

息を止めずに
深呼吸をしながら
押しましょう！

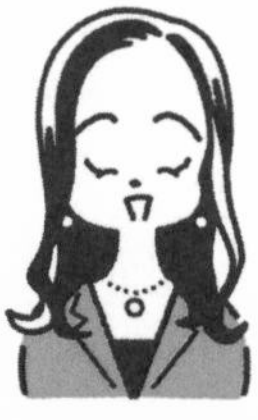

［そのほかの効果］

・腹痛改善　・ほうれい線緩和

冷えや風邪などのほかに、食べすぎや飲みすぎも下痢の原因になります。胃の調子を整えることで、下痢の予防や改善が期待できます。胃の不調が続くと、ほうれい線が深くなる場合も。下痢の症状がなくても、ほうれい線に悩んでいるならおすすめの反射区です。

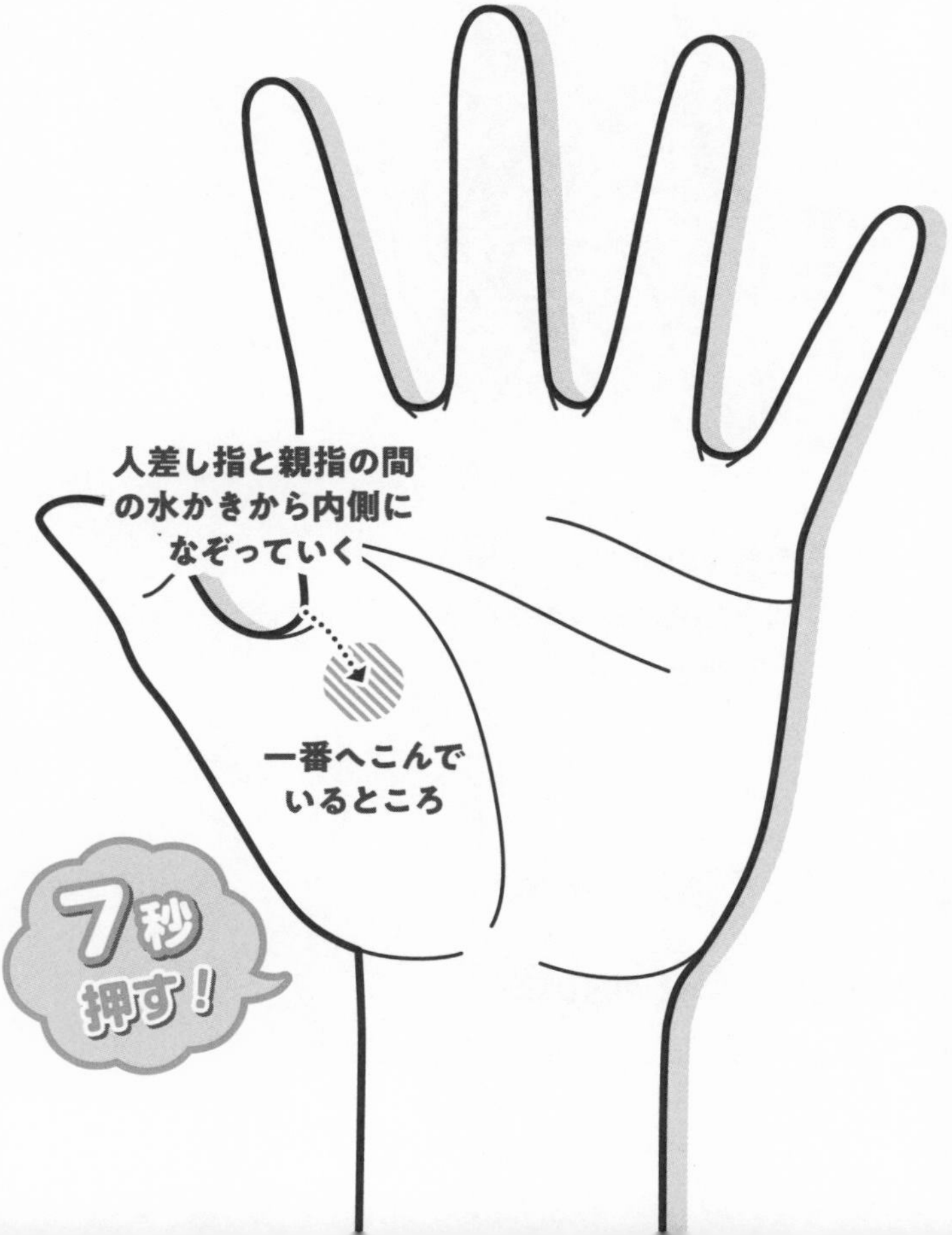
人差し指と親指の間
の水かきから内側に
なぞっていく
一番へこんで
いるところ
7秒
押す！

上行結腸
の反射区（右手）

2

下痢

手もみのやり方

1 左手の人差し指の角を反射区に当てます。

2 右手を押しつけるようにして、7 秒押します。これを 3 回くり返します。

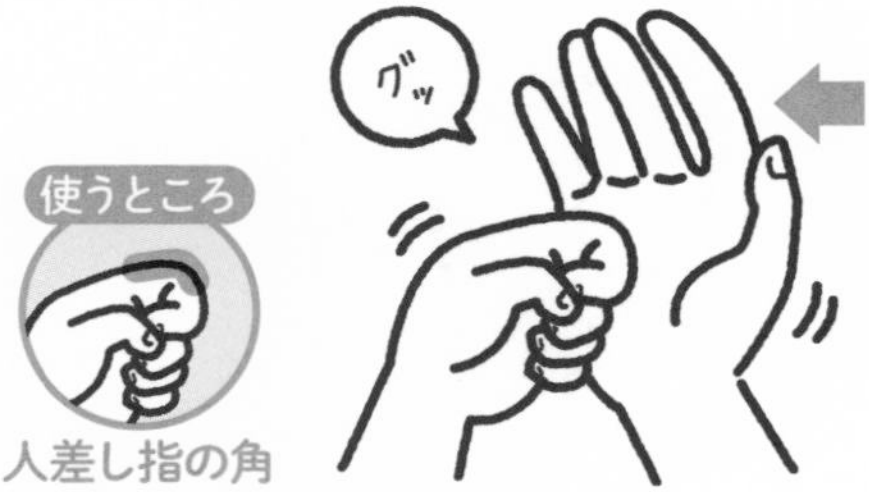

3 反射区の中で、ピンポイントで痛みを感じる位置があるときは、そこをしっかり押しましょう。

［ そのほかの効果 ］

・腹痛改善　・おなかの張り解消

［ 反射区まとめ ］

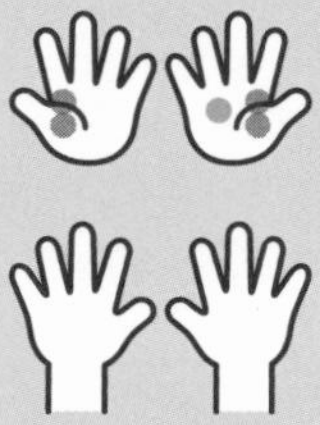

上行結腸は、大腸の一部です。食べた物が大腸に滞在する時間が短いと、水分が十分に吸収されないまま便として排出されることになり、下痢につながります。下痢の症状がつらいときは、大腸の調子を整えてあげましょう。上行結腸の反射区は右手だけにあります。

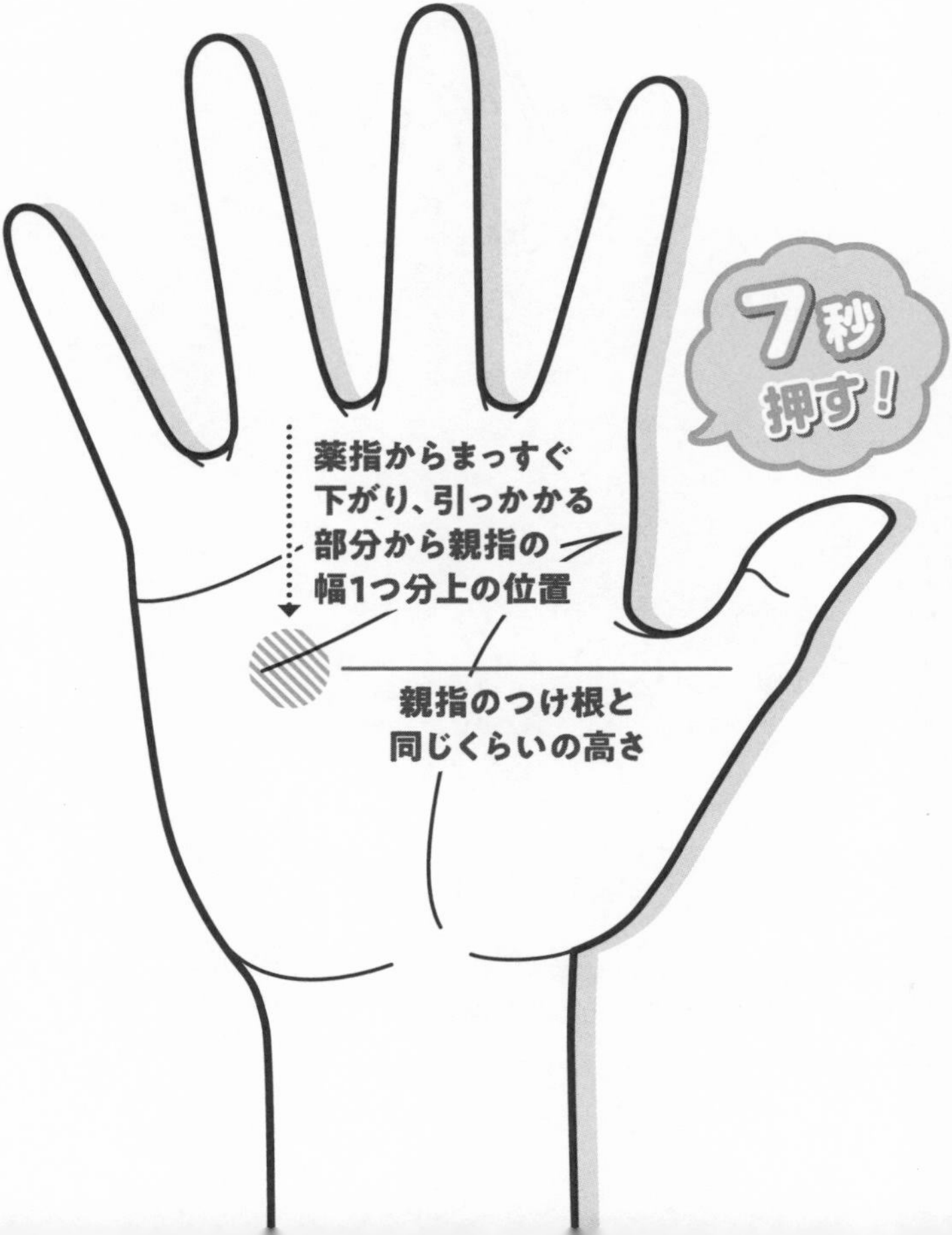
7秒押す！
薬指からまっすぐ下がり、引っかかる部分から親指の幅1つ分上の位置
親指のつけ根と同じくらいの高さ

膵臓《すいぞう》の反射区（両手）

3

下痢

手もみのやり方

1 人差し指の角（押すほうの手）を押しつけると力が逃げてしまうので、押されるほうの手を押しつけるのがポイントです。痛いと思うところで７秒止めます。これを３回くり返し、反対の手も同様に押していきます。

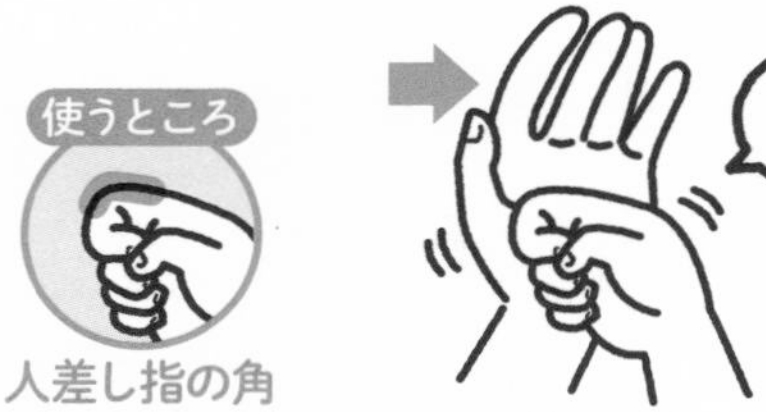

2 深く指を入れたい場合は、親指の角を使って、反射区を挟むような形で押してもよいでしょう。

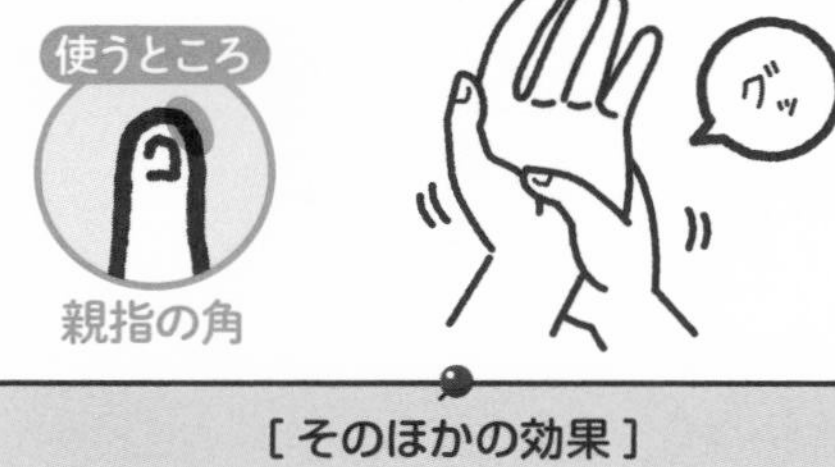

［そのほかの効果］

- 生活習慣病のリスク低減
- 脂肪の代謝アップ
- 吐き気改善

［反射区まとめ］

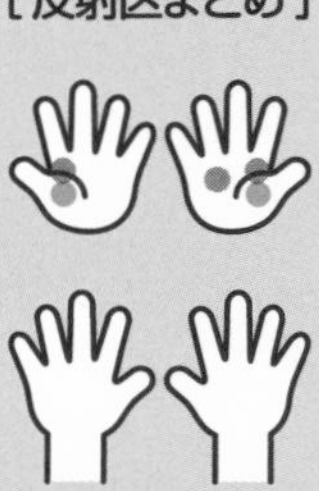

膵臓の機能が低下すると消化酵素が減少し、消化がうまくできず下痢につながります。日頃から下痢をしやすい体質の方は、膵臓の調子を整えてあげましょう。消化酵素はやせやすい体づくりにも役立つので、ダイエット中の方にもおすすめの反射区です。

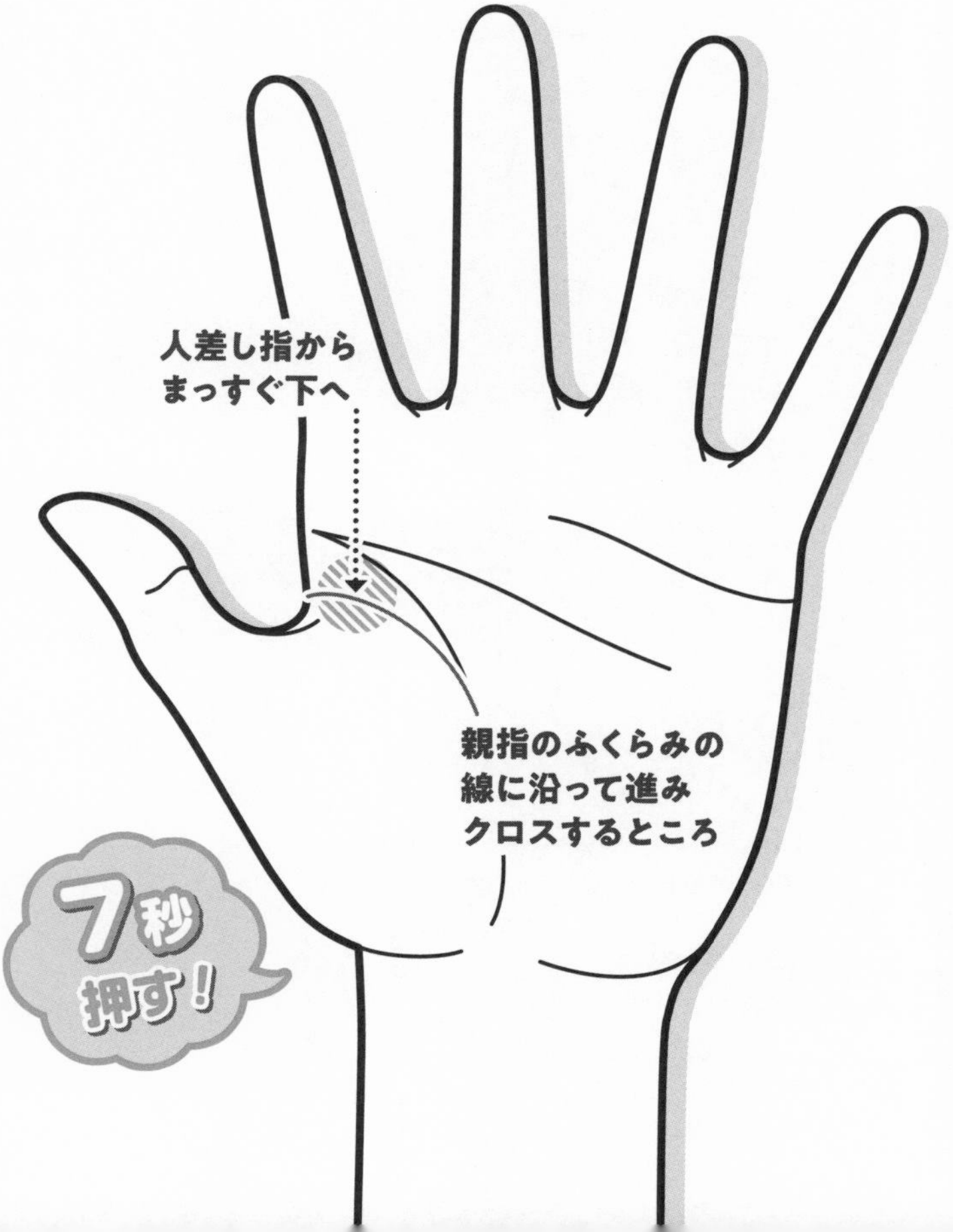
人差し指から
まっすぐ下へ
親指のふくらみの
線に沿って進み
クロスするところ
7秒
押す！

大脳
の反射区（両手）

1

手のしびれ

手もみのやり方

1 右手の指をしっかり曲げて拳のような形にします。右手を左の手のひらに置き、左手の親指以外の指で包んで固定します。

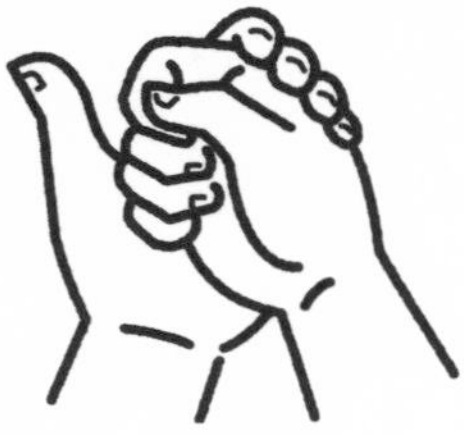

2 左手の親指の先端を人差し指の角に力強く押し当て、７秒止めます。これを３回くり返します。反対の手も同様に押していきます。

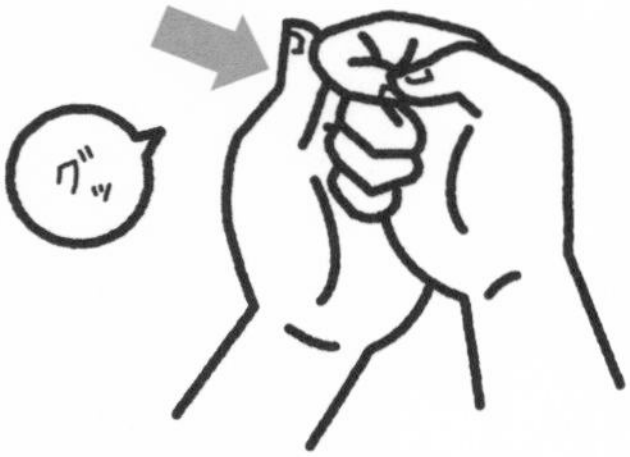

使うところ

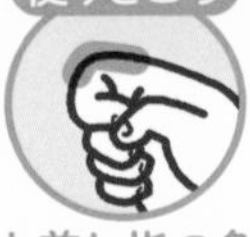

人差し指の角

［そのほかの効果］

- 脳梗塞、脳出血の予防
- ストレス緩和

［反射区まとめ］

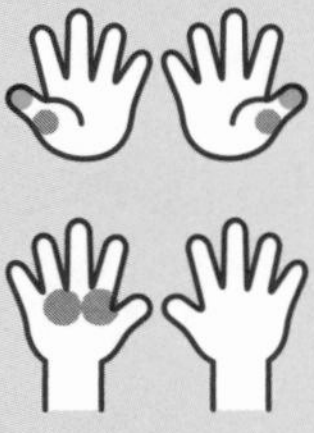

手のしびれの原因のなかには、脳梗塞や脳出血など、脳に原因がある場合があります。大脳の反射区を押して脳内の血流を改善することで、しびれの改善だけでなく脳梗塞や脳出血の予防にもつながります。左手は右脳に、右手は左脳につながっています。

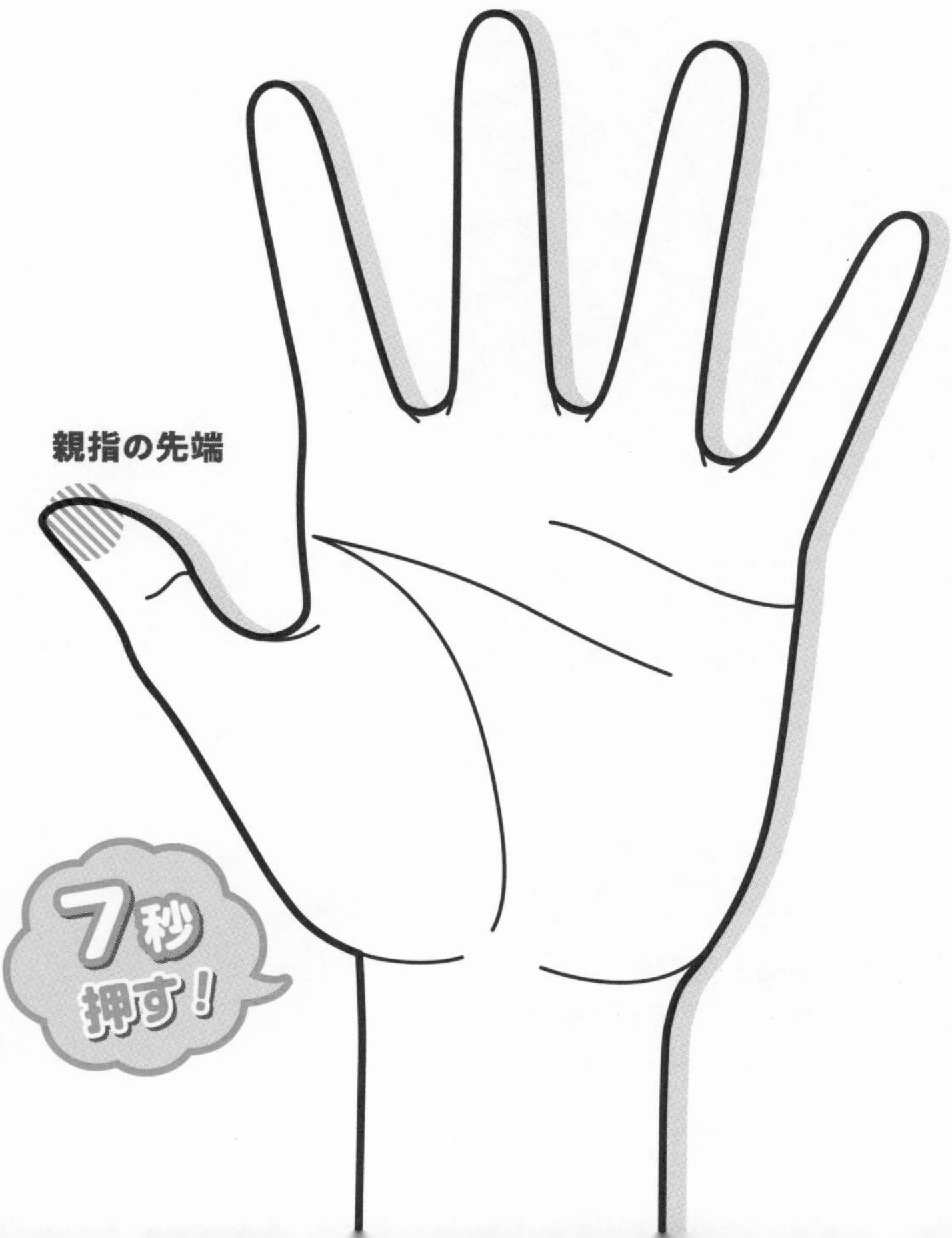

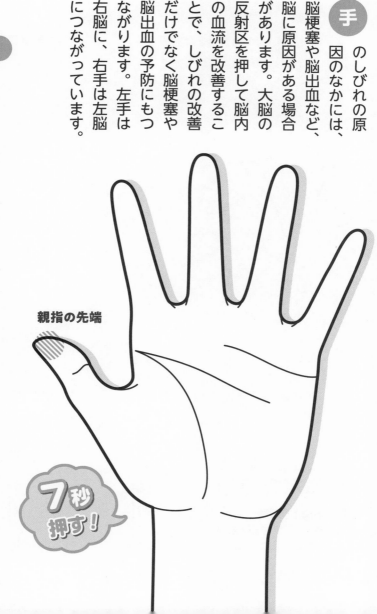

頸椎《けいつい》の反射区（両手）

2

手のしびれ

手もみのやり方

1 押したいほうの親指を反対の手の人差し指と親指で挟みます。このとき、親指の反射区同士を交差させるように挟んでください。

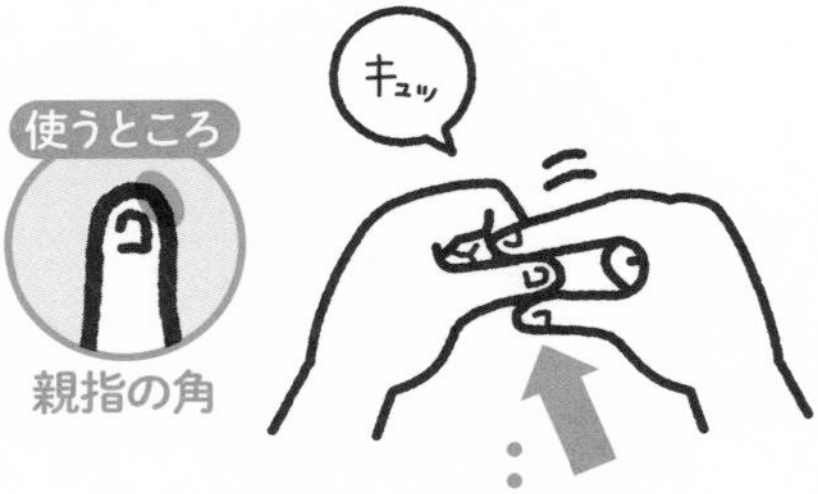

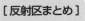

2 上に向かって力を入れ、7秒押します。これを3回くり返します。

3 反対の手も同様に押していきます。

[そのほかの効果]

- **更年期の肩こり解消**
- **五十肩改善**　**・腕の痛み改善**

[反射区まとめ]

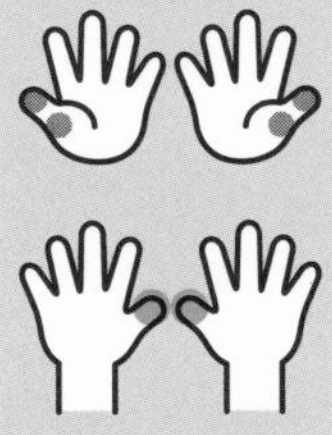

頸椎からつながる神経に問題があると、手のしびれとして現れます。手のしびれを感じたら反射区を押してみましょう。親指の爪の脇のかたい部分を交差させるようにして押すと、力が伝わりやすくなります。更年期の症状として現れる肩こりの解消にも効果的です。

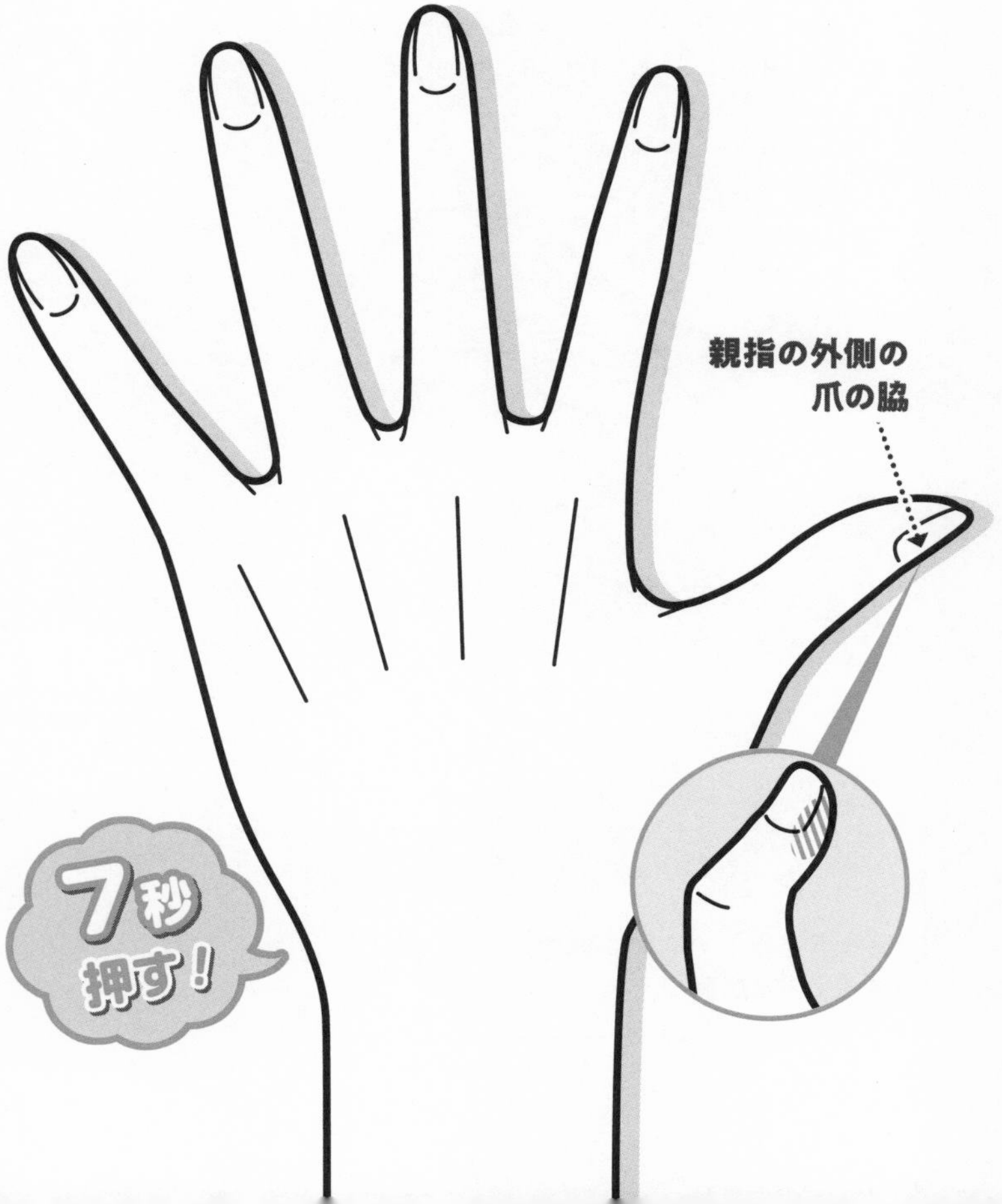

背骨上部
の反射区（両手）

3

手のしびれ

［反射区まとめ］

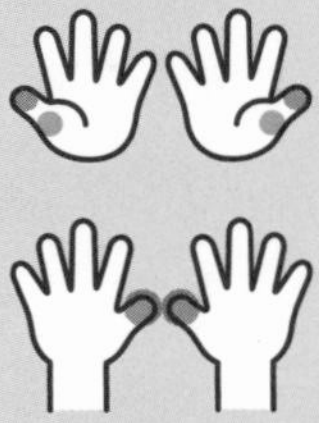

手もみのやり方

1 左手の親指を右手の親指と人差し指で挟みます。

2 反射区に親指の先端を押し込みながら、ゴリゴリした骨の部分をつかむイメージで７秒押します。これを3回くり返します。

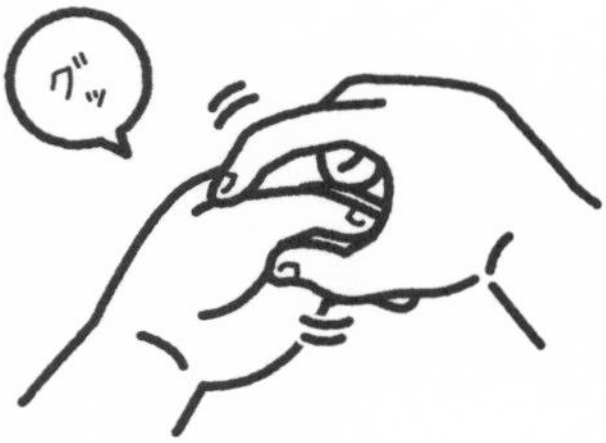

3 反対の手も同様に押していきます。

［そのほかの効果］

・五十肩改善　・腕の痛み改善
・ドライアイ改善

背骨上部の反射区は、肩甲骨周辺の血流がよくなる反射区です。肩甲骨周辺の痛みと手のしびれが同時に出ている方は、押すと痛みがやわらぎます。上半身が温まるので、目の疲れやドライアイの改善にも効果的。デスクワークのあとに行うのもおすすめです。

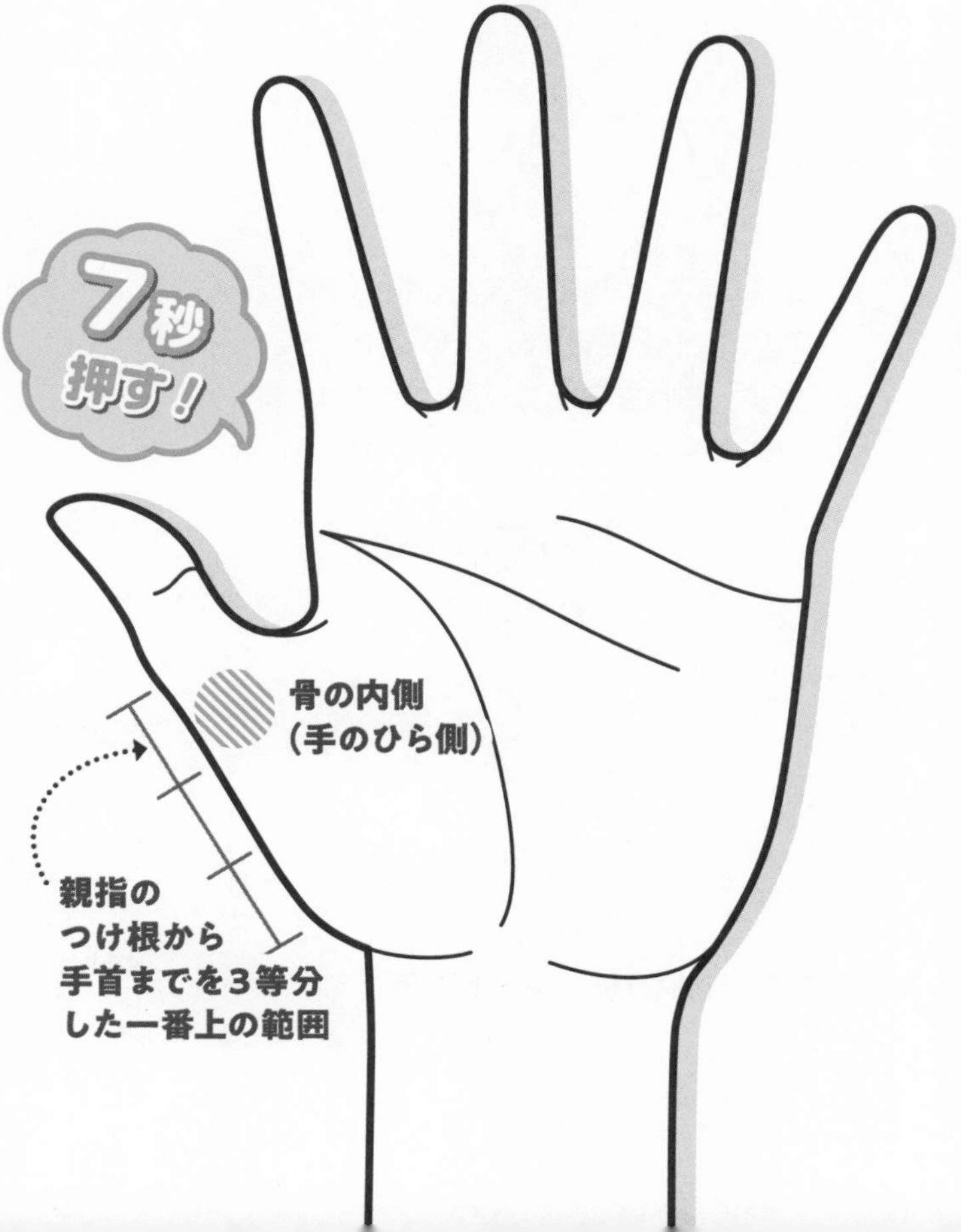
7秒押す！
骨の内側
（手のひら側）
親指の
つけ根から
手首までを3等分
した一番上の範囲

大脳
の反射区（両手）

1

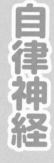

自律神経

［反射区まとめ］

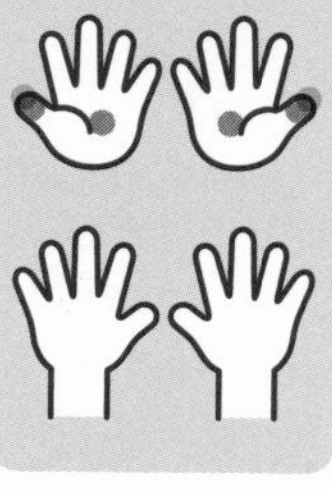

手もみのやり方

1 右手の指をしっかり曲げて拳のような形にします。右手を左の手のひらに置き、左手の親指以外の指で包んで固定します。

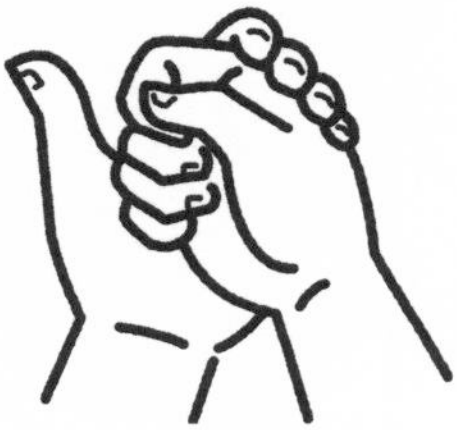

2 左手の親指の先端を人差し指の角に力強く押し当て、７秒止めます。これを３回くり返します。反対の手も同様に押していきます。

使うところ

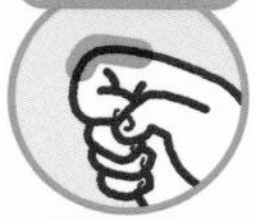

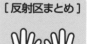

人差し指の角

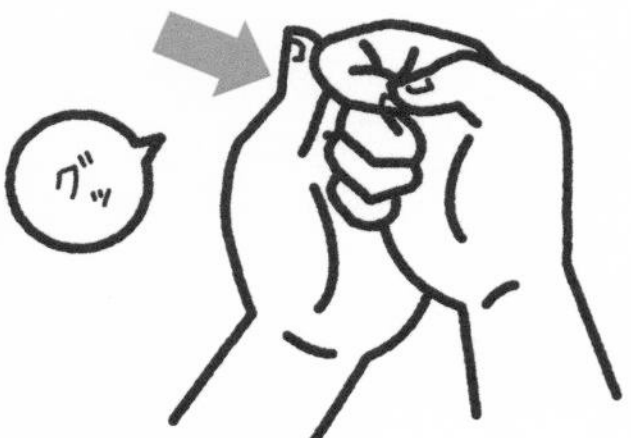

［そのほかの効果］

・緊張の緩和　・胃痛改善　・めまい改善

自律神経失調症の原因の多くは、たまったストレスや不規則な生活です。自律神経は脳や脊髄に中枢があります。自律神経の不調による疲労やめまい、イライラなどを感じたら、この反射区を押しましょう。左手は右脳に、右手は左脳につながっています。

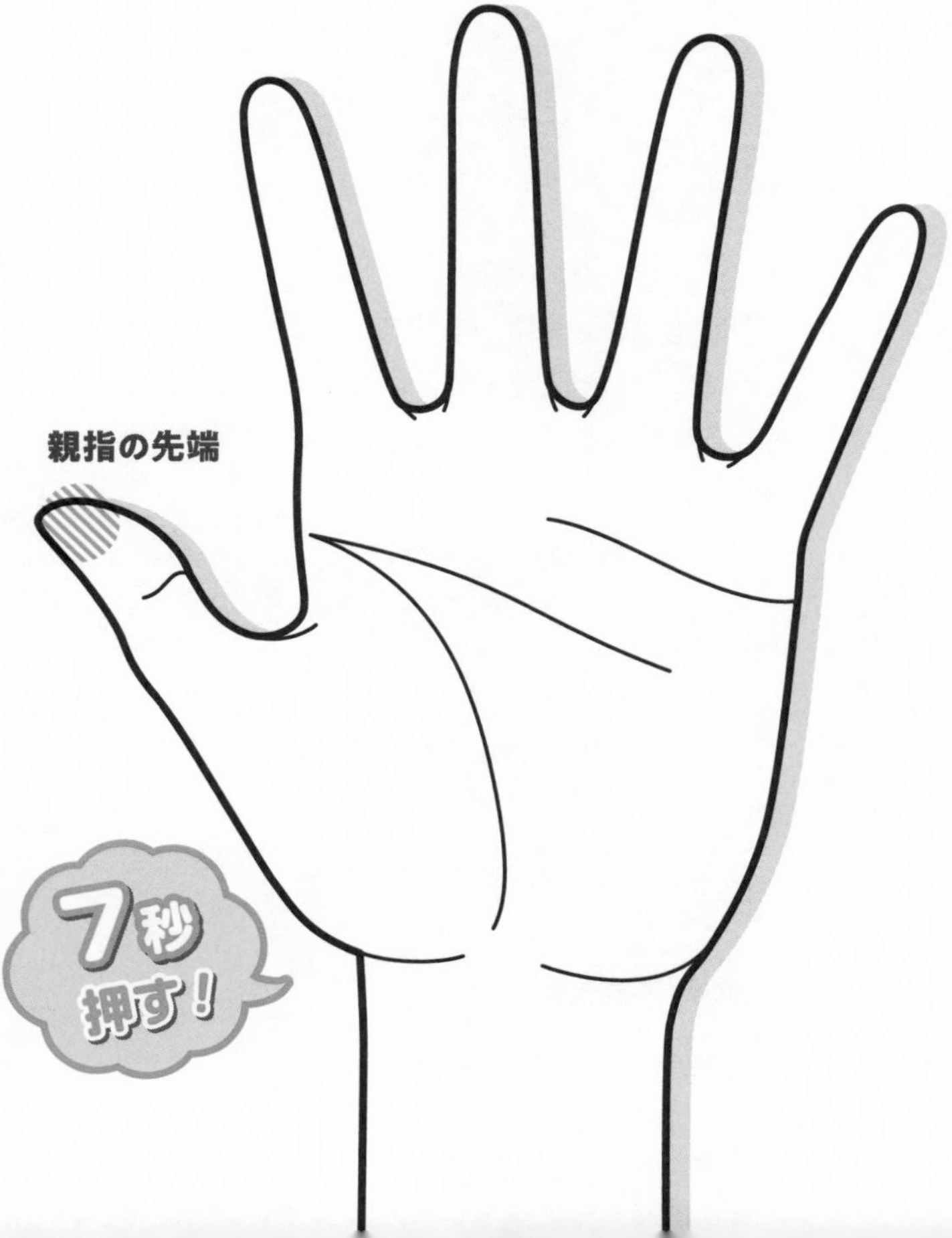

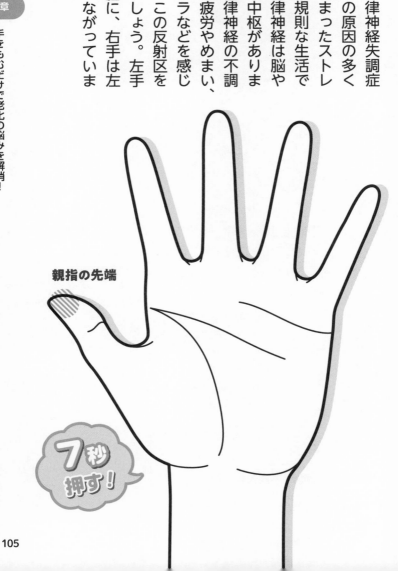

間脳
の反射区（両手）

2

自律神経

手もみのやり方

1 右手の指をしっかり曲げ、拳のような形にします。右手を左の手のひらに置き、左手の親指以外の指で包んで固定します。

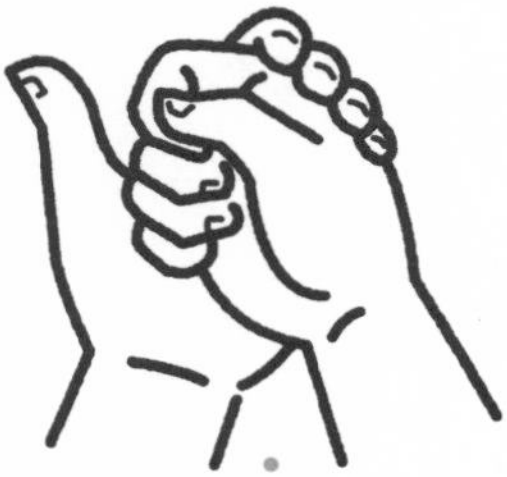

2 左手の親指の腹の中央を人差し指の角に押し当て、７秒止めます。これを３回くり返し、反対の手も同様に押していきます。

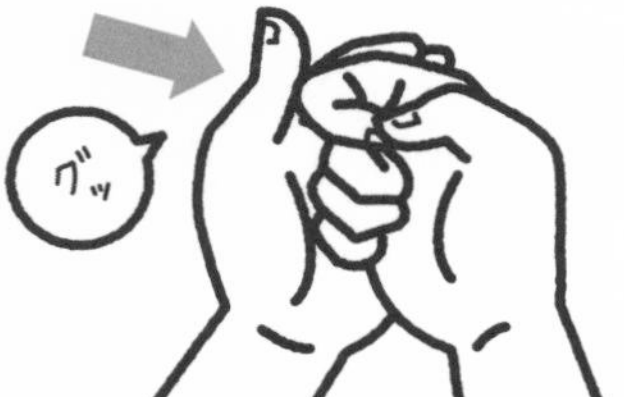

使うところ

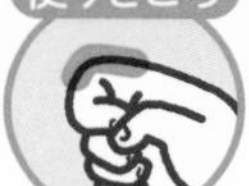

人差し指の角

［ そのほかの効果 ］

- **不眠解消**
- **緊張、不安改善**

［反射区まとめ］

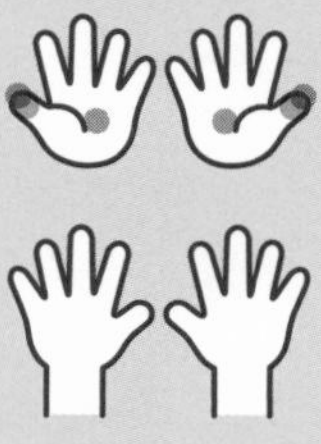

自律神経失調症によるめまいやイライラは午前中に強く現れる傾向があります。症状がつらいときは、この反射区を押しましょう。理由のない漠然とした不安を改善する効果もあります。自律神経が整えば熟睡しやすくなるので、寝る前に押すのもおすすめです。

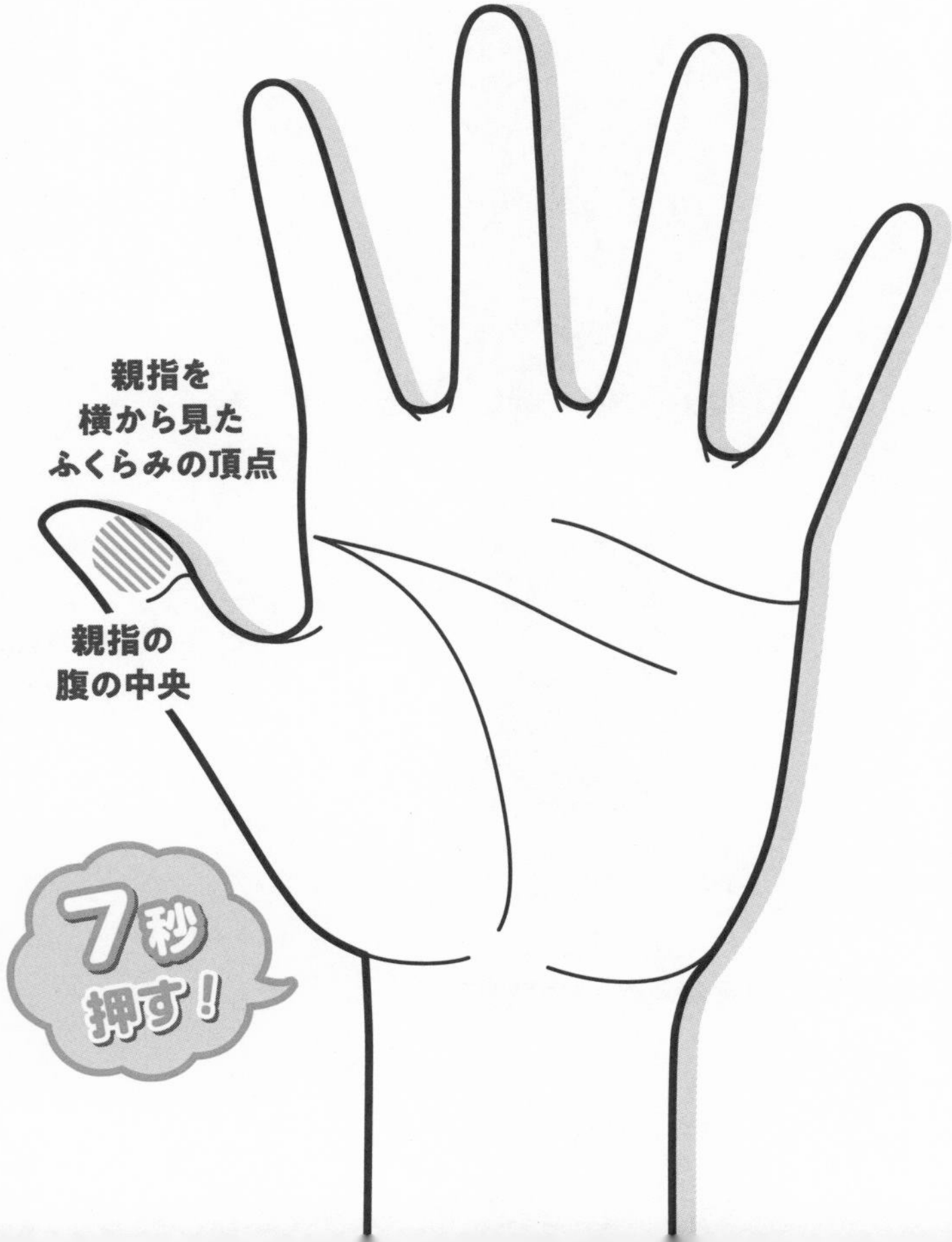

小腸
の反射区（両手）

3

自律神経

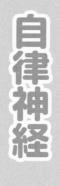

手もみのやり方

1 親指の腹を反射区に置いたら、垂直方向に７秒押していきます。押されるほうの手からむかえにいくようにすると押しやすいです。

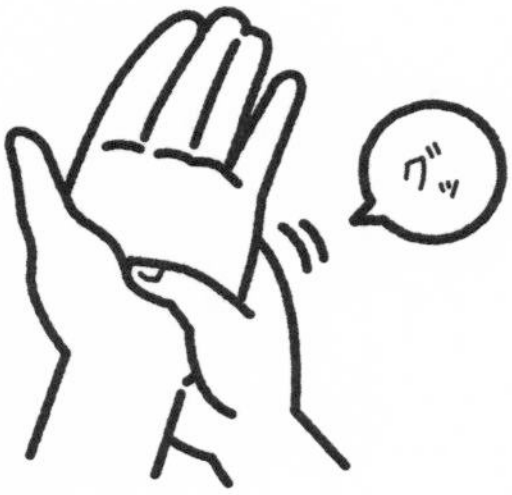

2 反対の手も同様に押していきましょう。

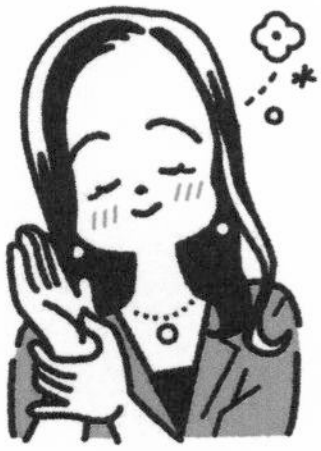

［ そのほかの効果 ］

・腸のバランスを整える　・免疫力アップ

［ 反射区まとめ ］

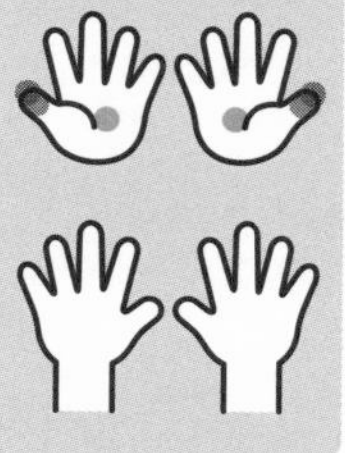

腸を整えることで脳の働きもよくなり、自律神経失調症の改善につながります。脳に関連する反射区とあわせて押してみましょう。小腸の反射区は範囲が広いので、親指の腹をまんべんなく当てるのがポイント。痛みを感じるところを見つけて、重点的に押すと効果的です。

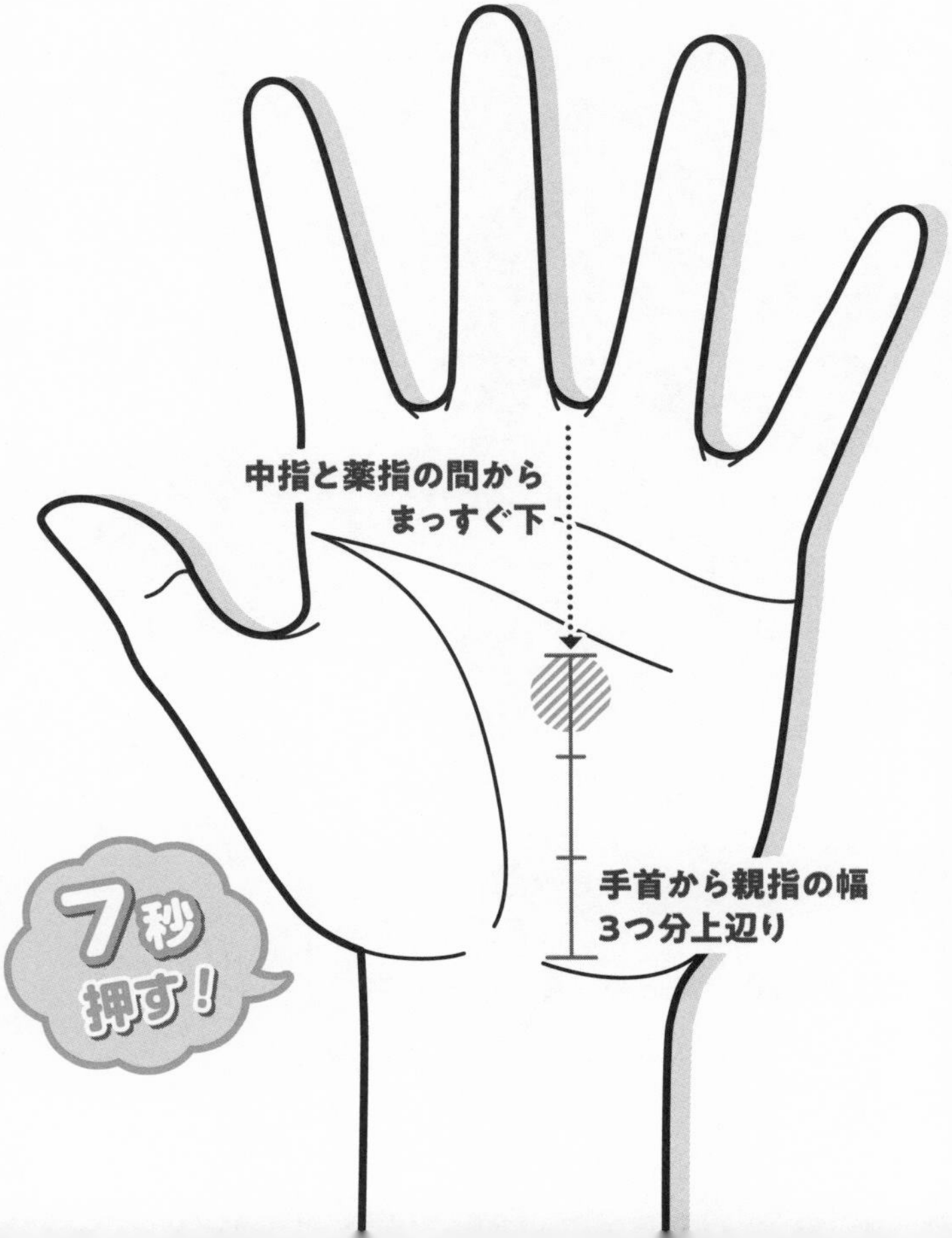
中指と薬指の間から
まっすぐ下
手首から親指の幅
3つ分上辺り
7秒
押す！

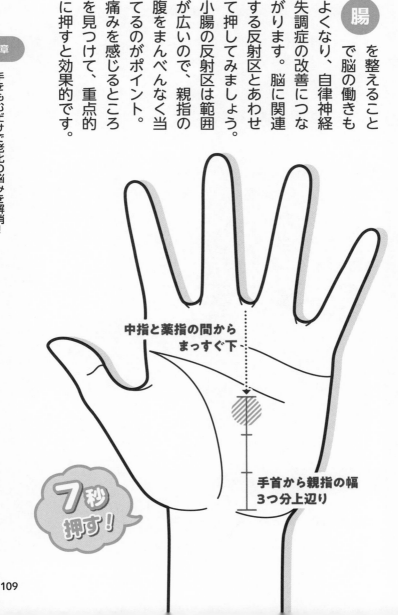

下行結腸

の反射区（左手）

1

宿便

手もみのやり方

1 右手の人差し指の角を使って押していきます。

2 反射区に人差し指の角を置き、左手を押しつけるようにしてしっかり力を入れましょう。左手を回転させたり上下に動かしたりして痛い位置を見つけ、7秒押します。

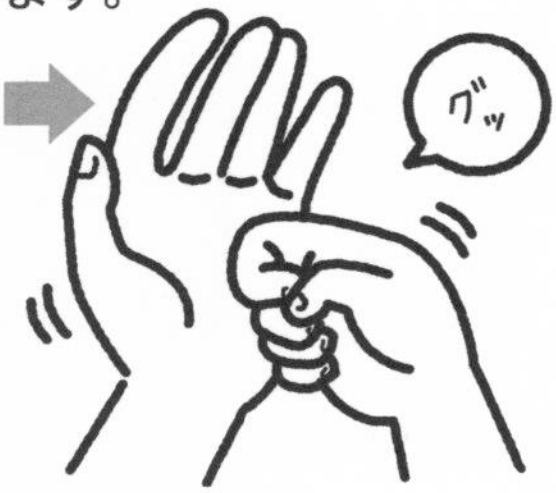

3 同じように3回くり返します。

［ そのほかの効果 ］

・おなかの張りや痛みの改善　・便秘解消

［ 反射区まとめ ］

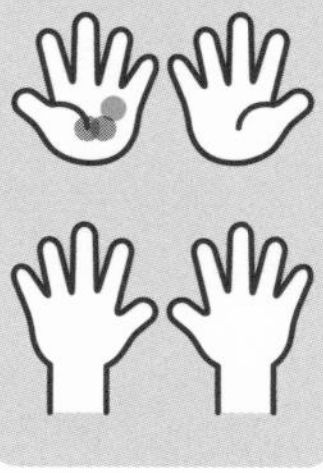

宿便を出したいときは、下行結腸の反射区を押しましょう。デスクワークが多い方、腹筋が弱い方、ストレスが多い方の宿便は下行結腸にたまりやすいです。下行結腸の反射区は左手のみにあります。痛みを感じるところを見つけて、重点的に押すのがコツです。

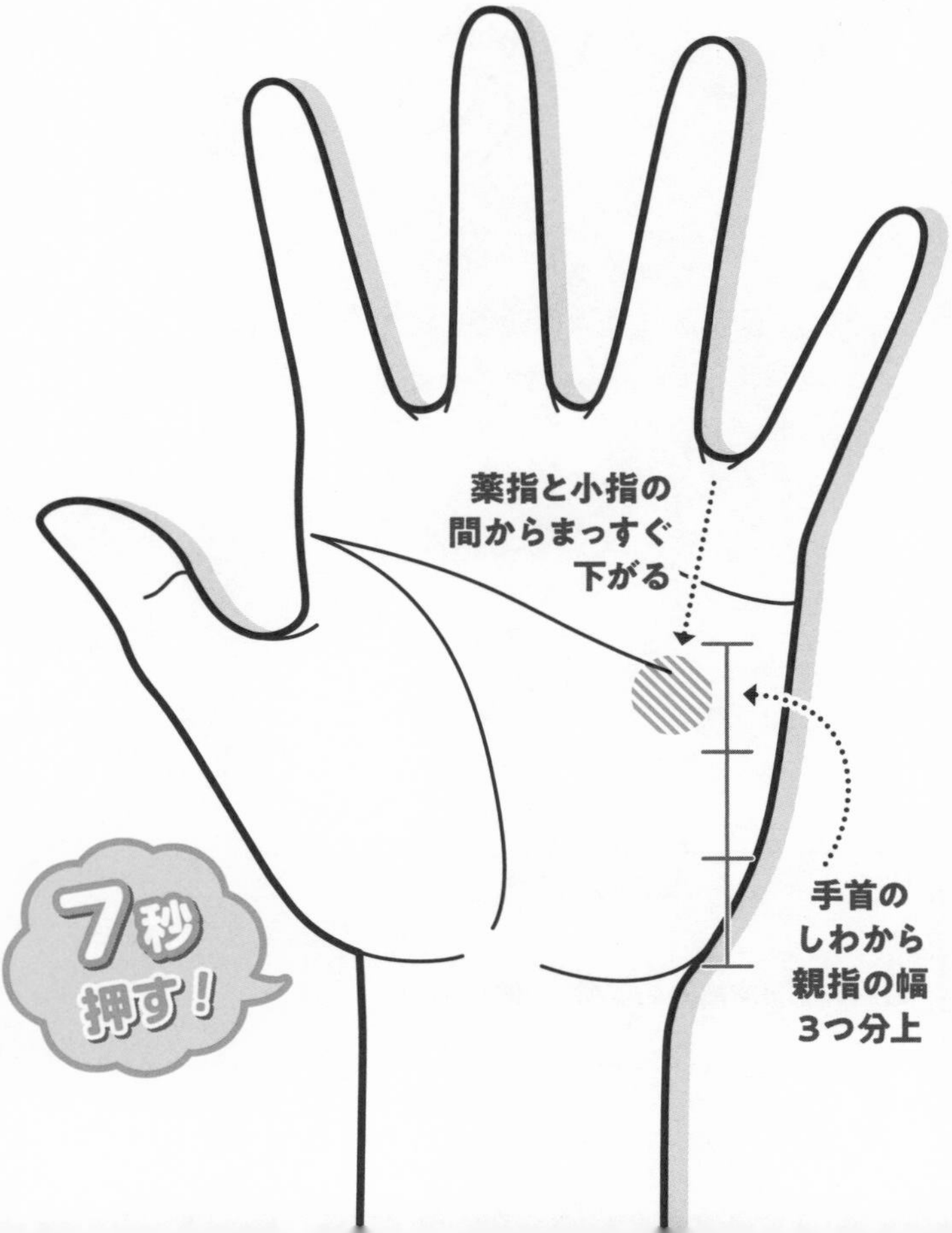
薬指と小指の
間からまっすぐ
下がる
手首の
しわから
親指の幅
3つ分上
7秒
押す!

S字結腸の反射区（左手）

2

宿便

手もみのやり方

1 親指の角をふくらみに引っかけるように当て、7秒押します。これを3回くり返します。

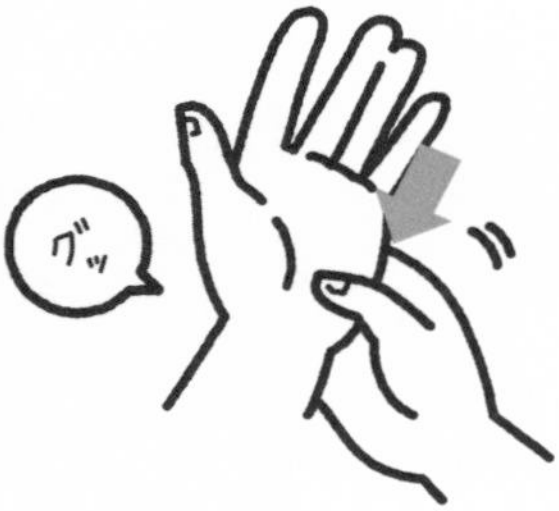

2 2回目と3回目は親指の角度を調整して、痛いと感じるところを探ります。便秘の方は反射区がかたくなっていますが、しっかり力を入れて押しましょう。

［ そのほかの効果 ］

・お腹の張りや痛みの改善　・便秘解消

［ 反射区まとめ ］

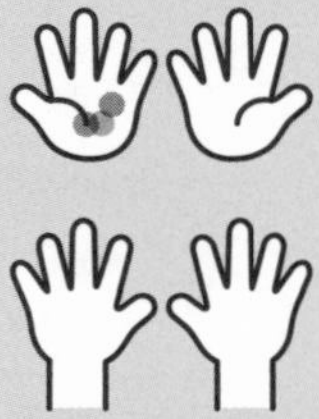

宿

便が気になり、おなかが張りやすい方におすすめの反射区です。S字結腸は便を直腸に送る働きをする器官です。朝、コップ1杯の水を飲んでから押すと効果的。反射区がかたくなっていたら、便がたまっている証拠です。S字結腸の反射区は左手にしかありません。

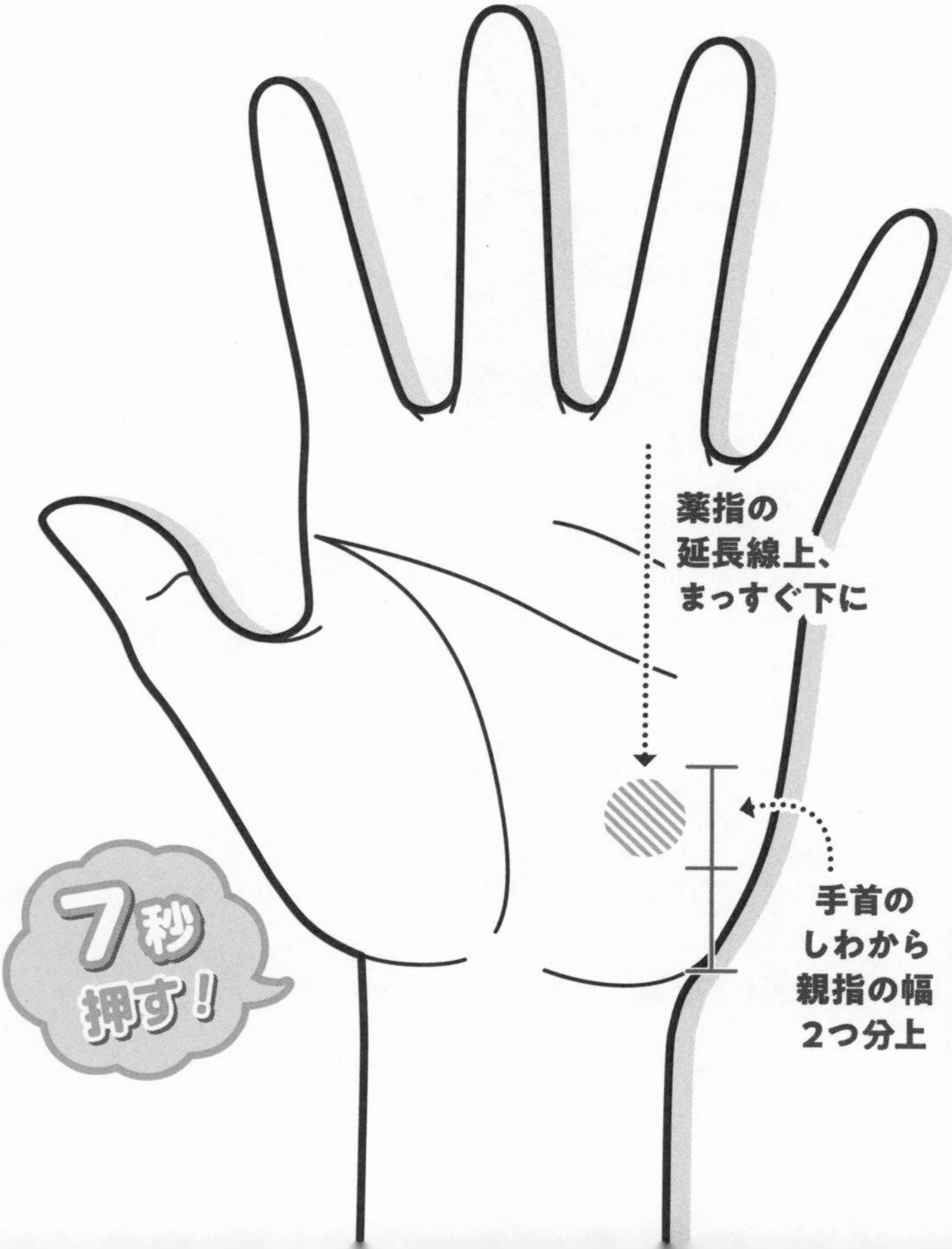
薬指の延長線上、まっすぐ下に
手首のしわから親指の幅2つ分上
7秒押す！

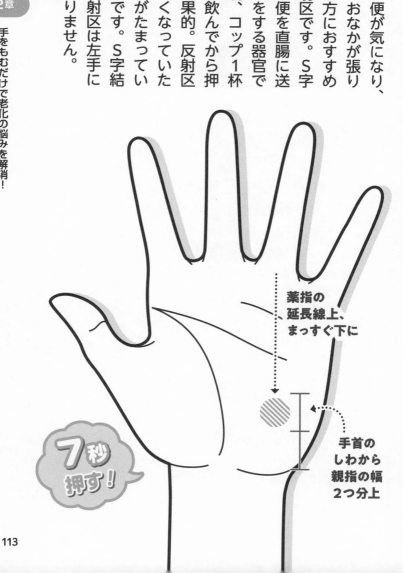

直腸
の反射区（左手）

3

宿便

手もみのやり方

1 親指の角を反射区に当てて垂直に押し、7秒止めます。これを3回くり返します。

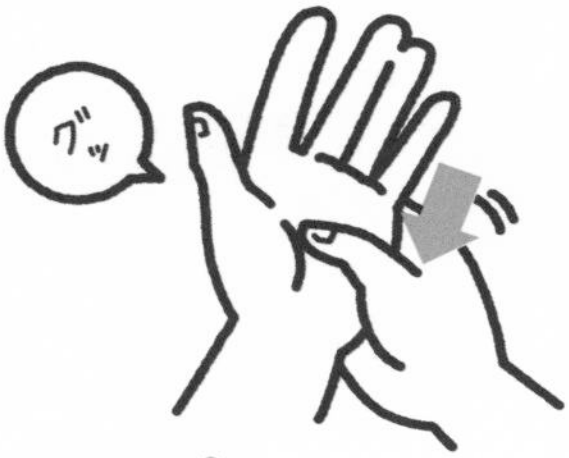

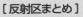

2 反射区がかたくなっている場合、無理に押すと親指を痛めてしまうことがあります。親指に力が入らない方は、つぼ押し棒を使って押しましょう。

［そのほかの効果］

・おなかの張りや痛みの改善　・便秘解消

［反射区まとめ］

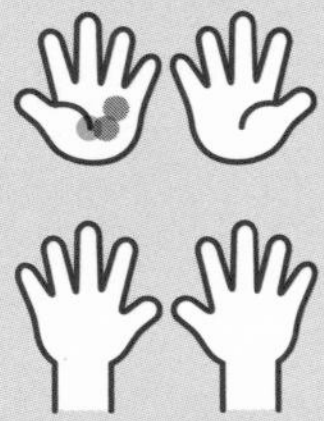

直腸の反射区を押すことで排便の回数が増えます。直腸に便がたまれば便意があるのが自然ですが、自律神経の乱れなどにより便意を感じづらくなることがあります。便の出が悪いと感じたら、トイレのなかで押してみましょう。直腸の反射区は左手のみです。

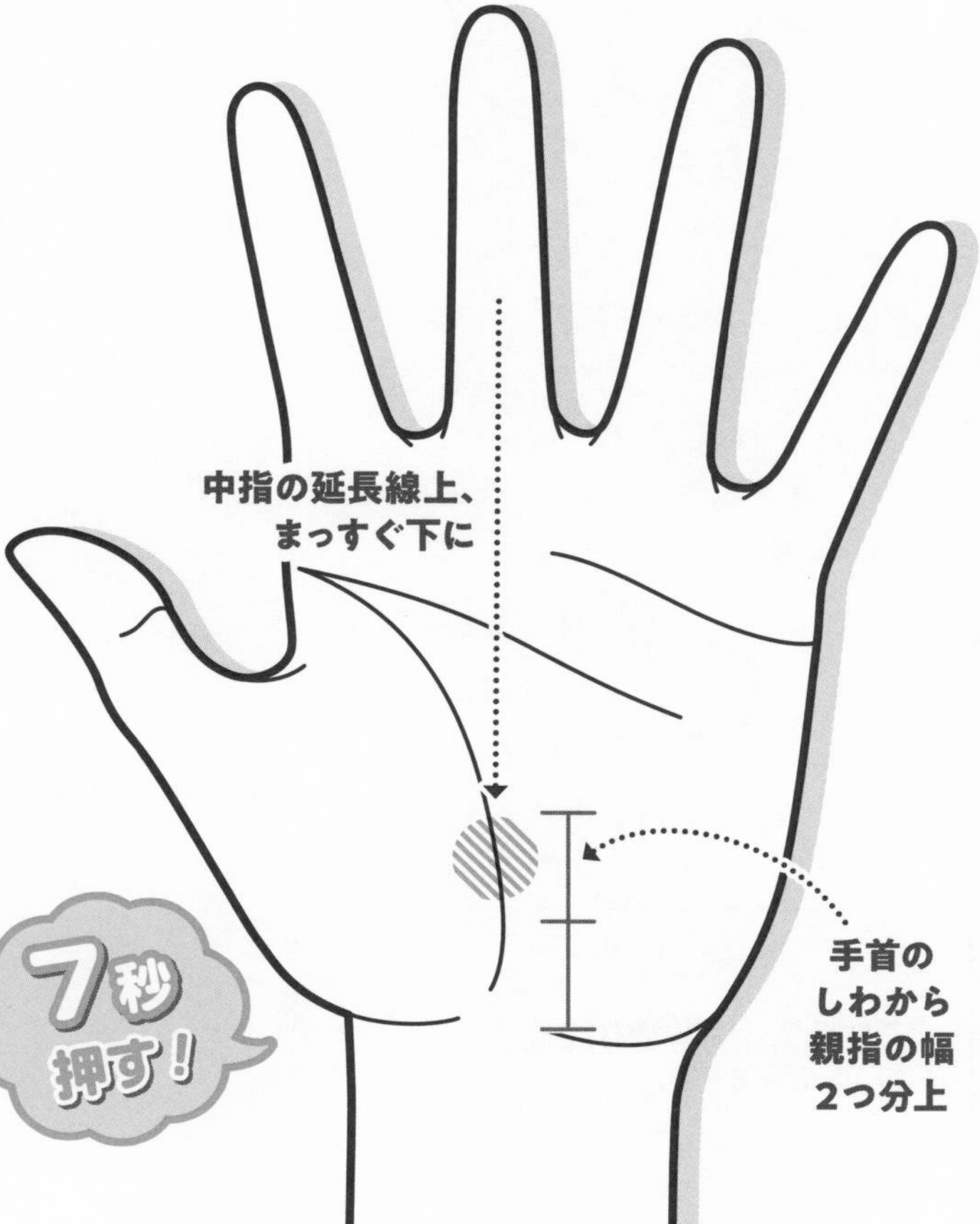
中指の延長線上、
まっすぐ下に
手首の
しわから
親指の幅
2つ分上
7秒
押す！

肝臓
の反射区（右手）

イライラ改善

手もみのやり方

1 左図の骨の下に親指の角を入れるように、少し角度をつけて反射区に置きます。

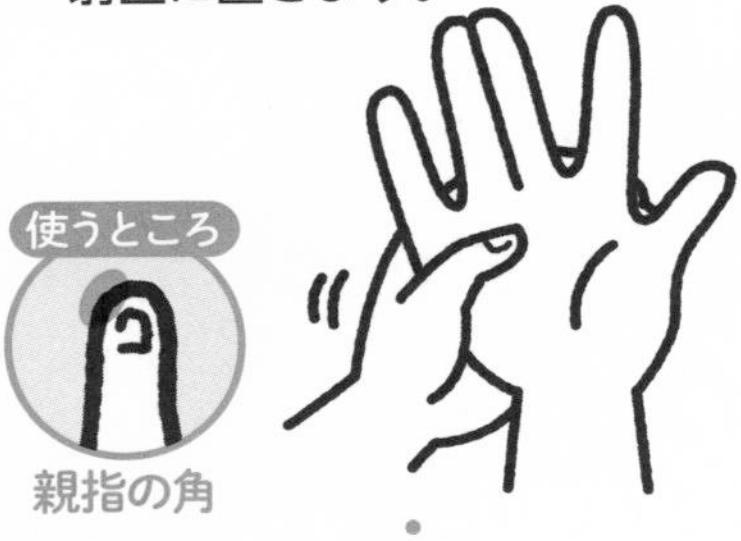

2 右手の手首を起こし、痛いところで７秒止めます。これを３回くり返します。５ミリくらい位置をずらしながら、まんべんなく押すと効果的。

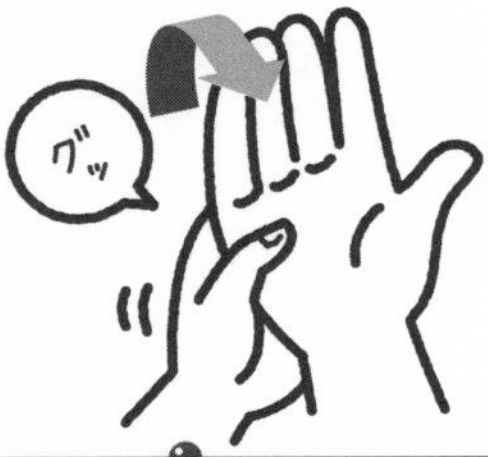

［ そのほかの効果 ］

- 肩こり解消　・目の疲れ軽減
- しみ、そばかす予防

［ 反射区まとめ ］

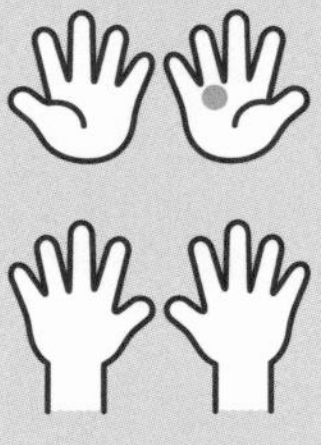

自律神経をコントロールする肝臓はストレスの影響を受けやすい臓器です。理由もないのにイライラしてしまうときや、「最近濃い味つけが好きになった」といった味覚の変化は、肝臓が疲れているサインです。肝臓の反射区を押してリラックスしましょう。

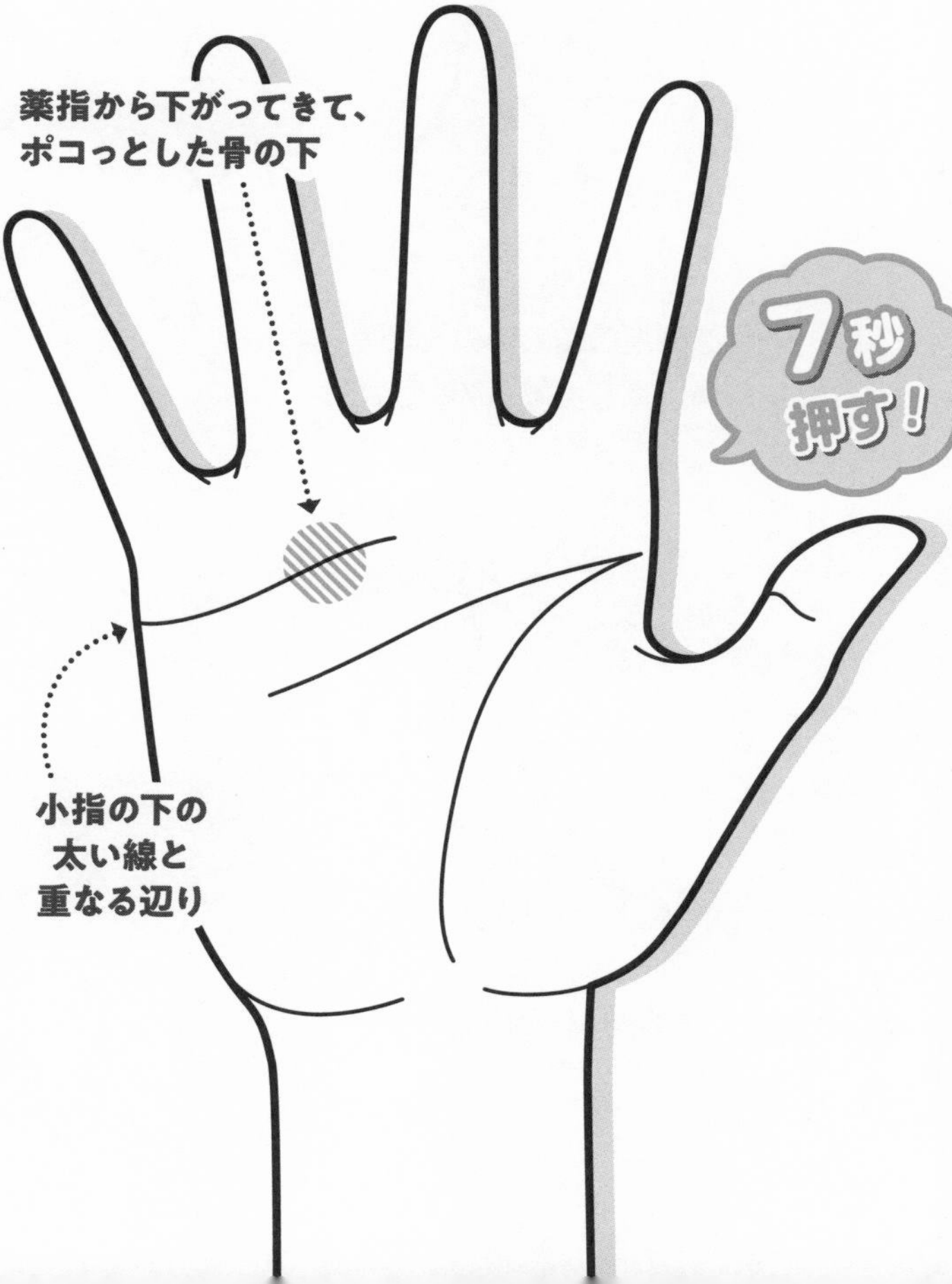
薬指から下がってきて、
ポコっとした骨の下
7秒
押す！
小指の下の
太い線と
重なる辺り

間脳の反射区（両手）

不安改善

手もみのやり方

1 右手の指をしっかり曲げ、拳のような形にします。右手を左の手のひらに置き、左手の親指以外の指で包んで固定します。

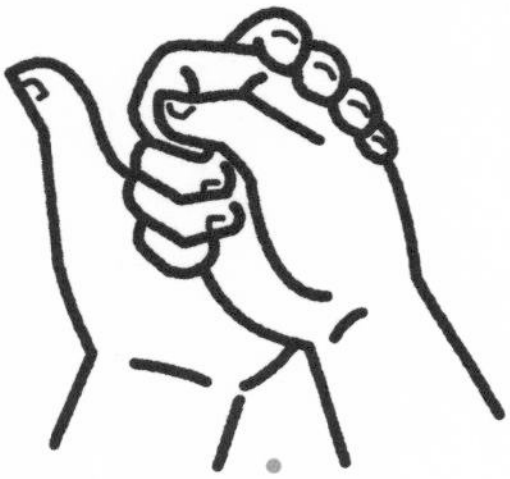

2 左手の親指の腹の中央を人差し指の角に押し当て、7秒止めます。これを3回くり返し、反対の手も同様に押していきます。

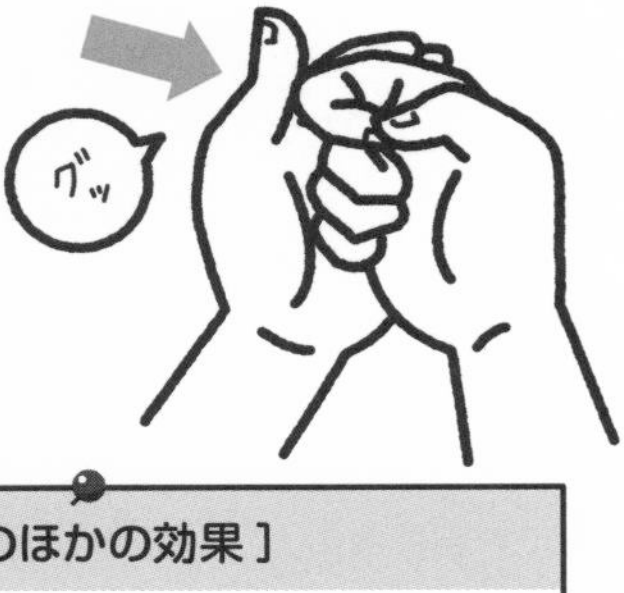

［そのほかの効果］

・緊張の緩和　・自律神経を整える

［反射区まとめ］

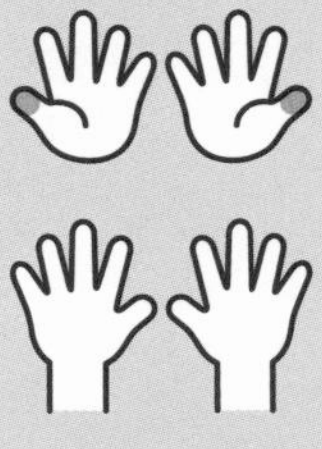

間

脳の反射区は、日頃から不安を感じやすい方や、緊張しやすい方におすすめの反射区です。大きく息を吸って、頭のなかでゆっくり7秒を数えつつ、息を吐きながら反射区を押したり、「大丈夫だよ〜」と自分に声をかけながら行ったりすると、より効果的です。

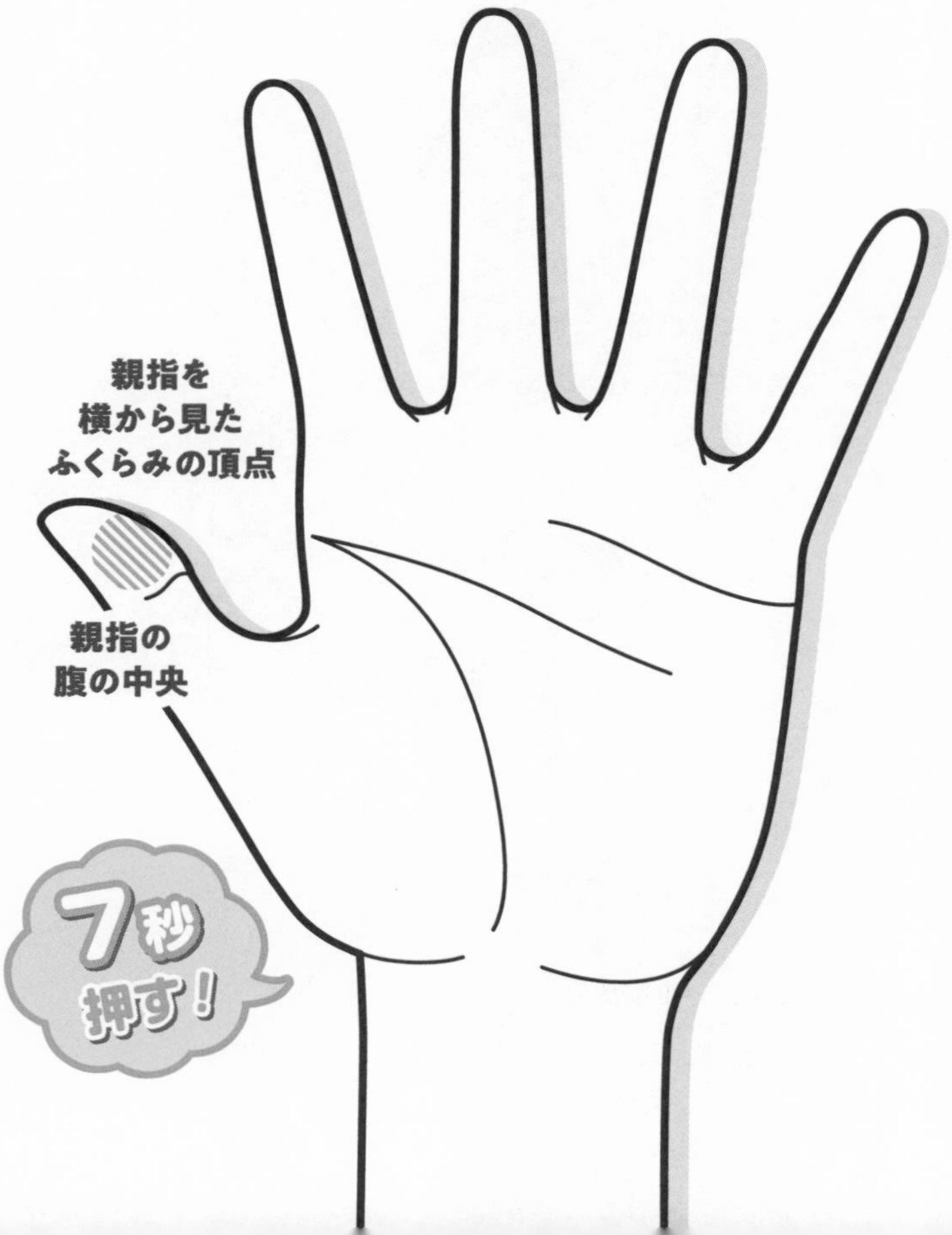

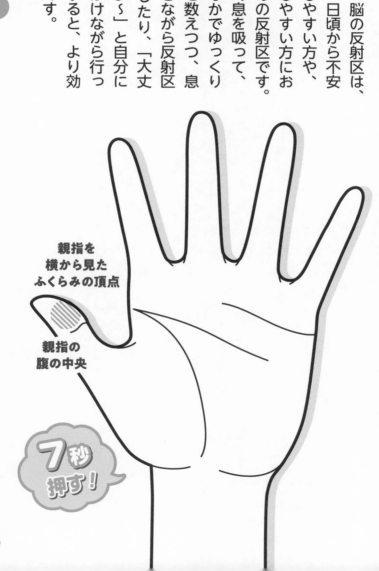

間脳
の反射区（両手）

1

うつ改善

手もみのやり方

1 右手の指をしっかり曲げ、拳のような形にします。右手を左の手のひらに置き、左手の親指以外の指で包んで固定します。

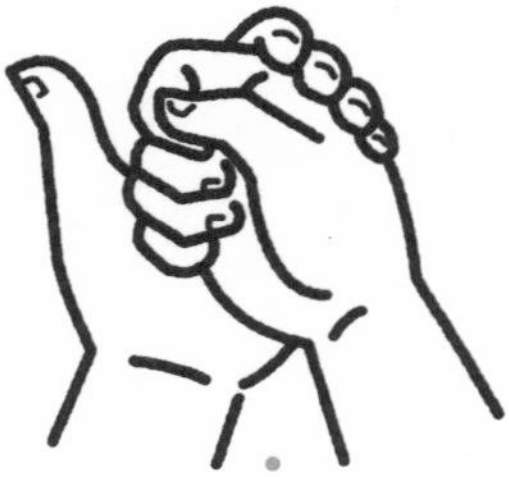

2 左手の親指の腹の中央を人差し指の角に押し当て、7秒止めます。これを3回くり返し、反対の手も同様に押していきます。

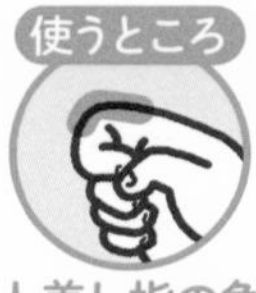

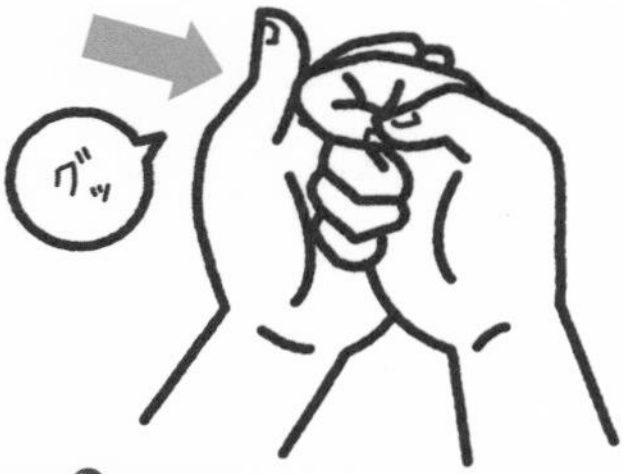

［ そのほかの効果 ］

・ストレス緩和　・不安改善

［ 反射区まとめ ］

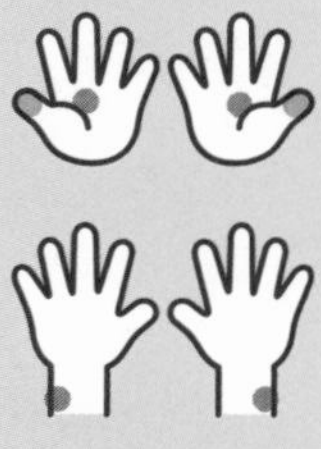

脳の血流をよくしてストレスを緩和する反射区です。間脳の反射区は、副腎の反射区とセットで押すと、ストレス緩和により効果的なので、試してみてください。痛いかもしれませんが、無理のない範囲で、押される側の親指をしっかり押しつけるのがポイントです。

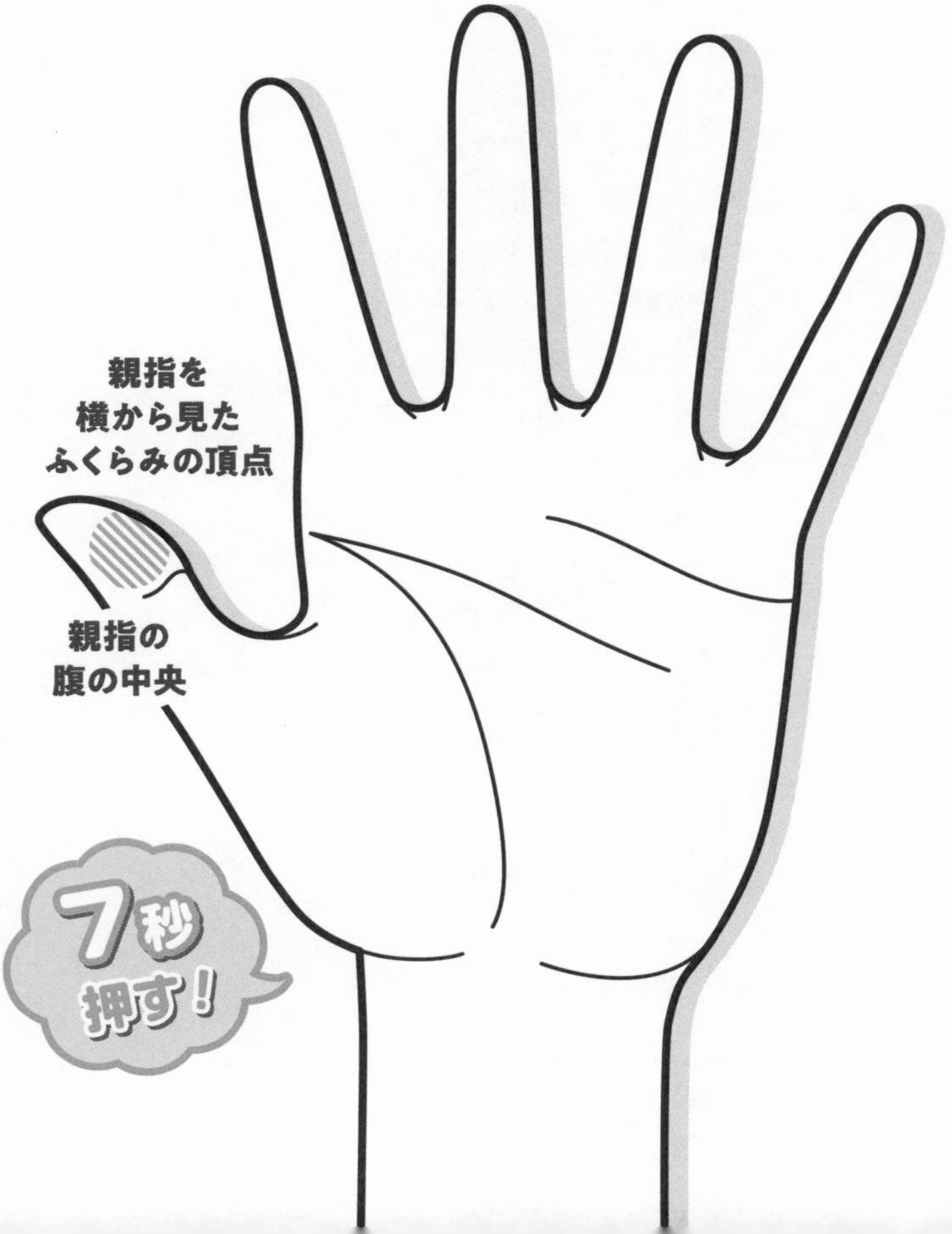

副腎の反射区（両手）

2

うつ改善

手もみのやり方

1 左図の骨の下に親指の角を入れるように、少し角度をつけて反射区に置きます。

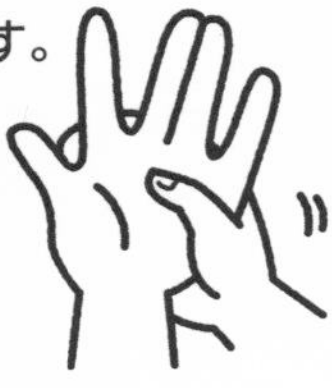

2 押されるほうの手首を起こし、痛いところで７秒止めます。これを３回くり返します。５ミリくらい位置をずらしながら、まんべんなく押すと効果的です。まったく力を入れなくて大丈夫です。反対の手も同様に押していきます。

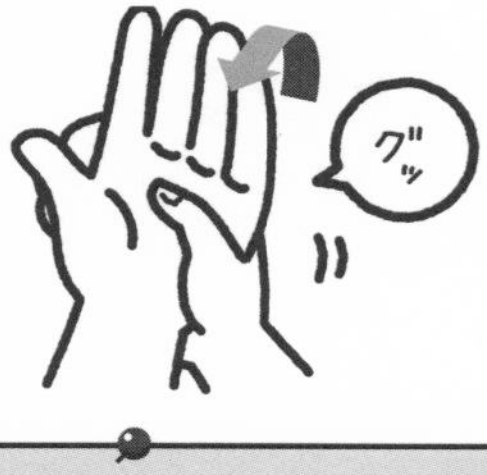

［ そのほかの効果 ］

・ストレス緩和　・不眠解消

［ 反射区まとめ ］

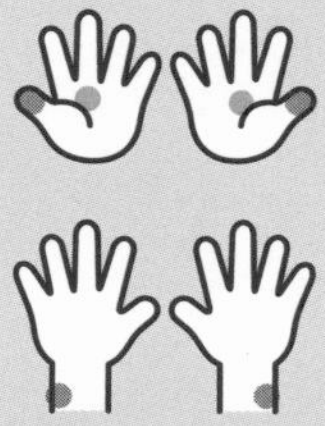

副 腎の反射区と間脳の反射区をセットで押すと、ストレス緩和により効果的です。押してもあまり痛みを感じなかった方は、少しずらして押してみると、激痛ポイントが見つかることもあります。痛いところを探しながら押してみましょう。

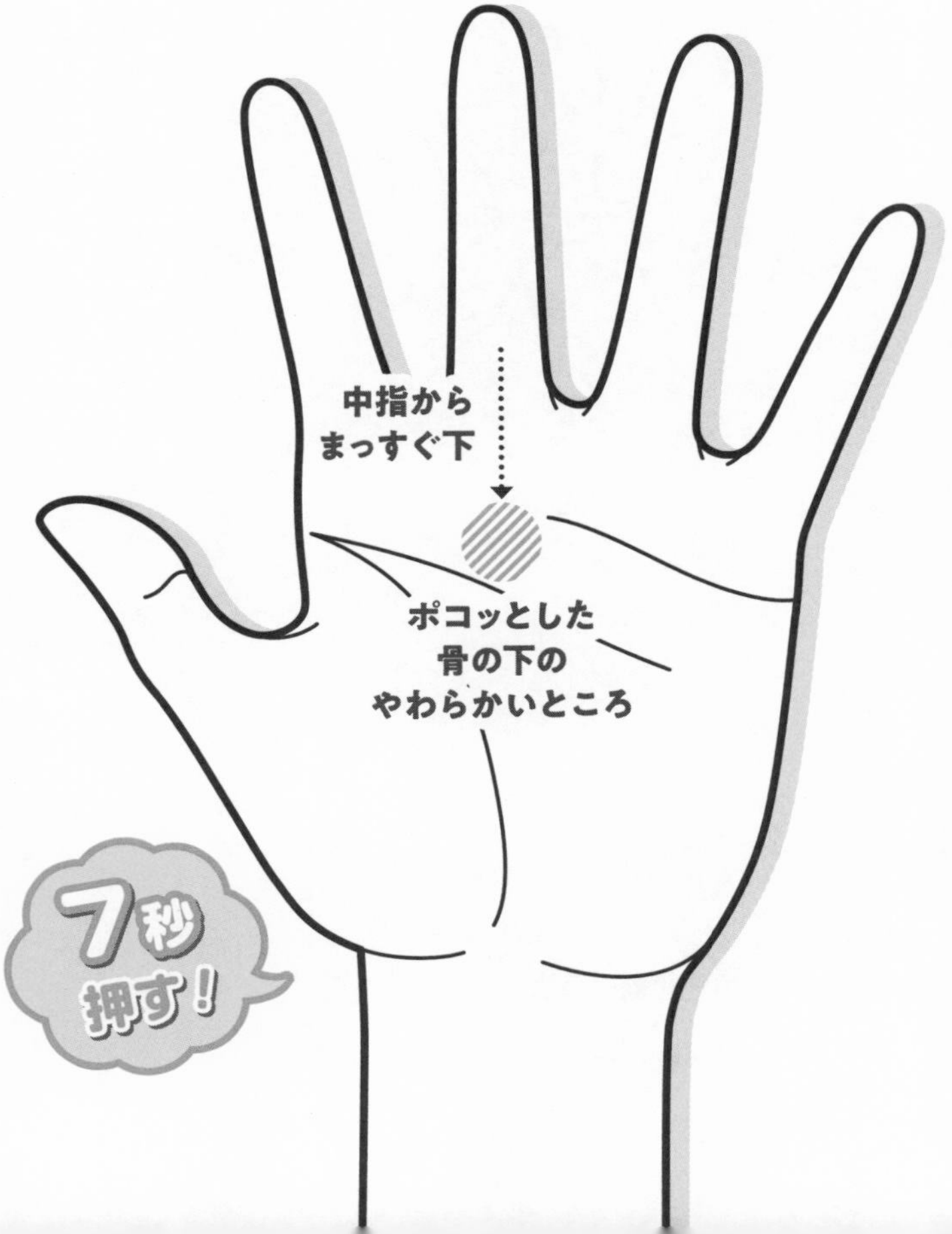
中指から
まっすぐ下
ポコッとした
骨の下の
やわらかいところ
7秒
押す！

卵巣・精巣の反射区（両手）

3

うつ改善

手もみのやり方

1 親指の腹を反射区に当てたら、垂直に押しながら７秒止めます。これを３回くり返します。反射区の位置がわかりづらいときは、親指全体に力を加えるようにすると、外さずに押すことができます。

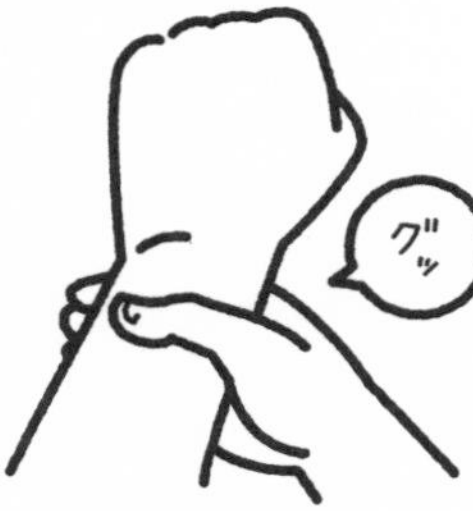

2 反対の手も同様に押していきます。

［ そのほかの効果 ］

・産後のうつ　・更年期のうつ

［ 反射区まとめ ］

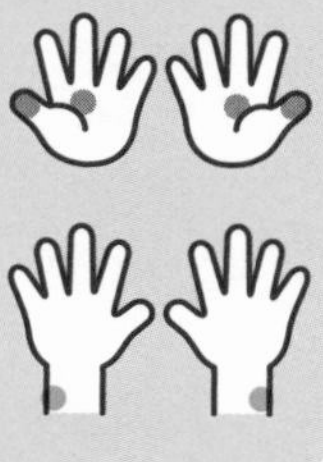

卵巣・精巣の反射区は、産後のうつや更年期のうつ症状がある方におすすめです。掲載しているもみ方で押されている感じがしない場合は、広い範囲で痛いポイントを探しながら押したり、自分なりのもみやすい、力が入りやすい方法で試したりしてみてください。

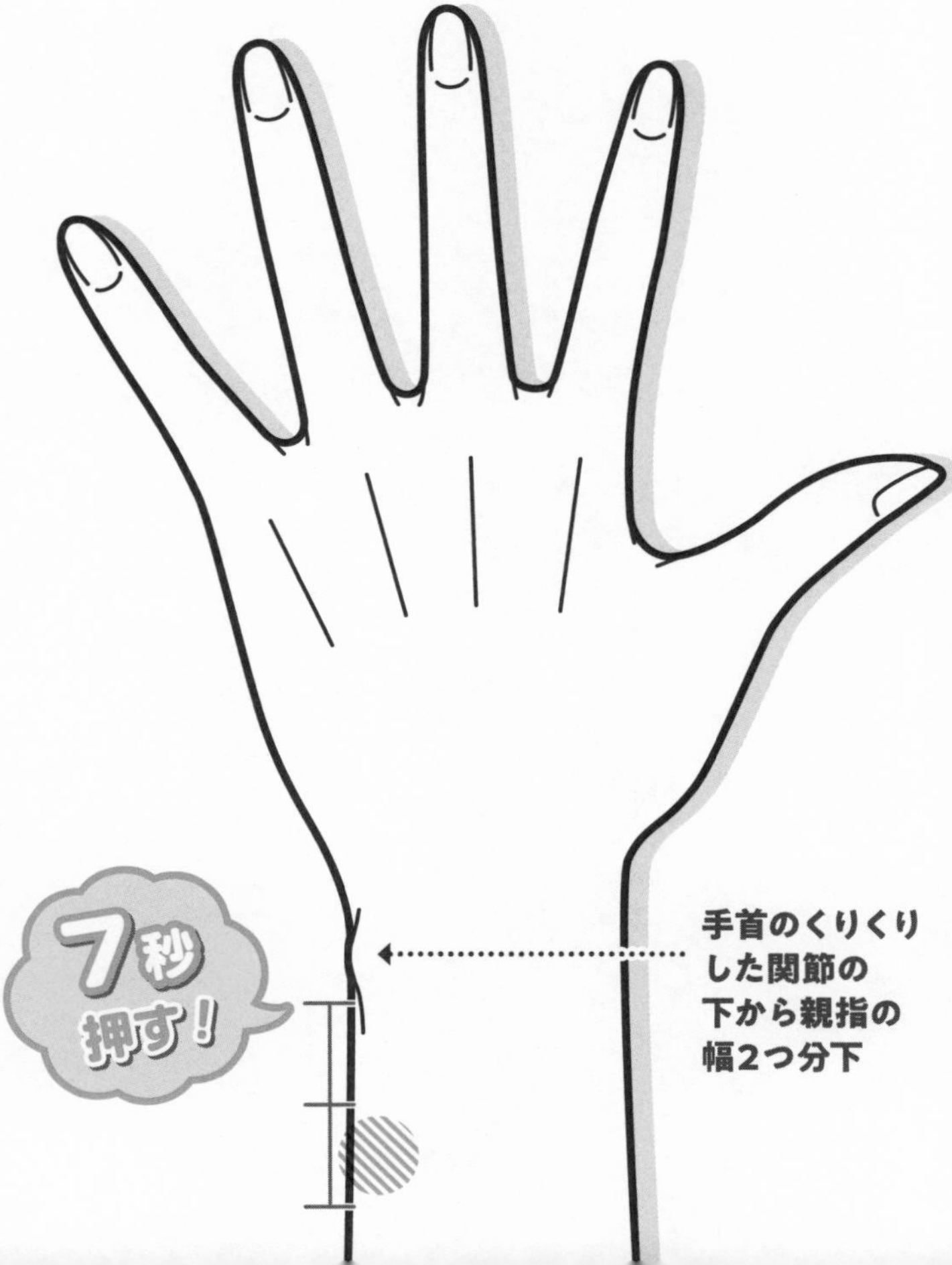
7秒
押す！
手首のくりくりした関節の下から親指の幅2つ分下

肝臓

の反射区（右手）

1

やる気がでない

手もみのやり方

1 左図の骨の下に親指の角を入れるように、少し角度をつけて反射区に置きます。

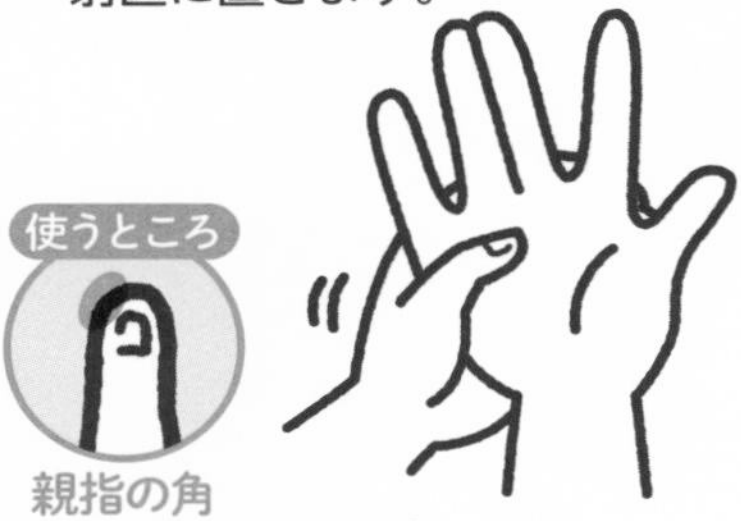

2 右手の手首を起こし、痛いところで７秒止めます。これを３回くり返します。５ミリくらい位置をずらしながら、まんべんなく押すと効果的。

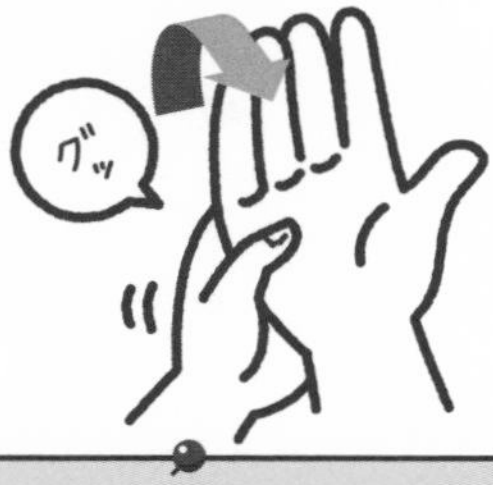

［ そのほかの効果 ］

・貧血の解消

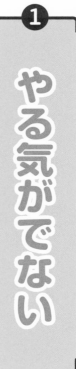

［ 反射区まとめ ］

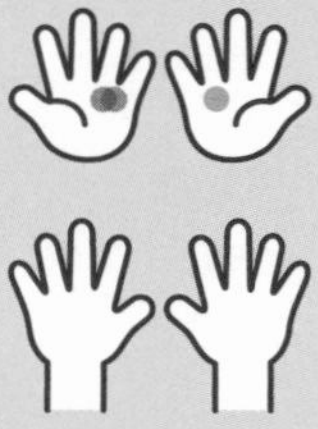

やる気が出ない原因は「隠れ貧血」かもしれません。隠れ貧血とは、鉄分が不足したときに使われる体内の貯蔵鉄が少ない状態を指し、やる気の減衰以外に頭痛や肩こりなどさまざまな不調が現れます。血をつくる肝臓の反射区を押して改善を目指しましょう。

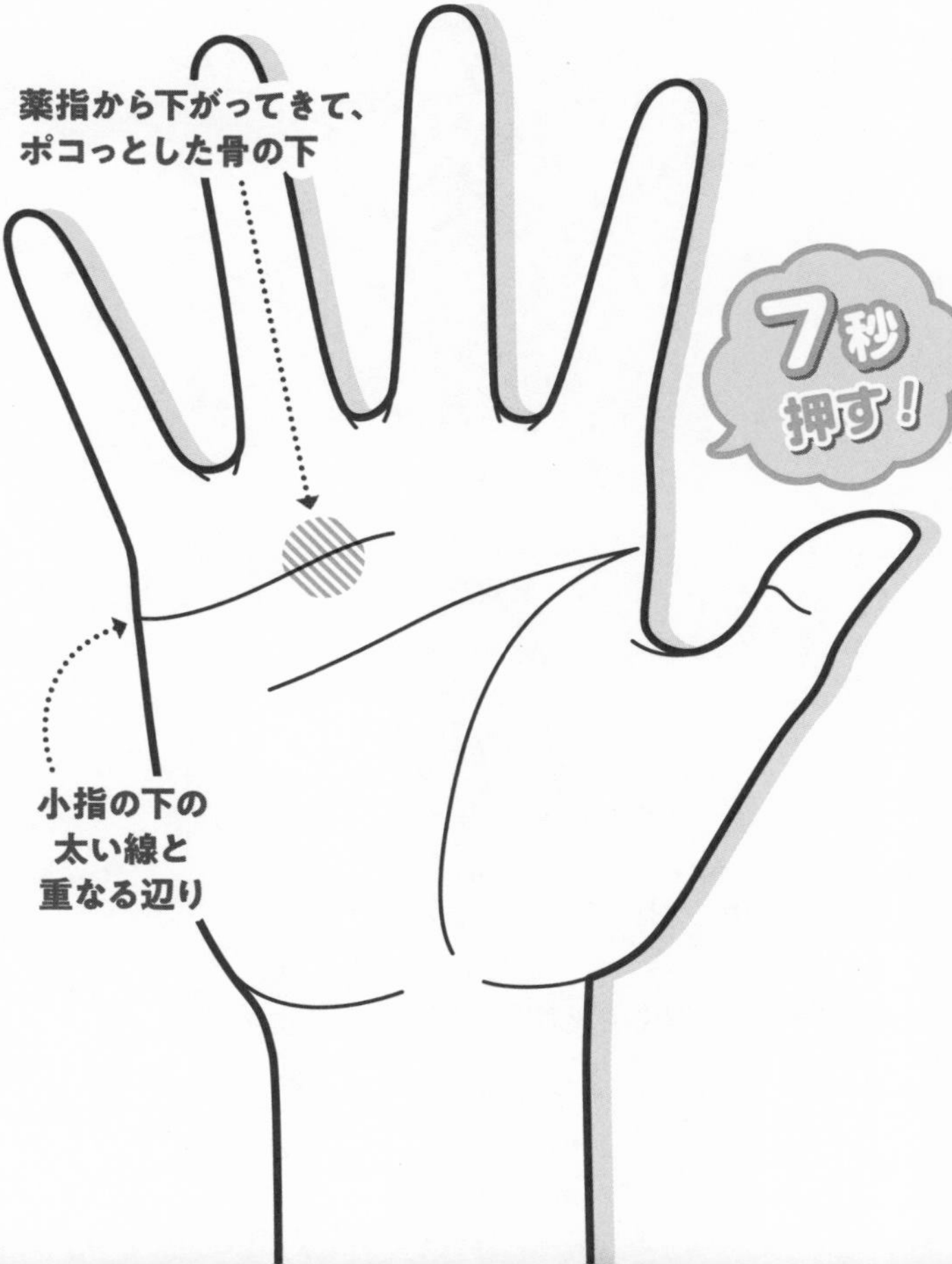
薬指から下がってきて、
ポコっとした骨の下
7秒
押す！
小指の下の
太い線と
重なる辺り

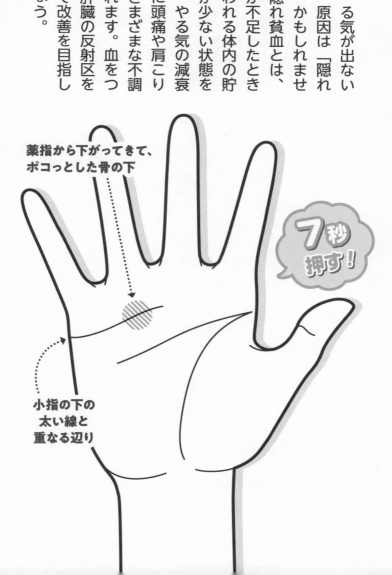

脾臓《ひぞう》の反射区（左手）

2 やる気がでない

手もみのやり方

1 曲げた人差し指の角を使って押していきます。人差し指の角（押すほうの手）を押しつけると力が逃げてしまうので、押されるほうの手を押しつけるのがポイントです。

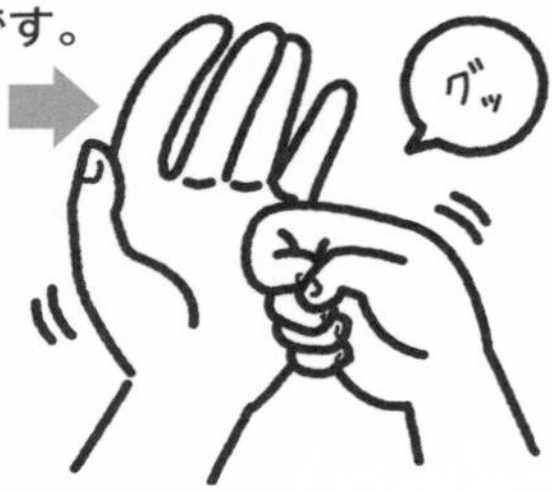

2 痛いと思うところで７秒止めます。これを3回くり返します。

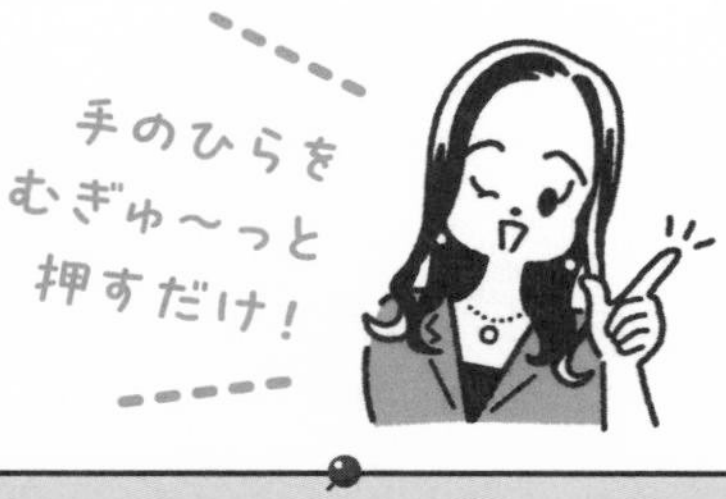

［そのほかの効果］

・貧血の解消　・消化吸収力アップ

［反射区まとめ］

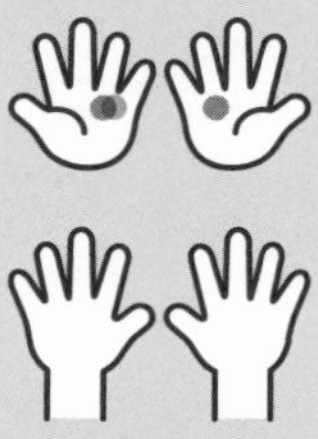

脾臓は血液を新しくつくったり、古くなった赤血球や血小板をこわしたりする「鉄分の貯蔵庫」と呼ばれる臓器です。この反射区を押して脾臓を活性化させることで、隠れ貧血の解消につながります。また、食べものの消化や吸収を助ける働きもあります。

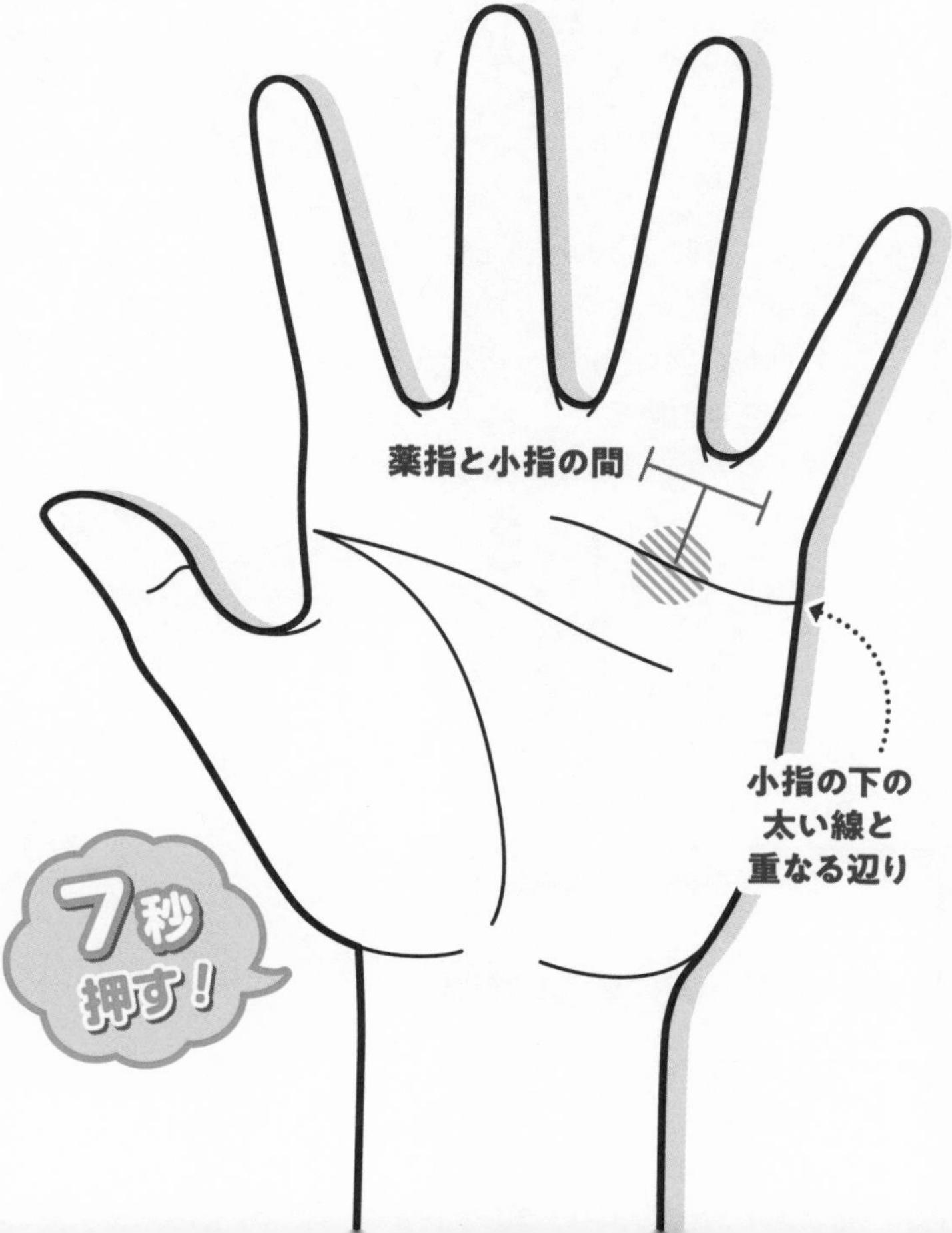
薬指と小指の間
小指の下の太い線と重なる辺り
7秒押す！

心臓の反射区（左手）

3

やる気がでない

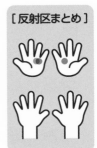

[反射区まとめ]

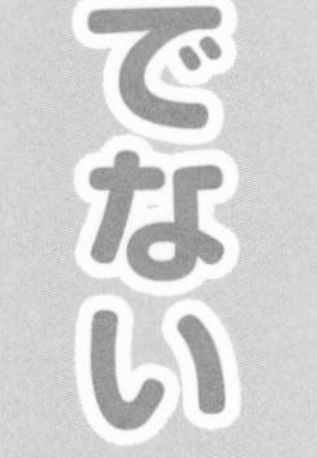

手もみのやり方

1 左図の骨の下に親指の角を入れるように、少し角度をつけて反射区に置きます。

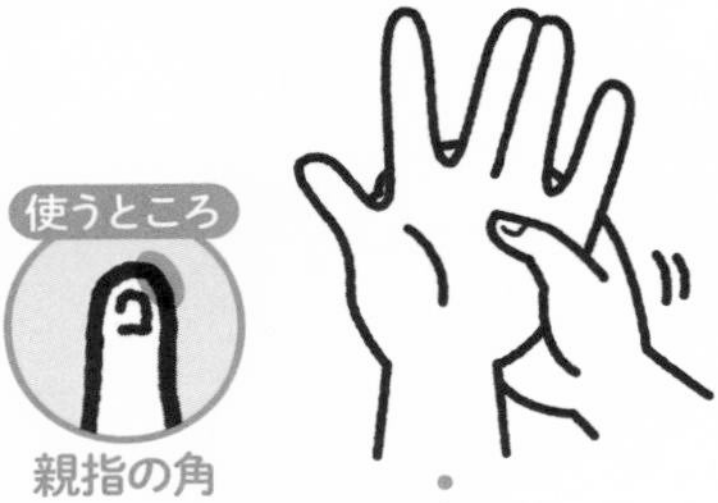

2 押されるほうの手首を起こし、痛いところで７秒止めます。これを３回くり返します。５ミリくらい位置をずらしながら、まんべんなく押すと効果的です。

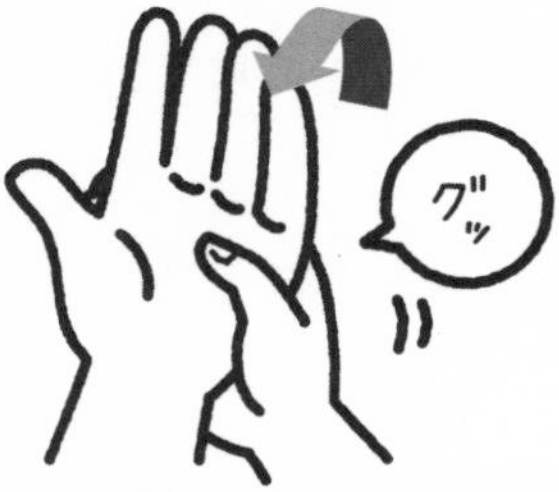

[そのほかの効果]

- 貧血の解消
- 動悸、息切れの解消

心臓の反射区は左手にしかありません。全身に血を送るポンプの役割をになっている心臓の反射区を押して、血行を促進し、隠れ貧血を解消していきましょう。そのほか、動悸や息切れ、不整脈の解消、ストレスの緩和などにも効果が期待できる反射区です。

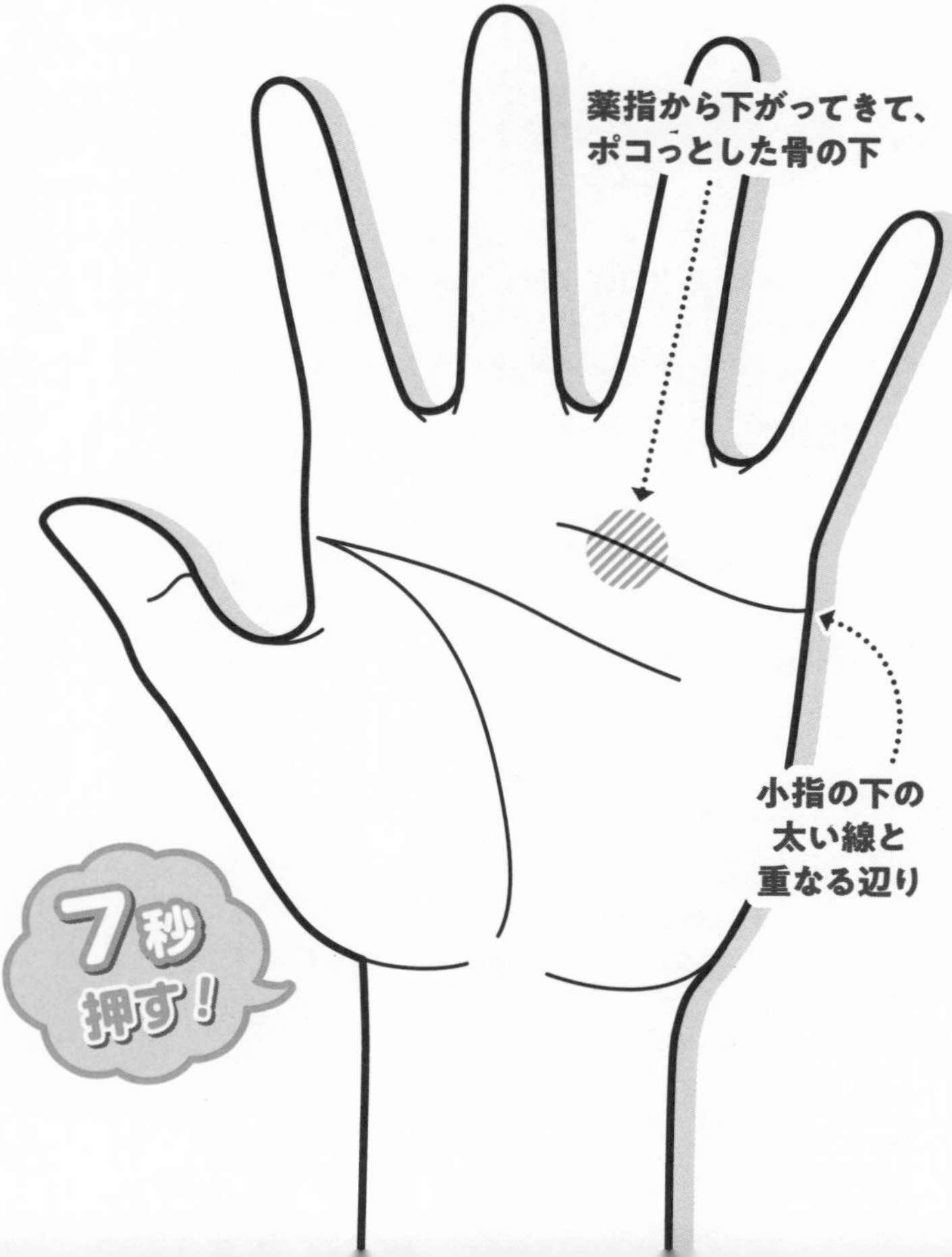
薬指から下がってきて、
ポコっとした骨の下
小指の下の
太い線と
重なる辺り
7秒
押す！

爪の状態で体の不調がわかる！

爪診断

体調不良や栄養不足になると、お肌が荒れるのと同じように、爪の状態も変化します。自分の爪をチェックしてみましょう。

爪の色

・白色っぽい
貧血気味です。**小腸の反射区**を押して改善していきましょう。

・赤色っぽい
血行が悪くなっています。心筋梗塞や糖尿病、脳血栓、多血症などの可能性も。**肝臓の反射区**を押して改善していきましょう。

・黒紫っぽい
血液中の酸素が不足しています。悪性貧血や腎臓病、肝臓病、肺疾患などの可能性も。**心臓の反射区**を押して改善していきましょう。

爪の形

・スプーン爪

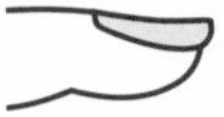

中央部分が凹んだスプーン爪の方は、鉄欠乏性貧血、甲状腺の病気である可能性があります。**脾臓の反射区**を押して改善していきましょう。

・ばち状爪

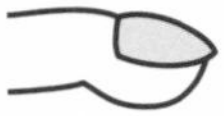

太鼓のばちのように先がぷくっと膨らんだような爪の方は、呼吸疾患、肺疾患、心臓病の疑いがあります。**肺の反射区**を押して改善していきましょう。

爪の線

・横線

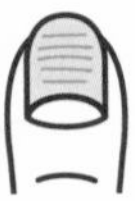

爪の横線は、栄養障害やストレス、不規則な生活習慣が原因です。糖尿病などの慢性疾患があったりすると横線が入ります。血流が悪くなって一時的に爪の発育が止まっている状態で、体が疲れているサイン。**間脳の反射区**を押して改善していきましょう。

・縦線

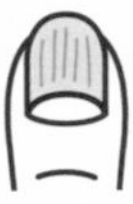

白っぽい縦の線が入っている方は、栄養不足や乾燥、加齢などの理由で血行が悪くなっています。**小腸の反射区**を押して改善していきましょう。黒っぽい線が入っている方は、皮膚がんなどの病気の可能性が。一度病院を受診することをおすすめします。

3章

手をもむだけで スッキリ脂肪を 落とす！

膵臓《すいぞう》の反射区（両手）

1

内臓脂肪（おなかやせ）

手もみのやり方

1 人差し指の角（押すほうの手）を押しつけると力が逃げてしまうので、押されるほうの手を押しつけるのがポイントです。痛いと思うところで７秒止めます。これを３回くり返し、反対の手も同様に押していきます。

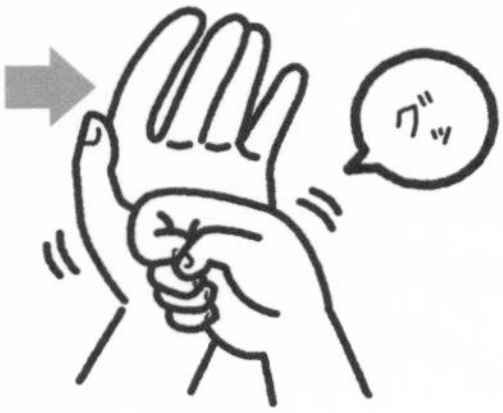

2 深く指を入れたい場合は、親指の角を使って、反射区を挟むような形で押してもよいでしょう。

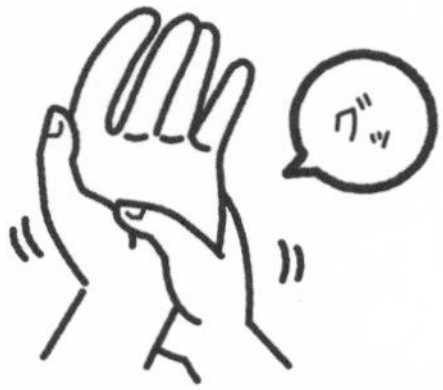

［ そのほかの効果 ］

- 生活習慣病のリスク低減
- 皮下脂肪の減少

［反射区まとめ］

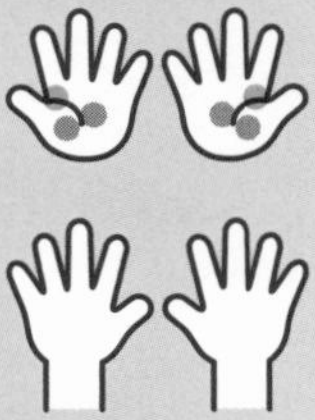

内臓脂肪が気になる方や、お腹まわりのお肉が気になる方は、糖質の代謝を促進する膵臓の反射区を押してみましょう。食後に押すことを習慣化するのがおすすめです。そのほか、皮下脂肪の減少や生活習慣病のリスク低減などの効果も期待できます。

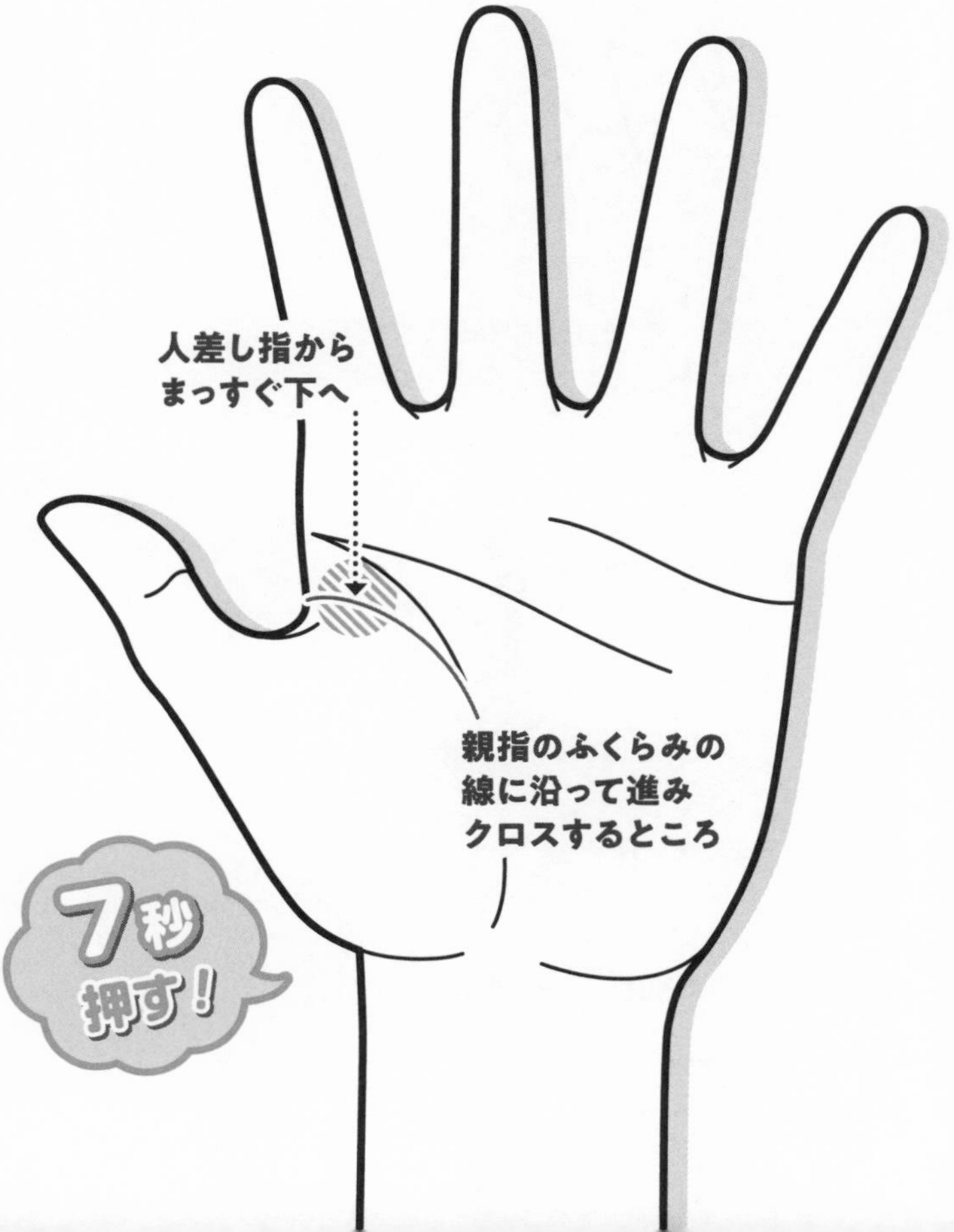
人差し指から
まっすぐ下へ
親指のふくらみの
線に沿って進み
クロスするところ
7秒
押す!

十二指腸
の反射区（両手）

2

内臓脂肪（おなかやせ）

［反射区まとめ］

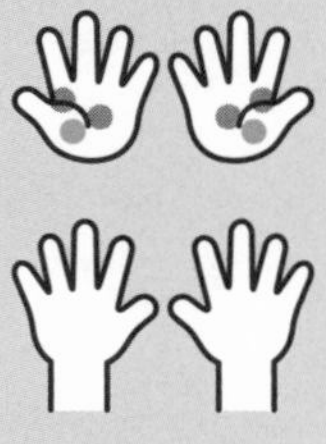

手もみのやり方

1 反射区に親指の腹を置いたら、垂直に押しながら７秒止めます。これを３回くり返します。

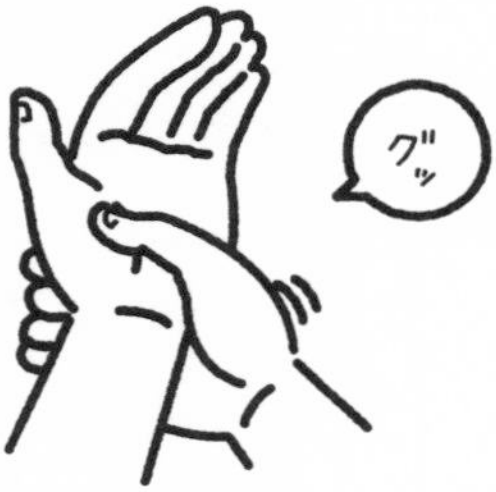

2 反対の手も同様に押していきます。

息を止めずに
深呼吸をしながら
押しましょう！

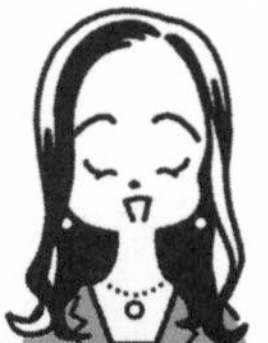

［そのほかの効果］

・胃痛、むかつきの改善　・消化促進

内臓まわりに脂肪がついてしまう「リンゴ体型」の方は、糖質の代謝が苦手です。ふだんの食事から、なるべく炭水化物を控えましょう。あわせて十二指腸の反射区を押すと、糖質の代謝を促進することができます。そのほか、胃の痛みやむかつきの改善も期待できます。

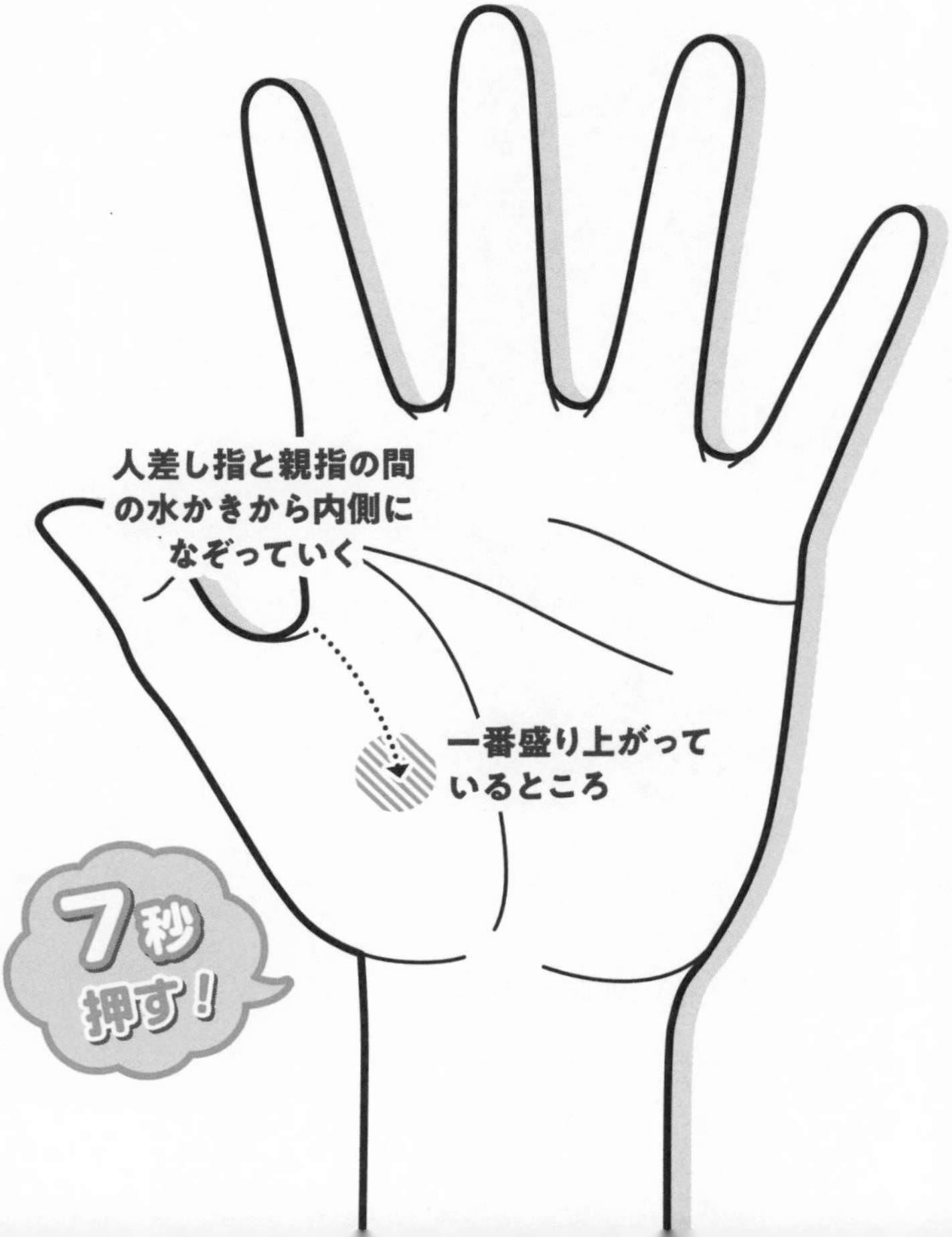
人差し指と親指の間の水かきから内側になぞっていく
一番盛り上がっているところ
7秒押す！

小腸
の反射区（両手）

❸

内臓脂肪（おなかやせ）

手もみのやり方

1 親指の腹を反射区に置いたら、垂直方向に７秒押していきます。押されるほうの手からむかえにいくようにすると押しやすいです。

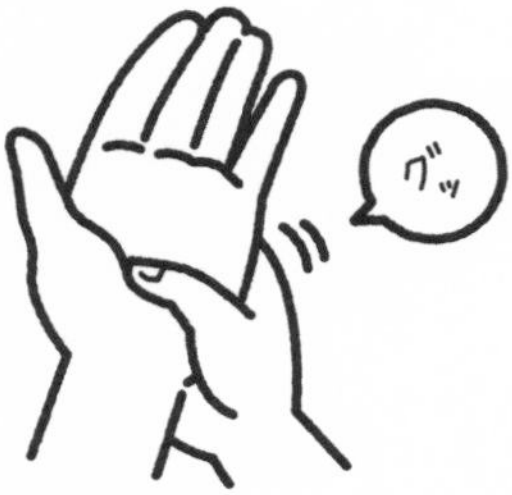

2 反対の手も同様に押していきましょう。

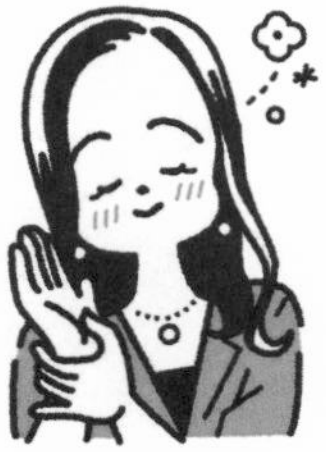

［ そのほかの効果 ］

・免疫力アップ　・消化吸収力アップ

［ 反射区まとめ ］

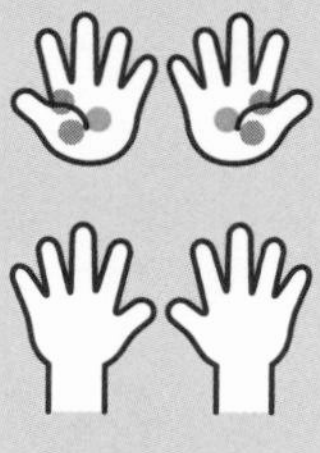

糖質の消化はおもに小腸で行われます。小腸の反射区をしっかりと押すことで小腸の働きが正常化し、糖質の消化が促進され、自然と体重が減っていきます。また、自己免疫力を高める効果もあるため、やせながら強い体をつくれる一石二鳥な反射区です。

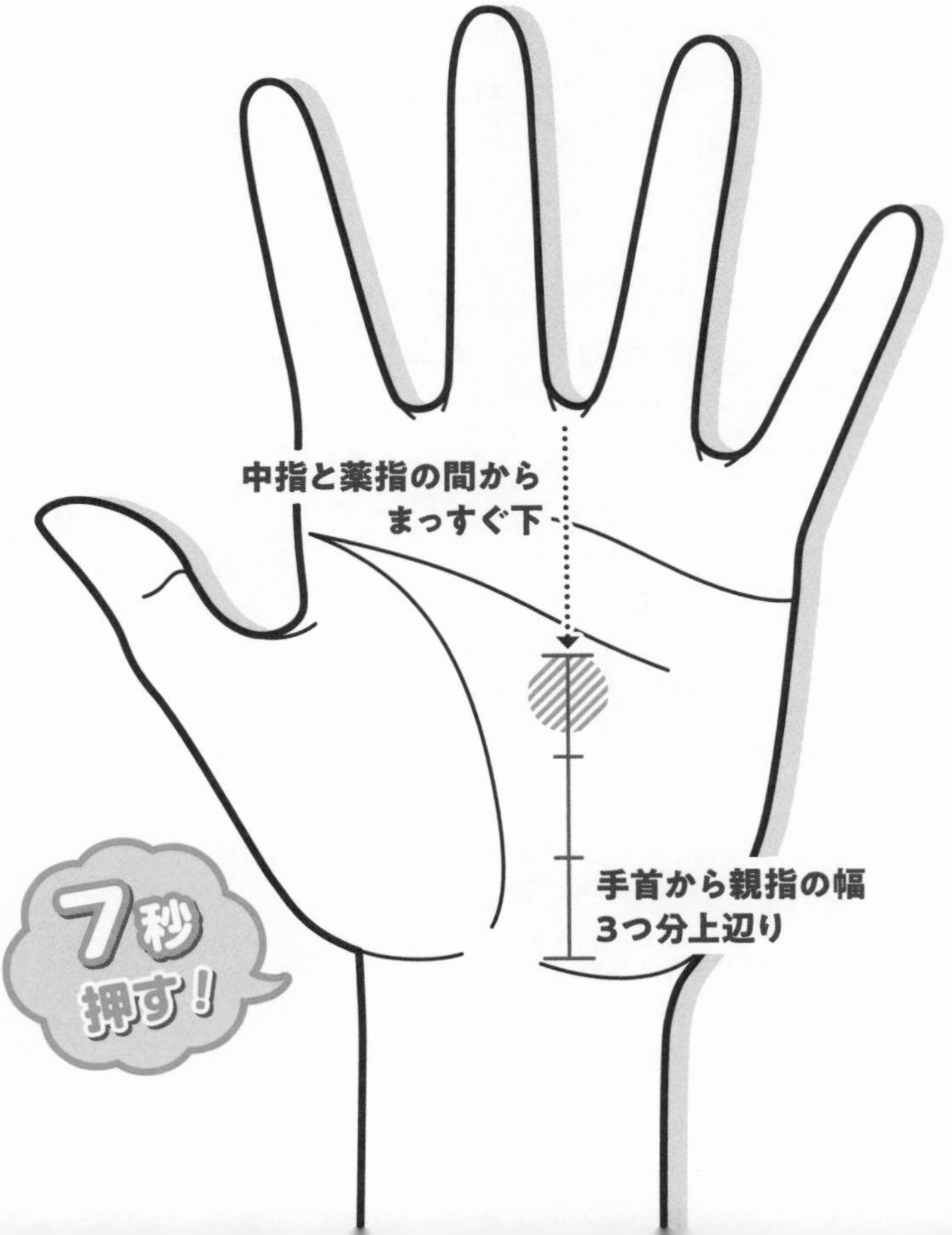
中指と薬指の間から
まっすぐ下
手首から親指の幅
3つ分上辺り
7秒
押す！

肝臓
の反射区（右手）

1

皮下脂肪（下半身やせ）

手もみのやり方

1 左図の骨の下に親指の角を入れるように、少し角度をつけて反射区に置きます。

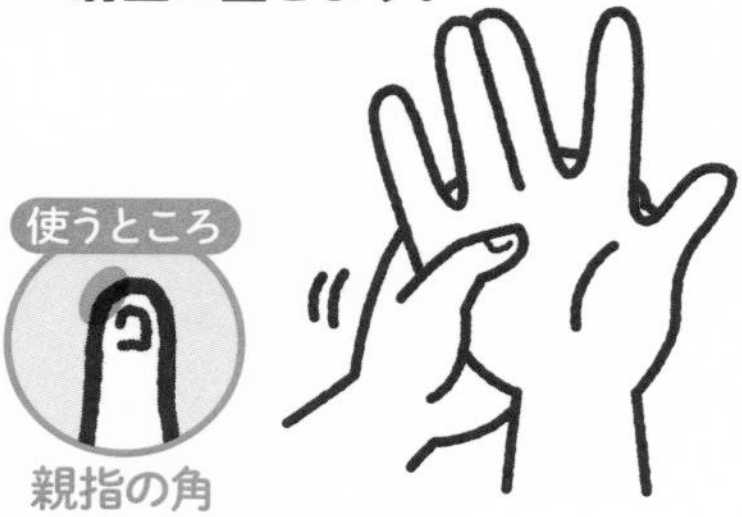

2 右手の手首を起こし、痛いところで７秒止めます。これを３回くり返します。５ミリくらい位置をずらしながら、まんべんなく押すと効果的。

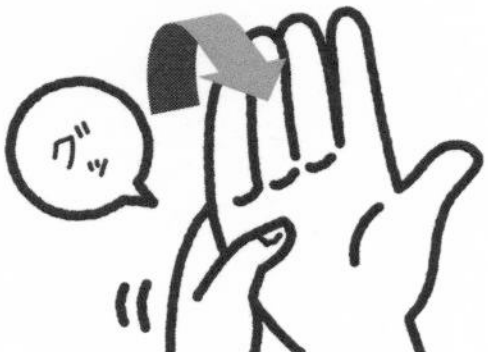

［ そのほかの効果 ］

- **生活習慣病のリスク低減**
- **脂肪の代謝アップ**

［ 反射区まとめ ］

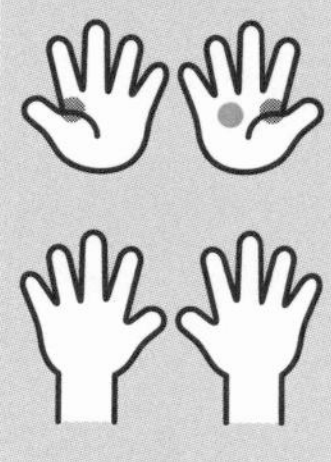

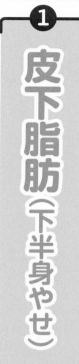

下半身が太る「洋ナシ体型」の方は皮下脂肪がつきやすい傾向があります。毒素を排出しないまま基礎代謝を上げても、たまった毒素のせいでやせにくい体質になってしまいます。毒素の排出効率を上げるために、肝臓の反射区をこまめに押しましょう。

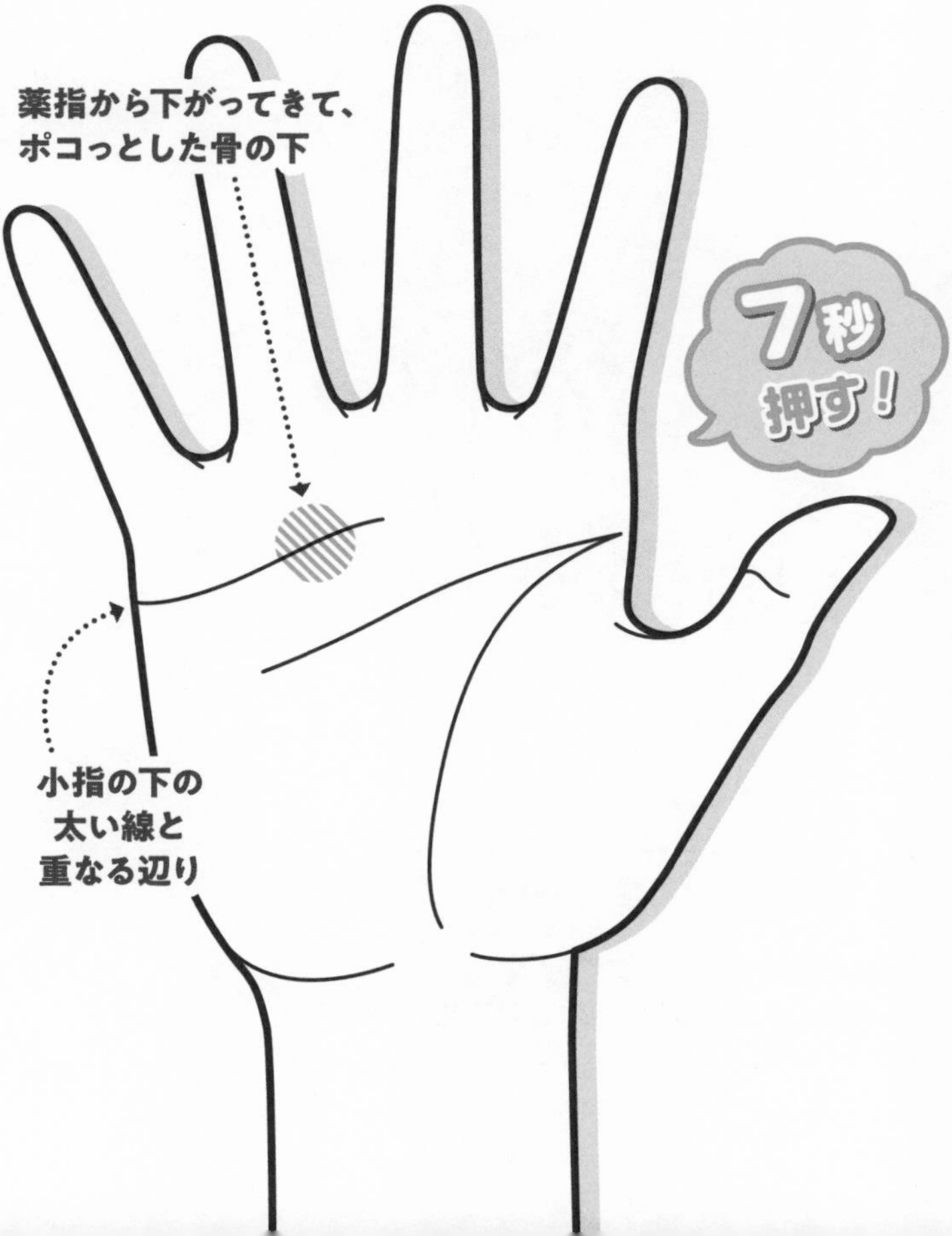
薬指から下がってきて、
ポコっとした骨の下
7秒
押す！
小指の下の
太い線と
重なる辺り

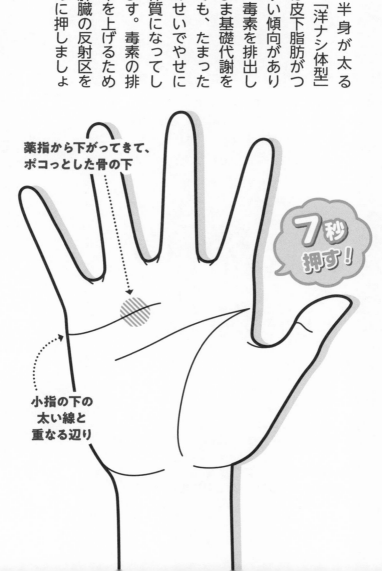

胆のう の反射区（右手）

2 皮下脂肪（下半身やせ）

手もみのやり方

1 左図の骨の下に親指の角を入れるように、少し角度をつけて反射区に置きます。

2 左手で押さえながら右手を反らしたときに、痛いところで７秒止めます。これを３回くり返します。５ミリくらい位置をずらしながら、まんべんなく押すと効果的です。

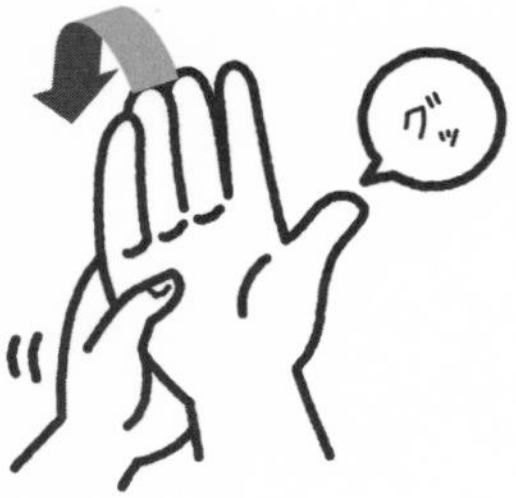

［そのほかの効果］

- 生活習慣病のリスク低減
- 脂肪の代謝アップ
- 胆石の予防

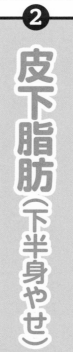

［反射区まとめ］

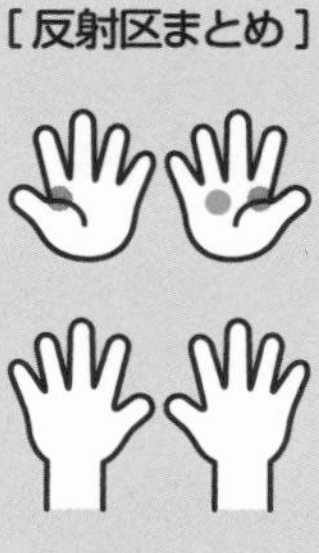

皮下脂肪がつきやすい洋ナシ体型の方は脂肪の代謝が苦手です。そのため、50歳以上で皮下脂肪が多い方は、胆石が発生しやすくなります。「唐揚げが食べたい！」と思っても、おにぎりを選択するなど、脂肪分の摂取を減らしたほうがダイエットには効果的です。

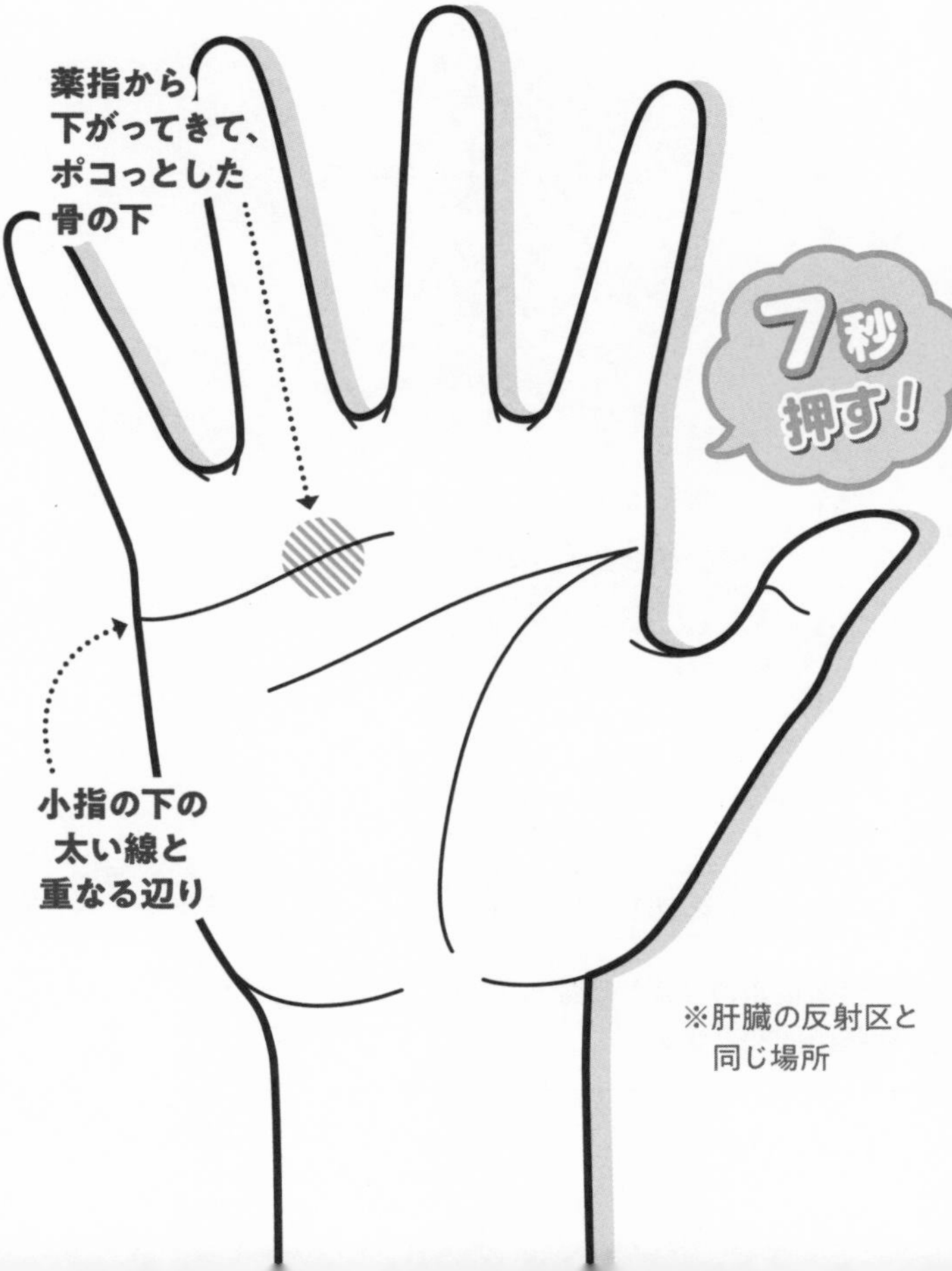
薬指から下がってきて、ポコっとした骨の下
7秒押す！
小指の下の太い線と重なる辺り
※肝臓の反射区と同じ場所

膵臓《すいぞう》の反射区（両手）

3 皮下脂肪（下半身やせ）

手もみのやり方

1 人差し指の角（押すほうの手）を押しつけると力が逃げてしまうので、押されるほうの手を押しつけるのがポイントです。痛いと思うところで７秒止めます。これを３回くり返し、反対の手も同様に押していきます。

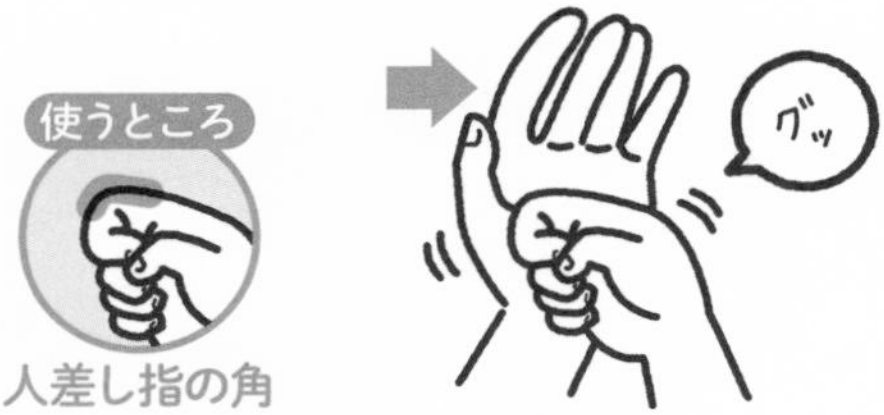
使うところ
人差し指の角
グッ

2 深く指を入れたい場合は、親指の角を使って、反射区を挟むような形で押してもよいでしょう。

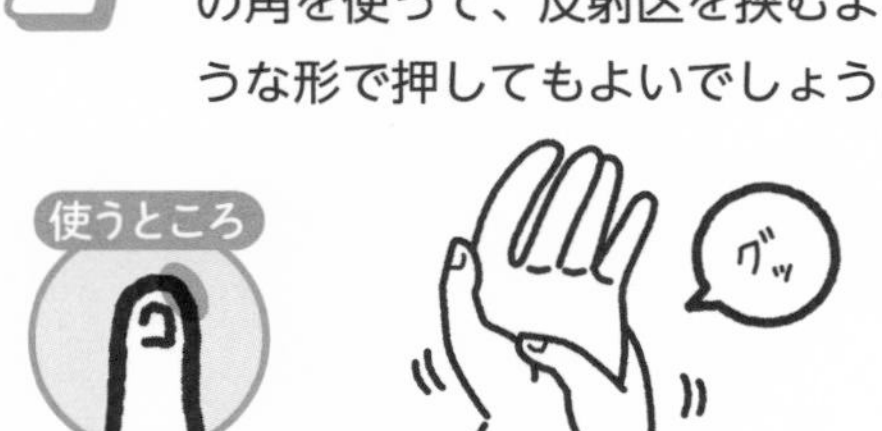
使うところ
親指の角
グッ

［そのほかの効果］

- 生活習慣病のリスク低減
- 脂肪の代謝アップ

［反射区まとめ］

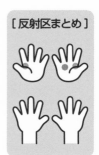

膵臓には、消化液を分泌する外分泌機能と、ホルモンを分泌する内分泌機能があります。食べものの消化や脂肪の分解に重要な働きをしているので、膵臓を活性化させることで効率的なダイエットができます。膵臓の反射区は両手にあります。

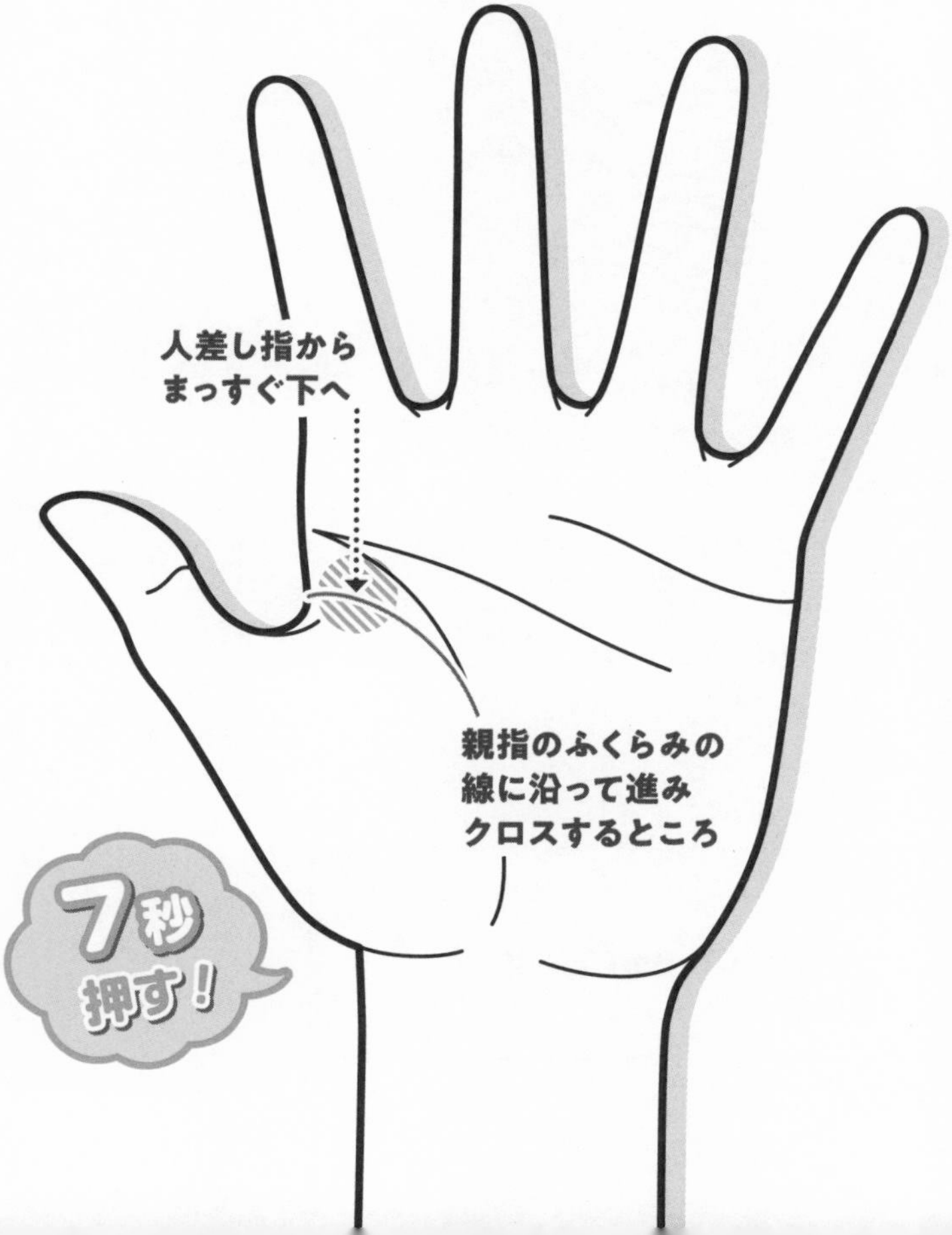
人差し指から
まっすぐ下へ
親指のふくらみの
線に沿って進み
クロスするところ
7秒
押す！

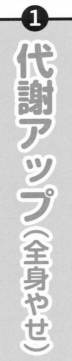

リンパ節・首 の反射区（両手）

1

代謝アップ（全身やせ）

［反射区まとめ］

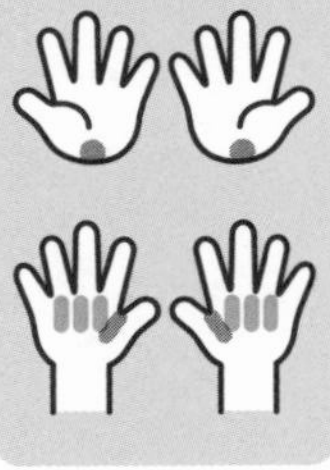

手もみのやり方

1 軽く指を開いた状態で机に左手を置き、右手の人差し指、中指、薬指を反射区に置きます。すべらないよう指を少し立て、グッと力を入れながら前後に押します。

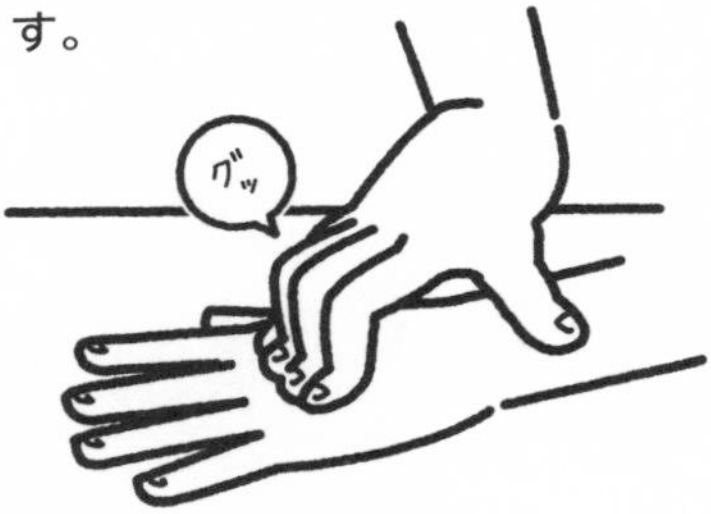

2 押している指を往復させながら、少しずつ下にずらし、手の甲の中央まで同じことをくり返します。1秒で1往復、30回を目安に行いましょう。反対の手も同様に押していきます。

［そのほかの効果］

- **肩こりの緩和**
- **首のしわ改善**
- **小顔効果**

リンパ節・首の反射区を3カ月間押したら、体重が15キロ減ったという方もいるほど、ダイエットに効果的な反射区の1つです。この反射区を押すと、とくに顔まわりのむくみがスッキリするため、小顔効果や首のしわ改善に高い効果が期待できます。

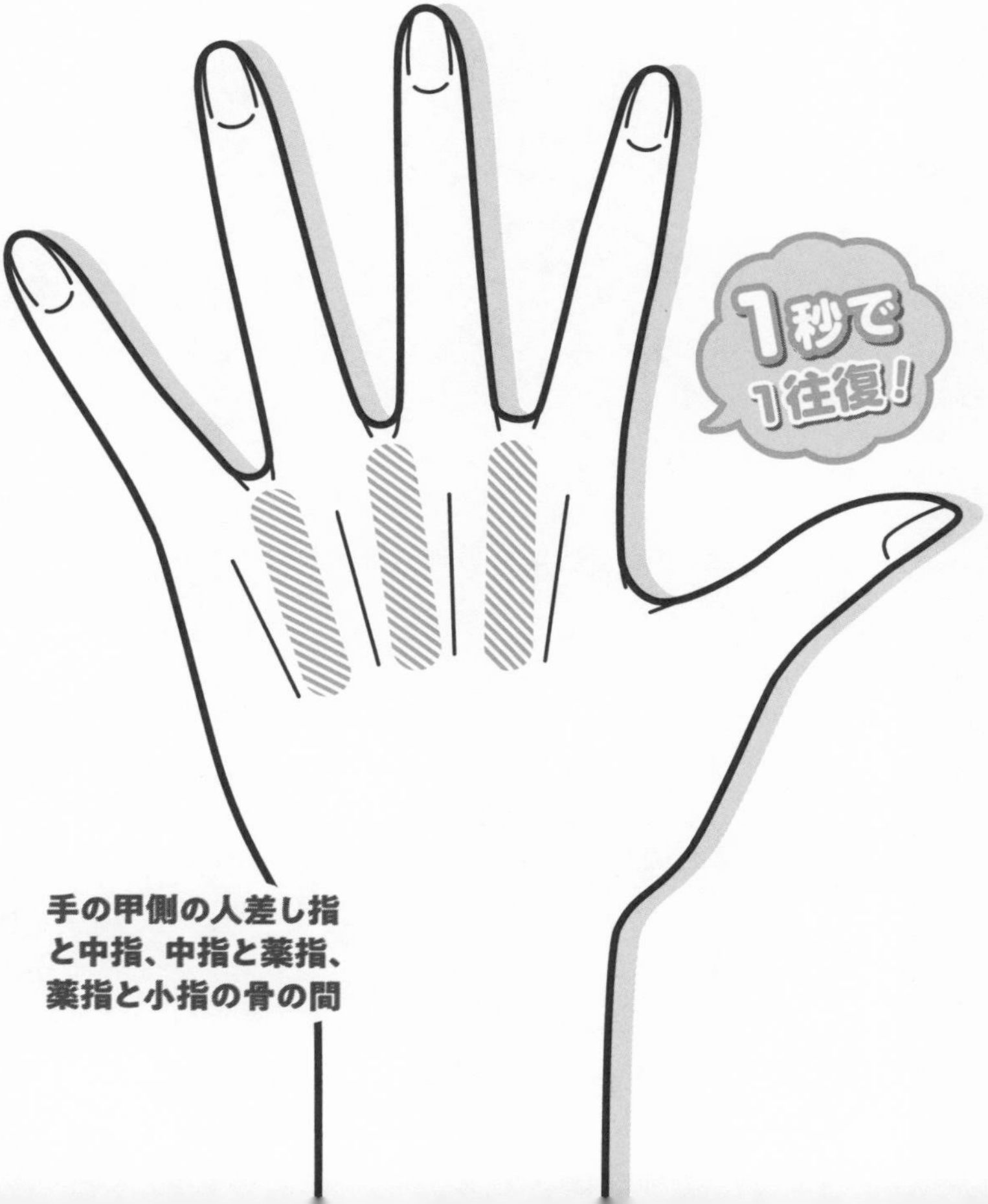
1秒で1往復!
手の甲側の人差し指と中指、中指と薬指、薬指と小指の骨の間

リンパ節・胸 の反射区（両手）

2

代謝アップ（全身やせ）

［反射区まとめ］

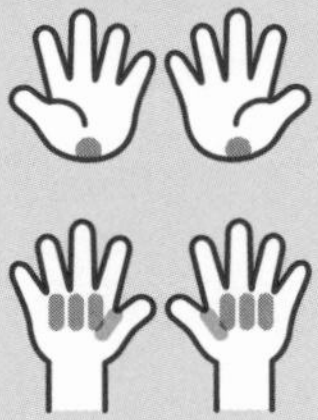

手もみのやり方

1 親指全体を反射区に当て、手を握るようにもちます。左手を内側に回転させて、親指が深く入ったところで7秒止めましょう。そうすることで、老廃物がたまる人差し指の骨の下に、親指を入れて押すことができます。これを３回くり返します。

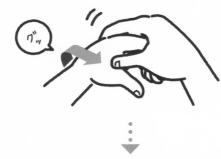

2 反対の手も同様に押していきます。

［そのほかの効果］

・**肩こりの解消**

胸のリンパ節の反射区は、かなりの激痛ポイントです。反射区がぷくぷくと弾力をもっている方は、血流やリンパの流れが悪くなっているサインです。手もみで全身の老廃物をドバドバ流して、たまっている疲労も脂肪も一気に流しましょう。

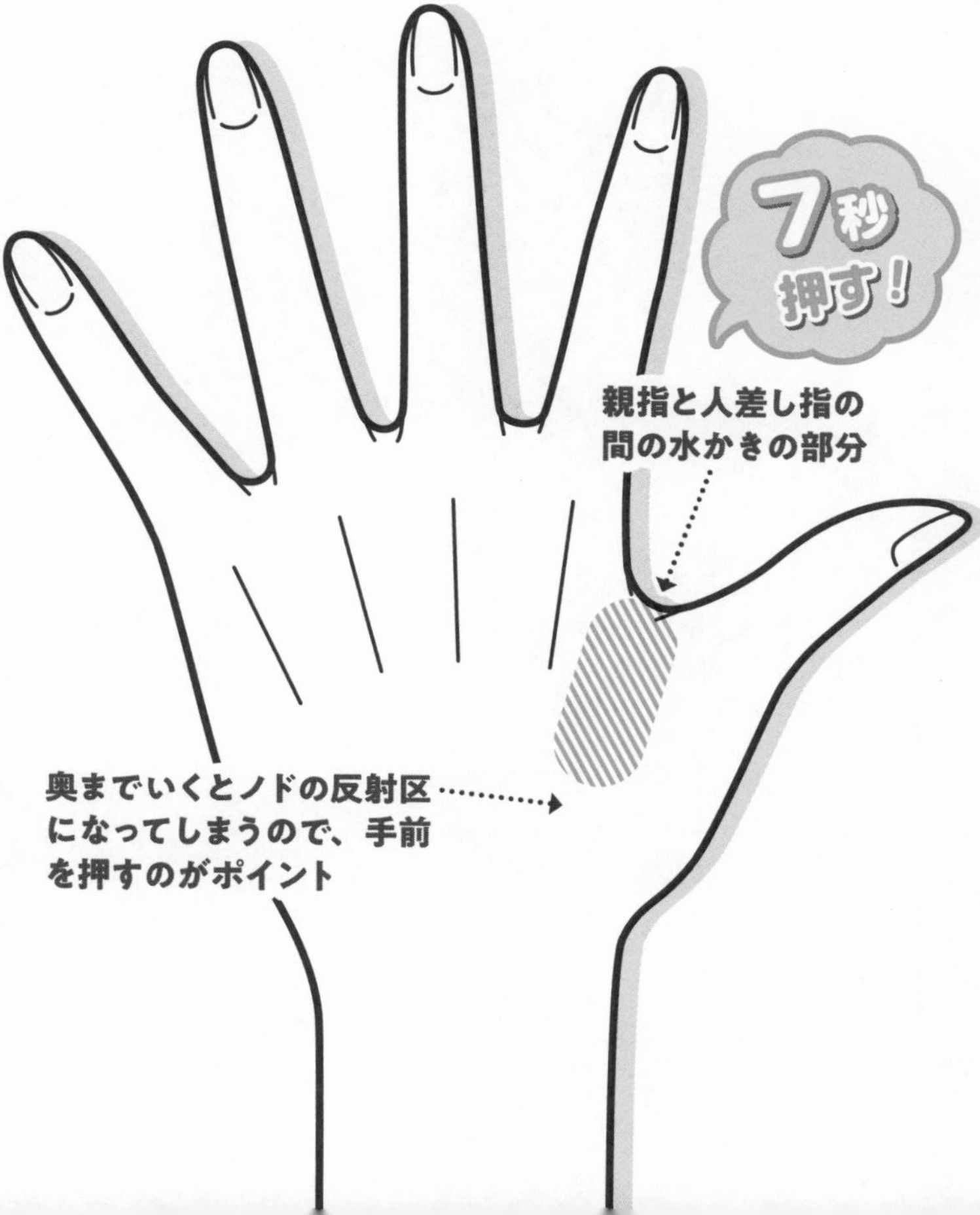
7秒押す!
親指と人差し指の間の水かきの部分
奥までいくとノドの反射区になってしまうので、手前を押すのがポイント

リンパ節・全体の反射区（両手）

3

代謝アップ（全身やせ）

手もみのやり方

1 左手を右手で握って、親指の角を反射区に置きます。手のひらに対して垂直に、7秒押していきます。これを3回くり返します。

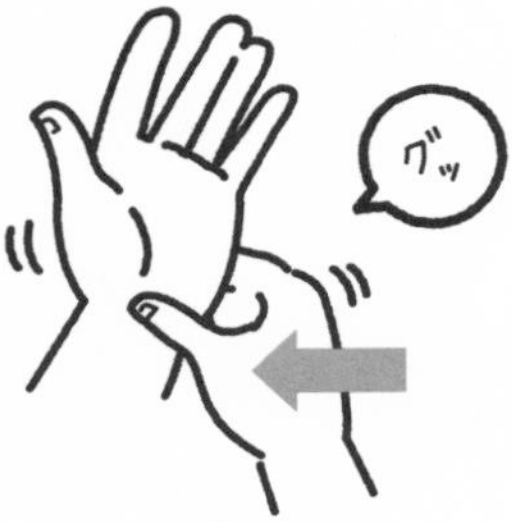

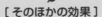

2 反対の手も同様に押していきます。

※リンパ節の反射区を押すと手にボツボツができたり、微熱が出るなどの副反応が出ることがあります。3日以上続く場合は病院で受診するようにしてください。水を多めに飲んで、老廃物を流すのが対処法です。

［そのほかの効果］

- **免疫力アップ**

［反射区まとめ］

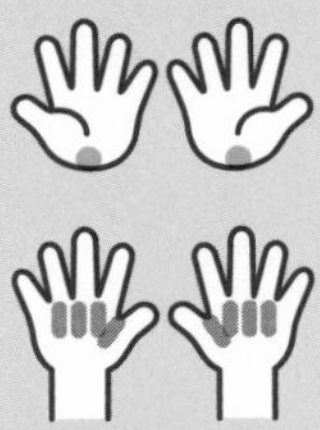

体内のリンパの滞りを一気に流す反射区です。この反射区がかたいときは、体のあちこちにあるリンパ節が詰まっているサインです。押すことによって微熱などの副反応が出やすい反射区でもあるため、はじめのうちは優しく押すようにしましょう。

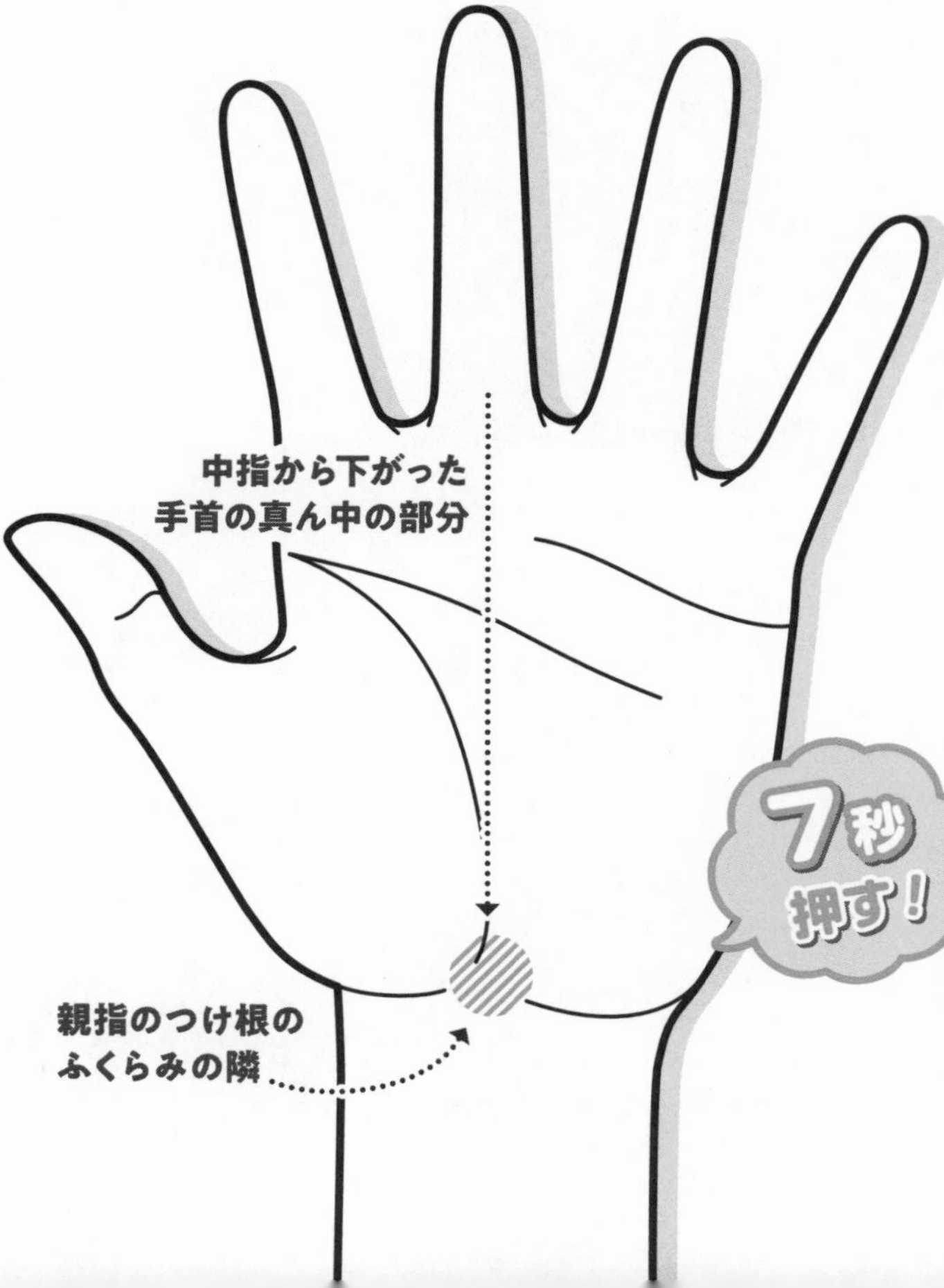
中指から下がった
手首の真ん中の部分
7秒
押す!
親指のつけ根の
ふくらみの隣

リンパ節・全体の反射区（両手）

① 免疫力アップ

手もみのやり方

1 左手を右手で握って、親指の角を反射区に置きます。手のひらに向けて垂直に、７秒押していきます。これを３回くり返します。

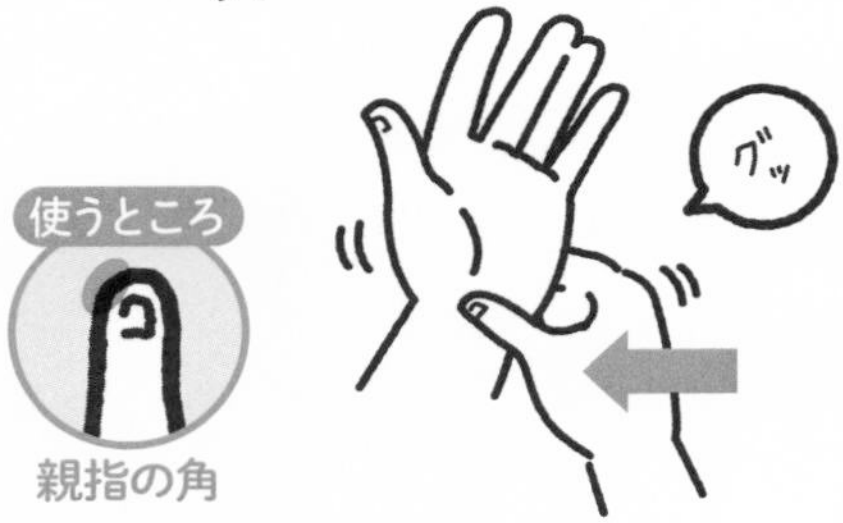

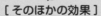

2 反対の手も同様に押していきます。

※リンパ節の反射区を押すと手にボツボツができたり、微熱が出るなどの副反応が出ることがあります。３日以上続く場合は病院で受診するようにしてください。水を多めに飲んで、老廃物を流すのが対処法です。

［ そのほかの効果 ］

・代謝アップ

［ 反射区まとめ ］

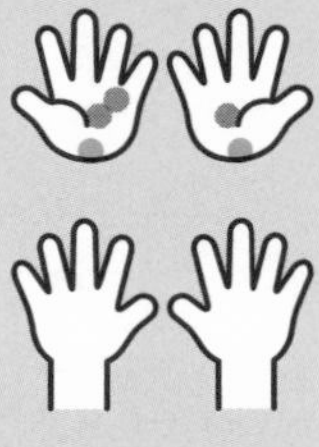

免疫力を高めるのに重要な反射区です。リンパ節が詰まっている人は、反射区がかたくなり、押すと痛いかもしれません。無理をせず、優しく押しましょう。

この反射区は、代謝アップにも効果的です。最近やせにくくなったという方は、ぜひ押してみてください。

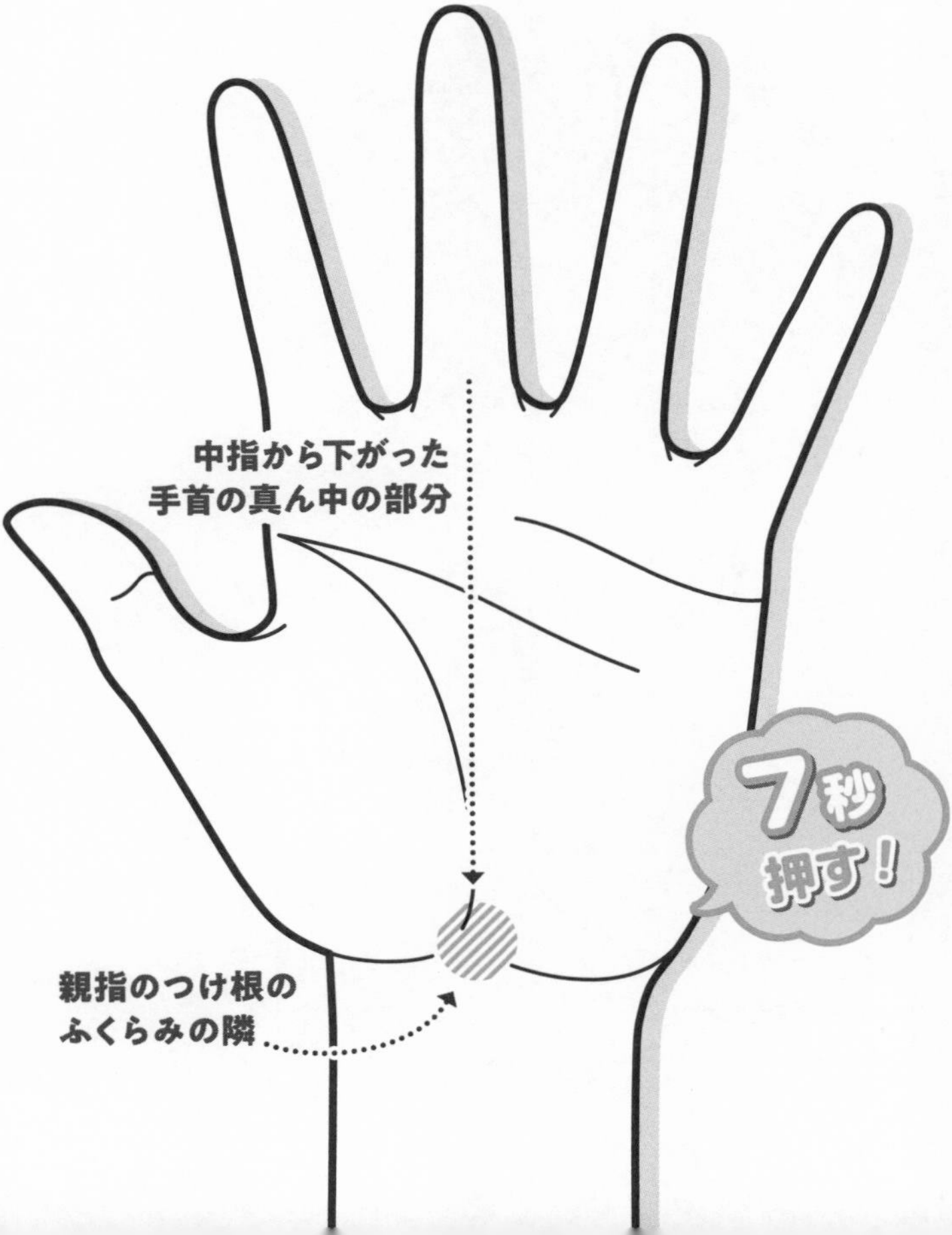
中指から下がった
手首の真ん中の部分
7秒
押す!
親指のつけ根の
ふくらみの隣

脾臓
の反射区（左手）

2

免疫力アップ

［反射区まとめ］

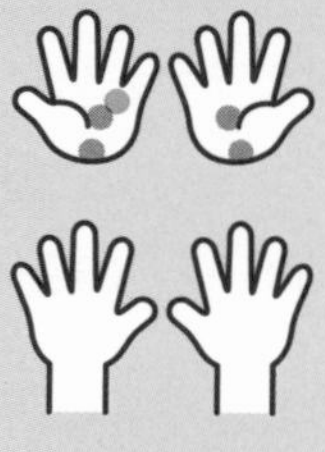

手もみのやり方

1 曲げた人差し指の角を使って押していきます。人差し指の角（押すほうの手）を押しつけると力が逃げてしまうので、押されるほうの手を押しつけるのがポイントです。

使うところ
人差し指の角

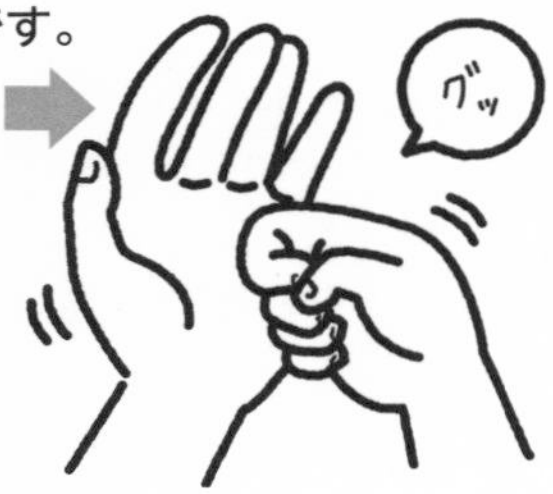
グッ

2 痛いと思うところで７秒止めます。これを3回くり返します。

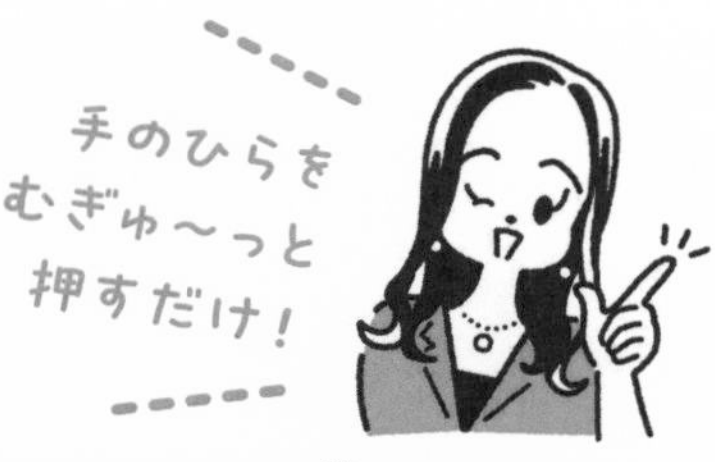
手のひらを
むぎゅ～っと
押すだけ！

［そのほかの効果］

- 貧血の解消
- 消化吸収力アップ

脾臓は左の脇腹にある器官です。リンパ球をつくったり、血液中の古い赤血球をこわしたりする働きをしています。また、病原菌や細菌と闘う抗体をつくる、新しい血液をためるなどの働きもしています。貧血気味の方は、この反射区を押すと痛いかもしれません。

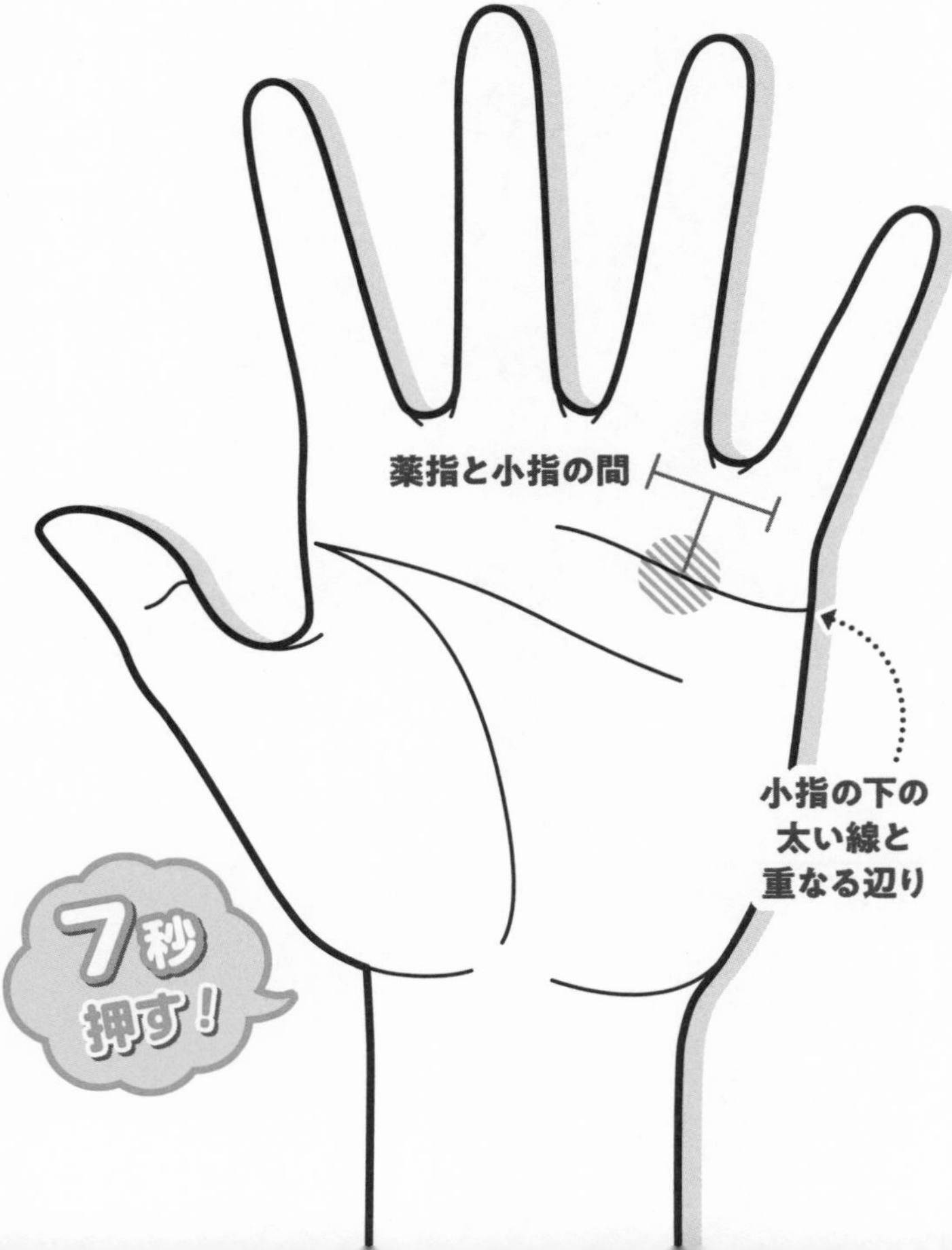
薬指と小指の間
小指の下の
太い線と
重なる辺り
7秒
押す！

小腸の反射区（両手）

3 免疫力アップ

手もみのやり方

1 親指の腹を反射区に置いたら、垂直方向に７秒押していきます。押されるほうの手からむかえにいくようにすると押しやすいです。

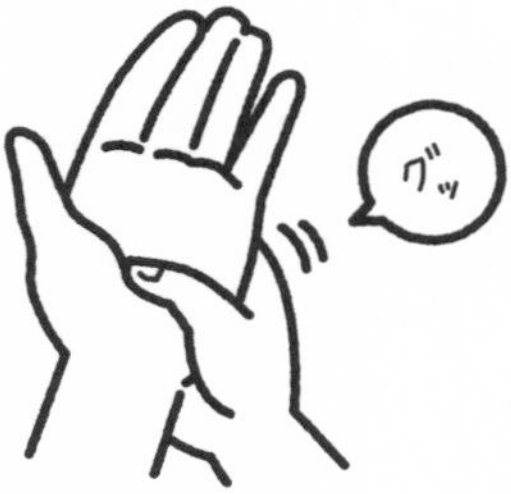

2 反対の手も同様に押していきましょう。

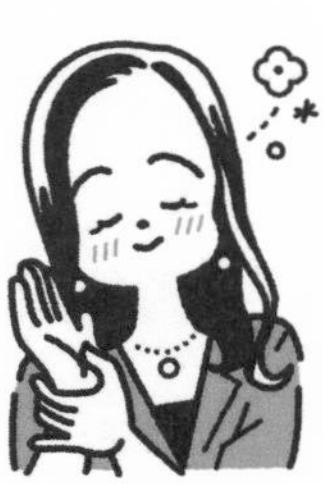

［ そのほかの効果 ］

- 消化吸収力アップ

［ 反射区まとめ ］

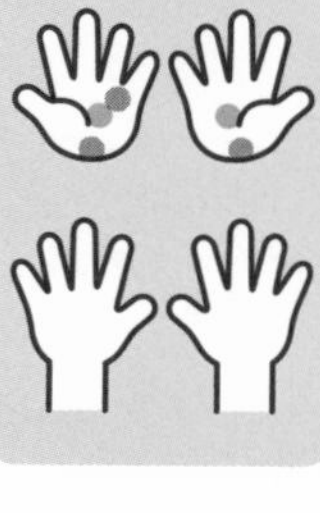

食べたものの栄養を消化吸収する小腸は、免疫力の70パーセントをになっているといわれています。小腸の反射区を押すことによって自己免疫力を高めることができるので、かぜを引きにくくなったり、アトピーなどの改善も期待できます。

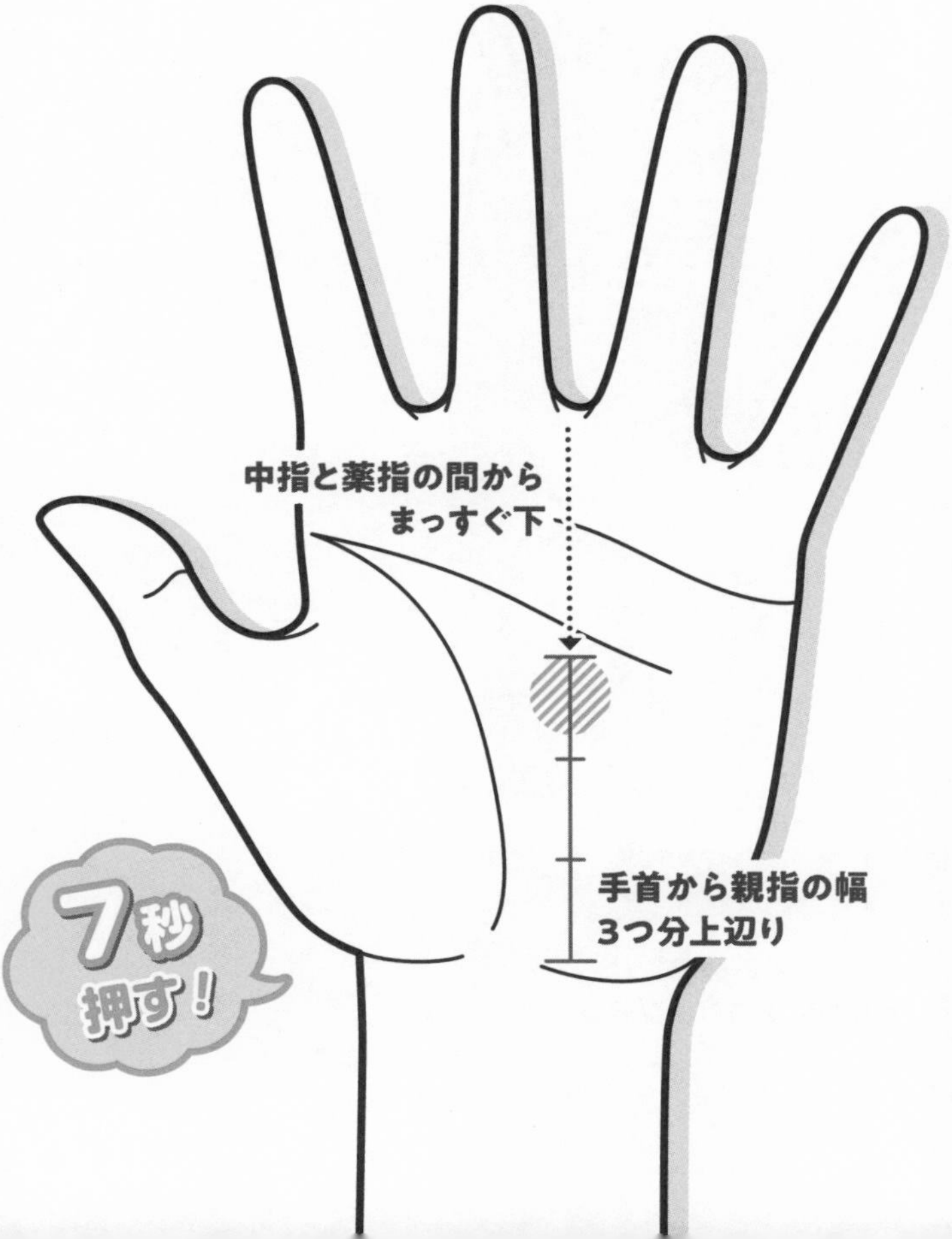
中指と薬指の間から
まっすぐ下
手首から親指の幅
3つ分上辺り
7秒
押す!

腎臓
の反射区（両手）

1

顔のむくみ

手もみのやり方

1 親指の腹を反射区に当てて、垂直に7秒押していきます。押されるほうの手を少し内側に回転させて、押し当てていくイメージです。これを3回くり返します。

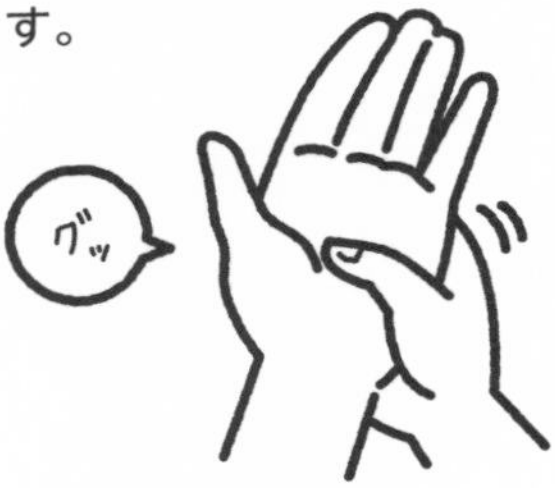

2 反対の手も同様に押していきます。

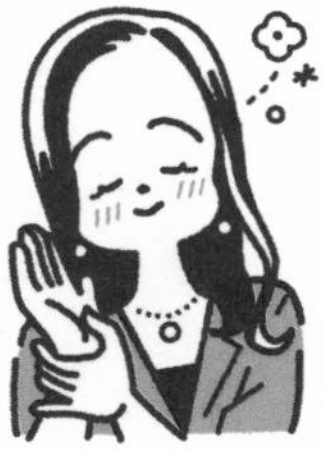

[そのほかの効果]

- **全身のむくみ改善**
- **生活習慣病のリスク低減**

[反射区まとめ]

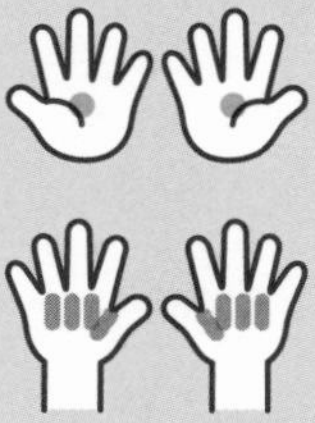

腎臓の反射区を押すことによって、体にたまっている老廃物や余分な水分の排出を促します。左手は左の腎臓、右手は右の腎臓に対応しています。手のひらを押して、へこんだあとが3秒たっても戻らない方は、けっこうむくんでいる状態です。

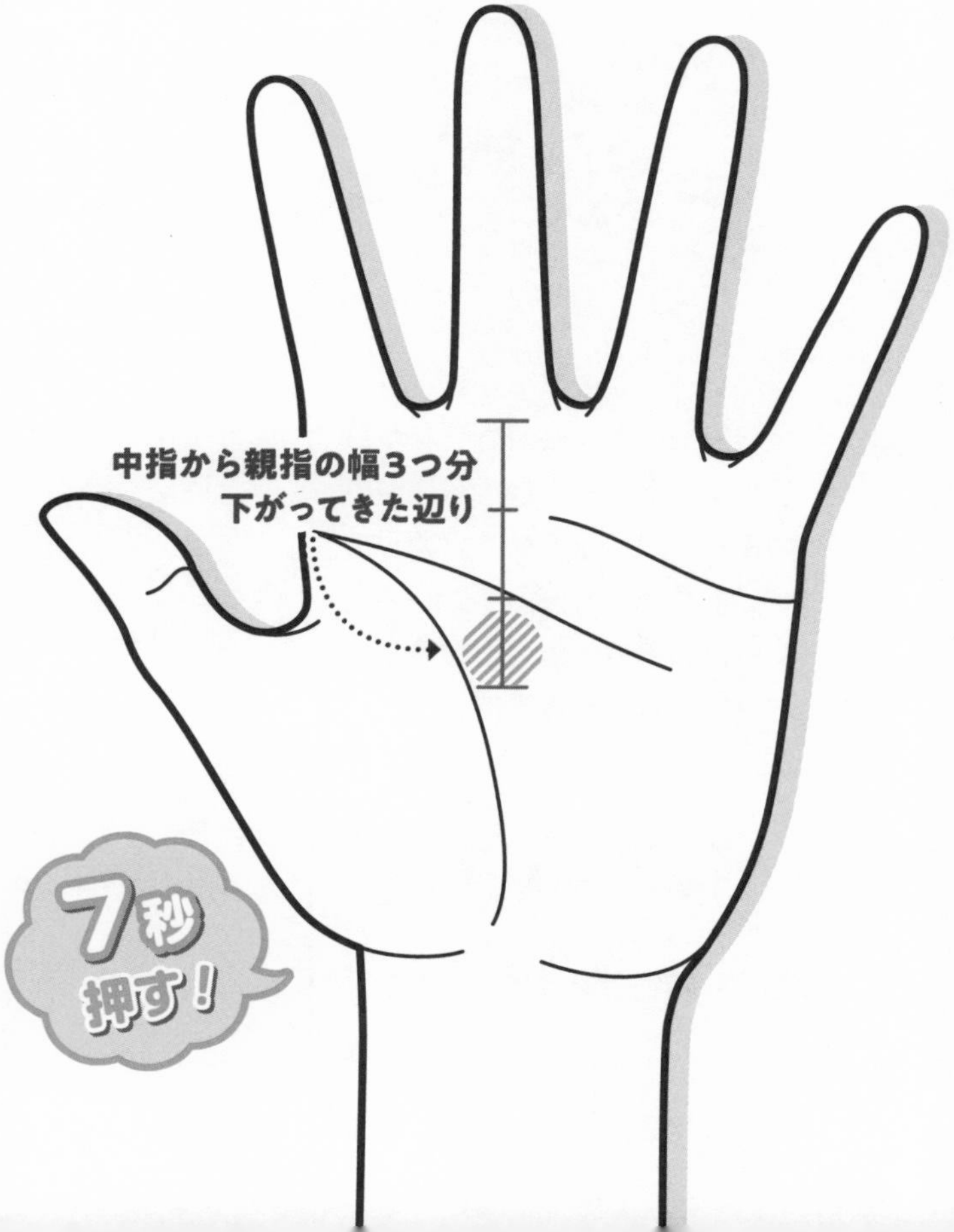
中指から親指の幅3つ分
下がってきた辺り
7秒
押す!

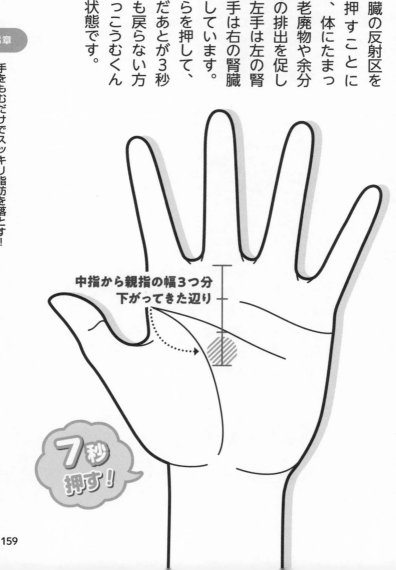

リンパ節・首の反射区（両手）

2

顔のむくみ

[反射区まとめ]

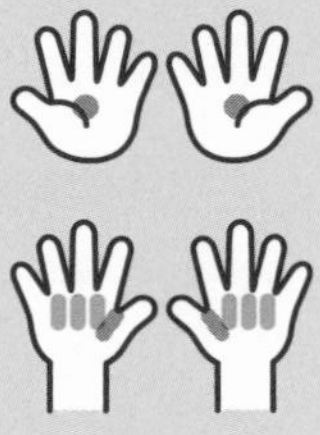

手もみのやり方

1 軽く指を開いた状態で机に左手を置き、右手の人差し指、中指、薬指を反射区に置きます。すべらないよう指を少し立て、グッと力を入れながら前後に押します。

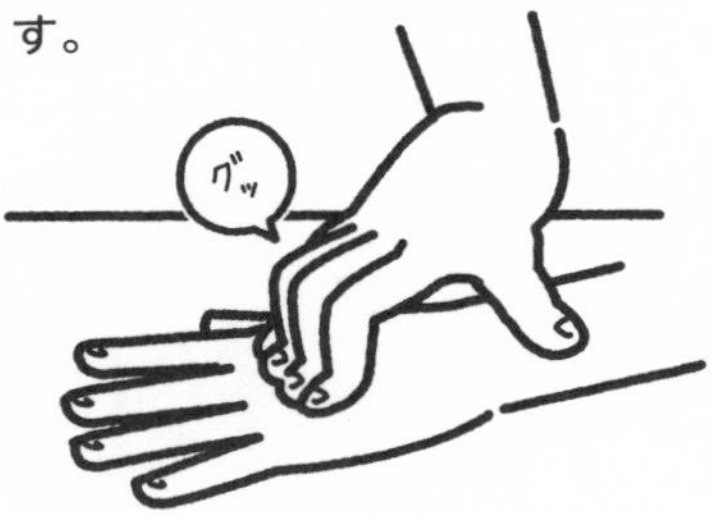

2 押している指を往復させながら、少しずつ下にずらし、手の甲の中央まで同じことをくり返します。1秒で1往復、30回を目安に行いましょう。反対の手も同様に押していきます。

[そのほかの効果]

・肩こり改善　・手足の冷え改善

首のリンパの流れをよくして、むくみを改善していきます。手のひらを机に置いて、手をそらしたときに、手の甲に骨が浮き出ない方は、老廃物がたまっている状態です。肩こりもあるかもしれません。手のひらセラピーをしたあとは、手のむくみも改善しますよ。

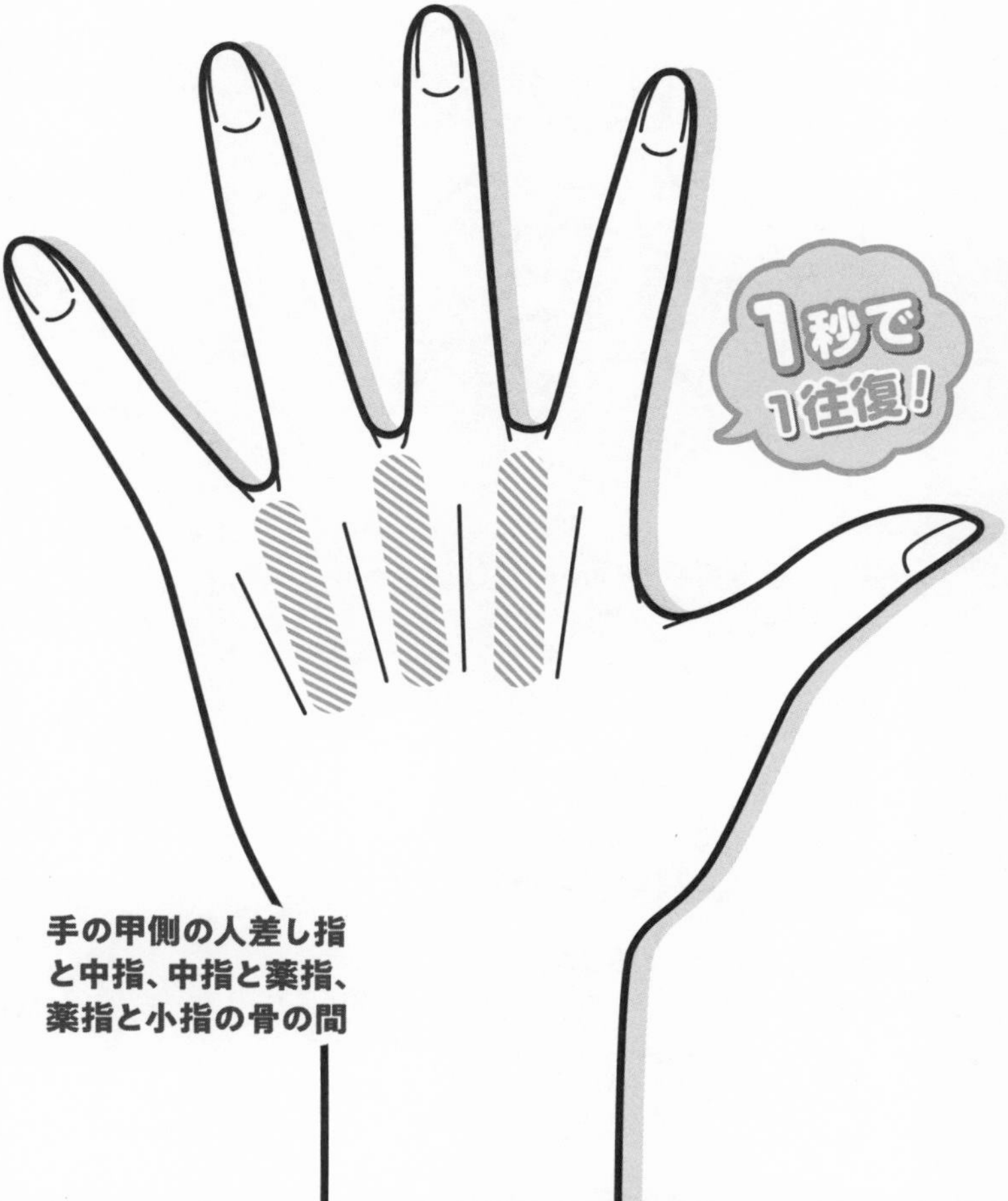
1秒で1往復！
手の甲側の人差し指と中指、中指と薬指、薬指と小指の骨の間

リンパ節・胸の反射区（両手）

3

顔のむくみ

［反射区まとめ］

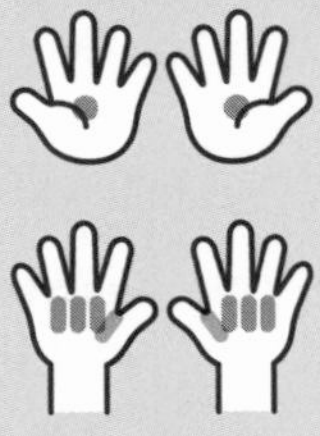

手もみのやり方

1 親指全体を反射区に当て、手を握るようにもちます。左手を内側に回転させて、親指が深く入ったところで7秒止めましょう。そうすることで、老廃物がたまる人差し指の骨の下に、親指を入れて押すことができます。これを３回くり返します。

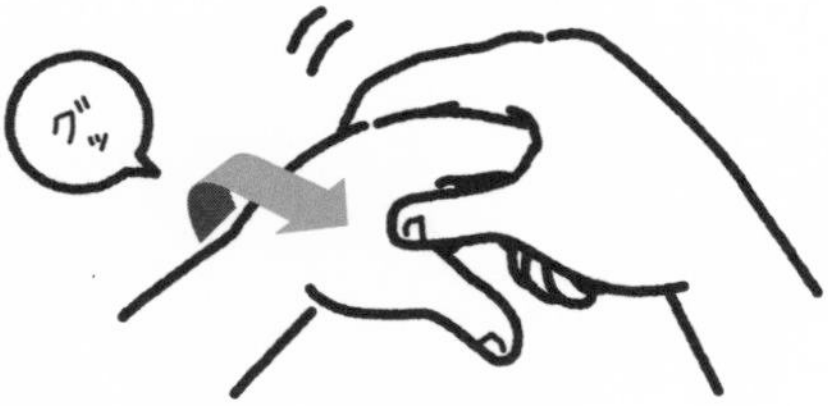

2 反対の手も同様に押していきます。

［そのほかの効果］

- 顔色がよくなる
- 免疫力アップ
- 首のしわ改善

顔

色やメイクのりもよくなるので、とくに女性におすすめの反射区です。老廃物は骨の下にたまりやすいので、人差し指の骨に沿うように親指を差し込んで押すのがポイントです。老廃物がたまりがちな方は、この反射区を押すと痛いことがあります。

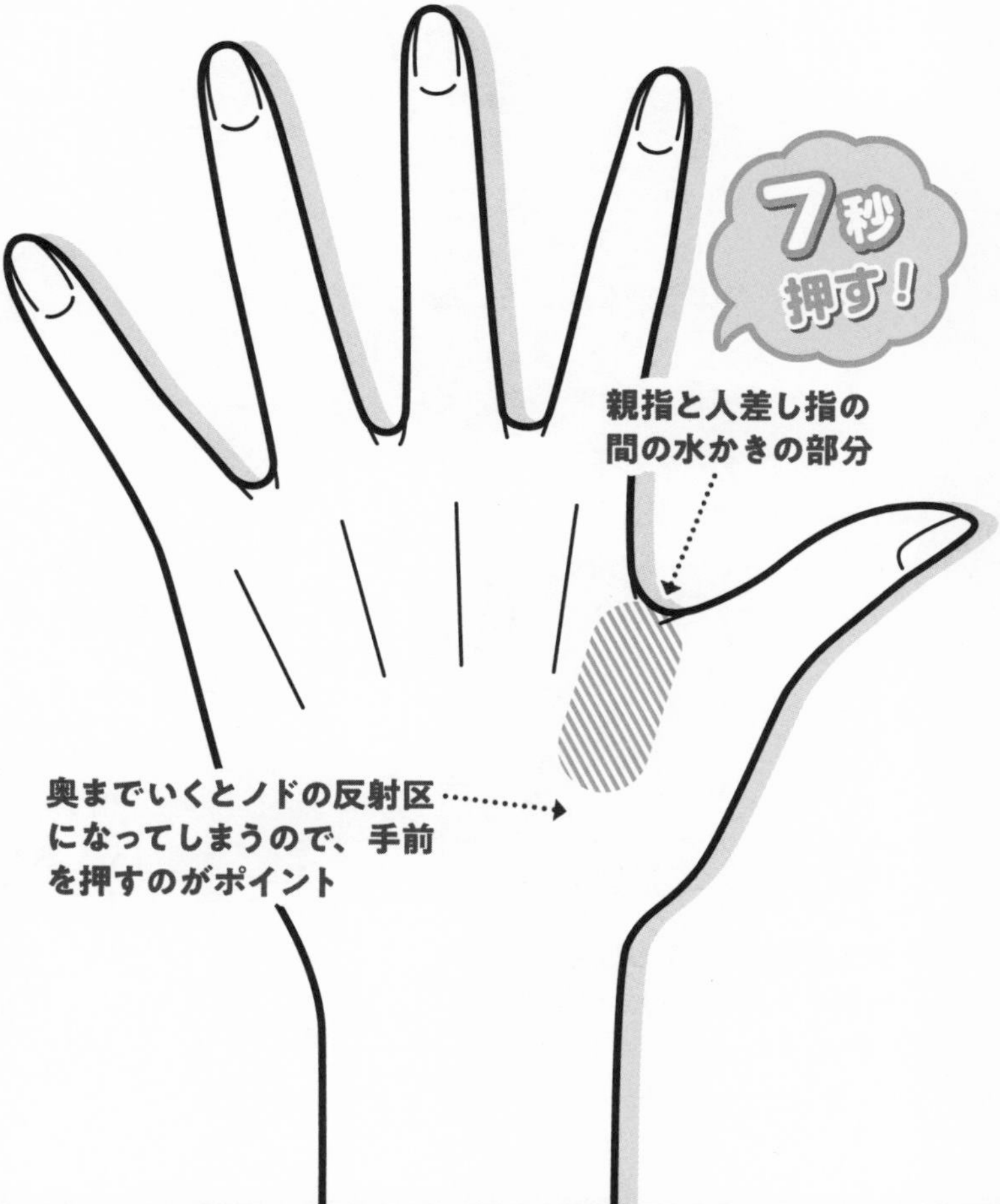
7秒押す!
親指と人差し指の間の水かきの部分
奥までいくとノドの反射区になってしまうので、手前を押すのがポイント

肝臓

の反射区（右手）

1

毒出し（デトックス）

［反射区まとめ］

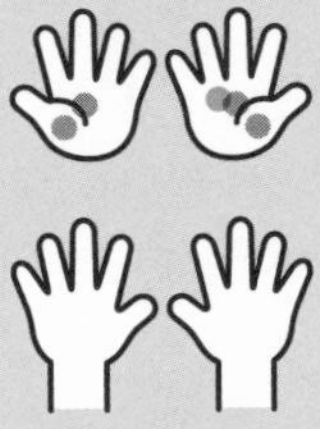

手もみのやり方

1 左図の骨の下に親指の角を入れるように、少し角度をつけて反射区に置きます。

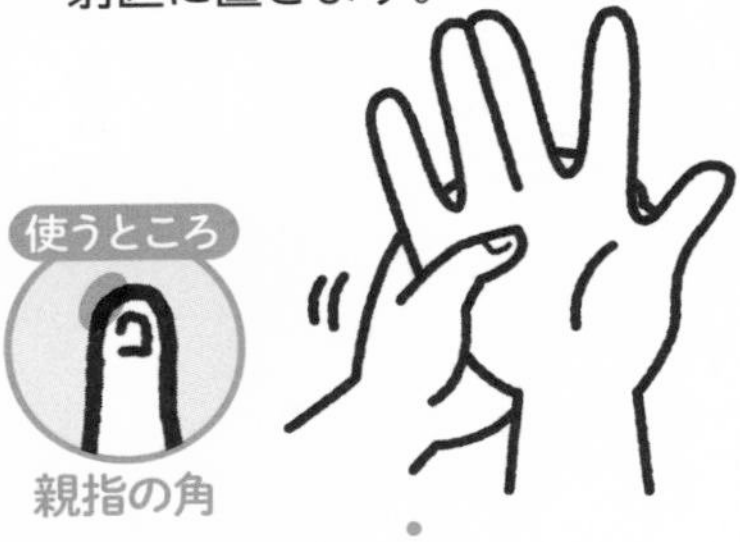

2 右手の手首を起こし、痛いところで７秒止めます。これを３回くり返します。５ミリくらい位置をずらしながら、まんべんなく押すと効果的。

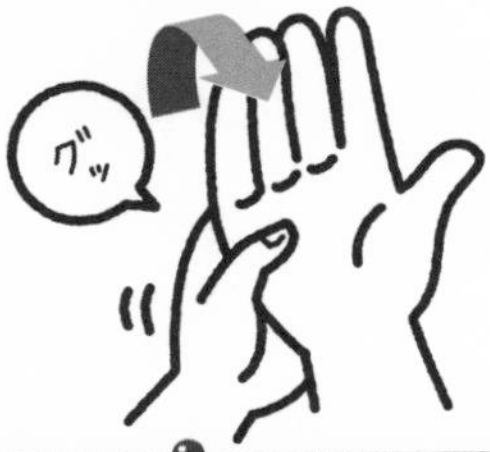

［そのほかの効果］

- 生活習慣病のリスク低減
- 代謝アップ
- 二日酔い解消

一見ほっそりとやせているように見えて、一度太るとなかなかやせられないバナナ体型の方は、老廃物や毒素排出効果がある肝臓の反射区を押すのがおすすめです。肝臓の反射区は右手にしかありません。そのほか、悪酔いや二日酔いにも効果的です。

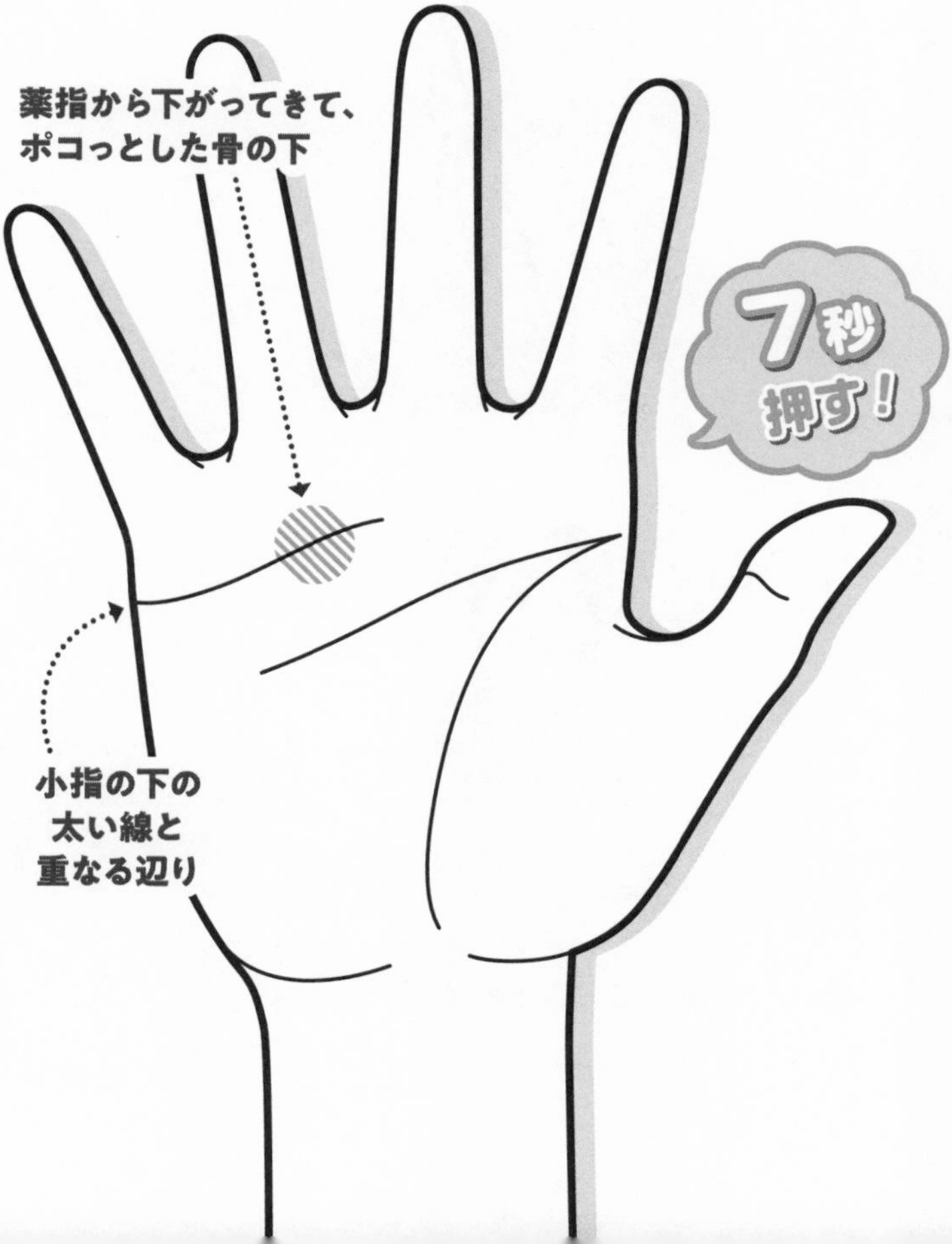
薬指から下がってきて、
ポコっとした骨の下
7秒
押す！
小指の下の
太い線と
重なる辺り

腎臓
の反射区（両手）

2

毒出し（デトックス）

［反射区まとめ］

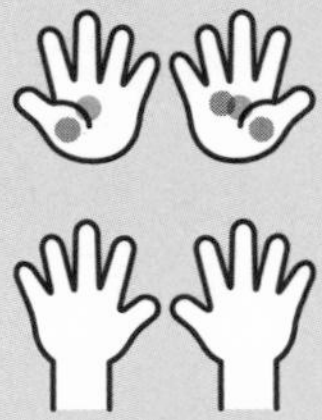

手もみのやり方

1 親指の腹を反射区に当てて、垂直に7秒押していきます。押されるほうの手を少し内側に回転させて、押し当てていくイメージです。これを3回くり返します。

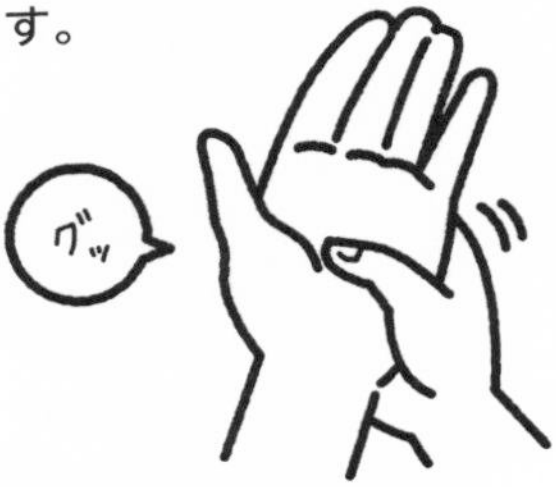

2 反対の手も同様に押していきます。

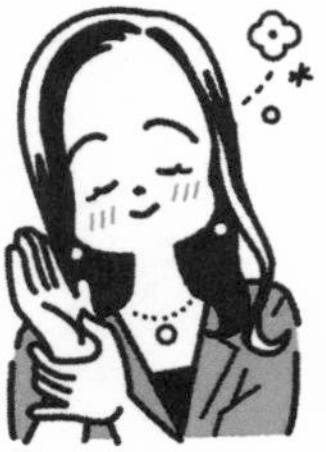

［そのほかの効果］

- シミ、しわ改善
- 白髪の予防、改善

体

内にたまった毒素や老廃物をろ過してくれる腎臓の反射区。シミができやすい方や、目の下のクマが黒っぽくて気になる方、白髪が多い方は腎臓が疲れていることがあります。腎臓の反射区は広いので、ずらしながらまんべんなく押すと外すことはありません。

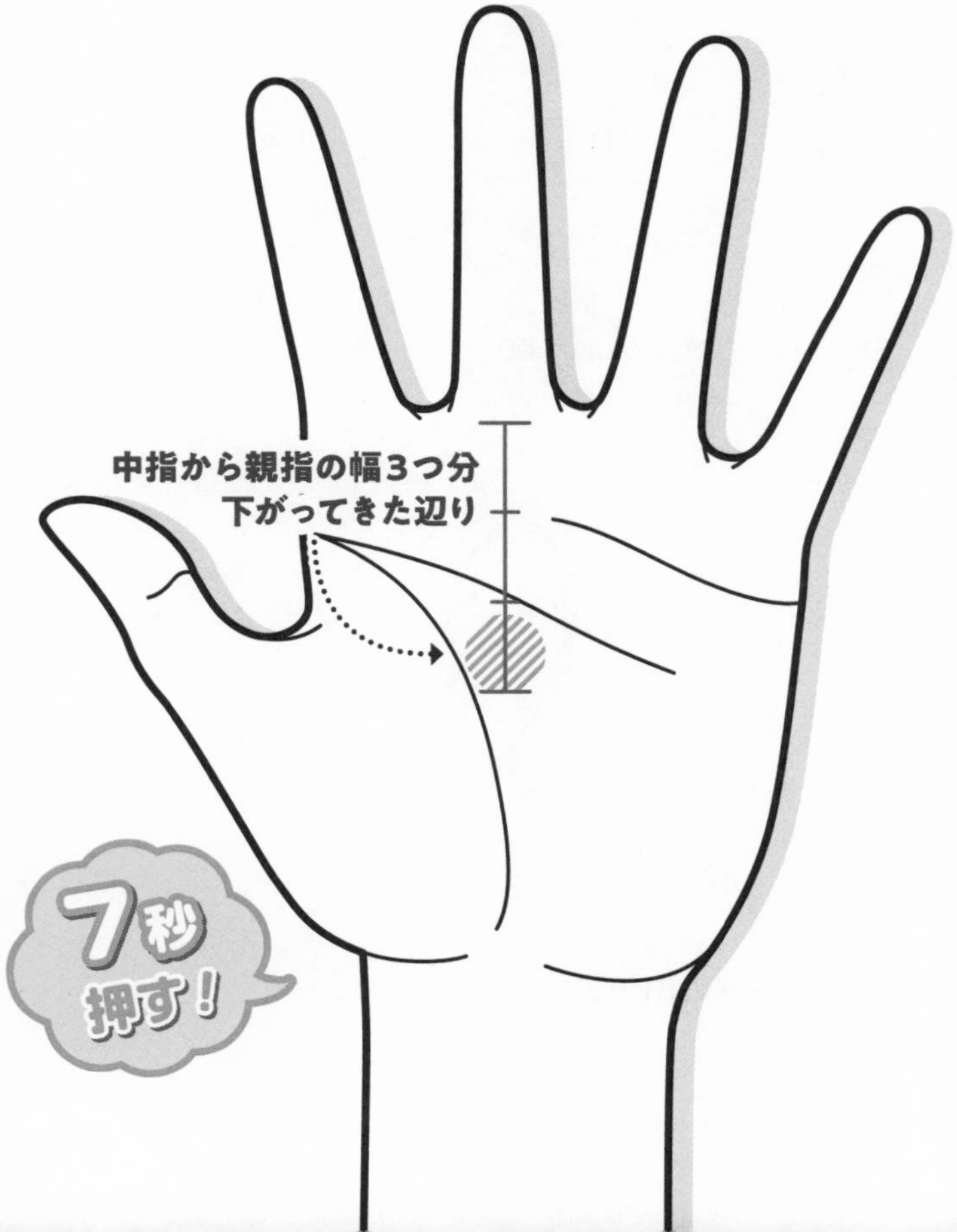
中指から親指の幅３つ分
下がってきた辺り
7秒
押す！

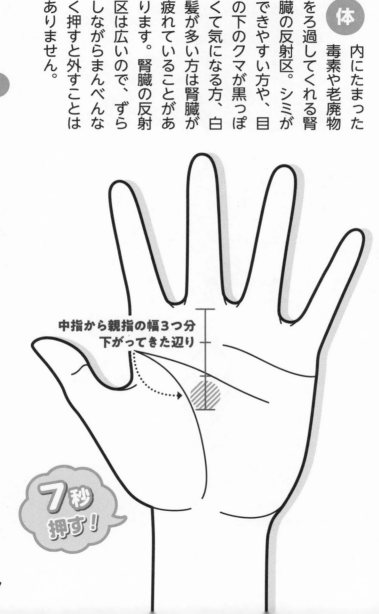

膀胱の反射区（両手）

③

毒出し（デトックス）

手もみのやり方

1 親指の角を反射区に置いたら、押されるほうの手首を少し内側に回転させて、7秒押し込みます。これを3回くり返します。

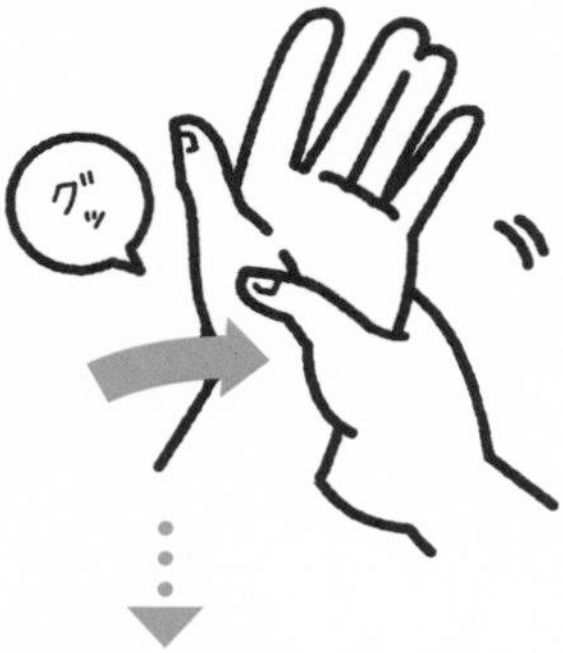

2 反対の手も同様に押していきましょう。

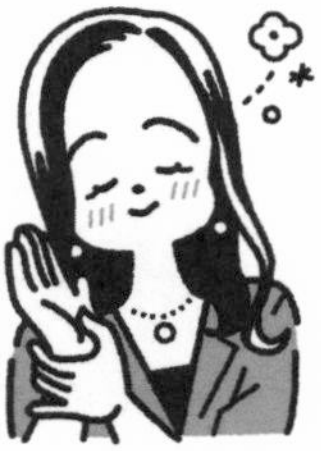

［ そのほかの効果 ］

・頻尿改善　・尿もれ改善

［ 反射区まとめ ］

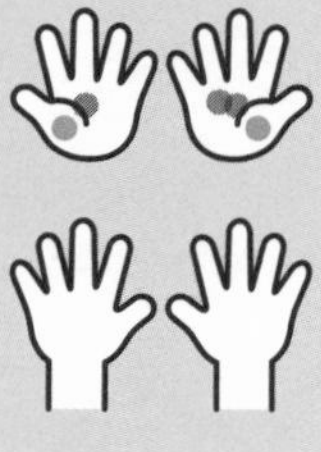

腎

臓でこし取った毒素や老廃物を、尿と一緒に体外へ排出するのが膀胱です。水分排出を促して、デトックス効果を高めましょう。この反射区を押すと痛いという方は、膀胱の機能が弱っている可能性があるのでしっかりほぐしてあげましょう。

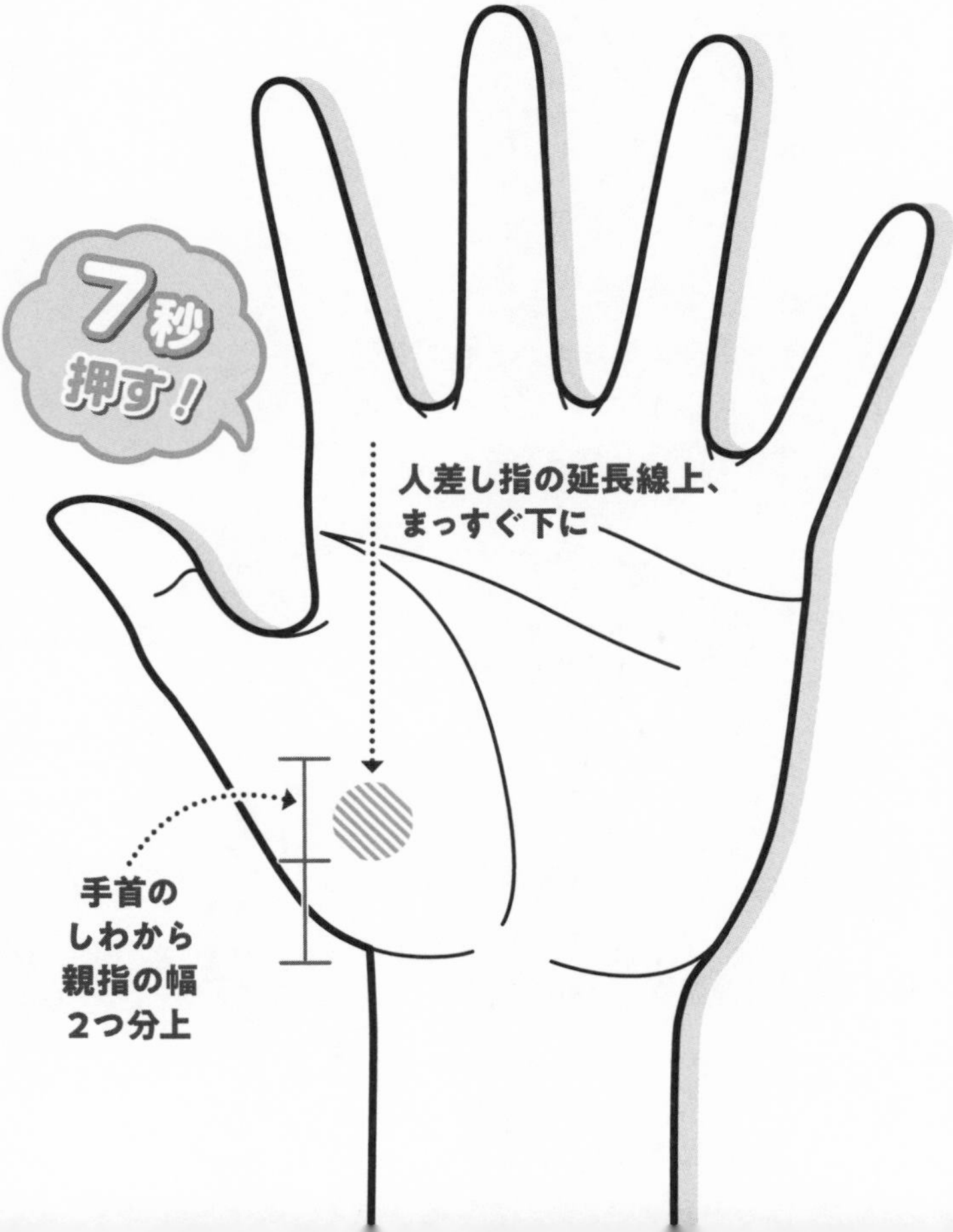
7秒押す!
人差し指の延長線上、まっすぐ下に
手首のしわから親指の幅2つ分上

肝臓
の反射区（右手）

❶

脂肪肝

手もみのやり方

1 左図の骨の下に親指の角を入れるように、少し角度をつけて反射区に置きます。

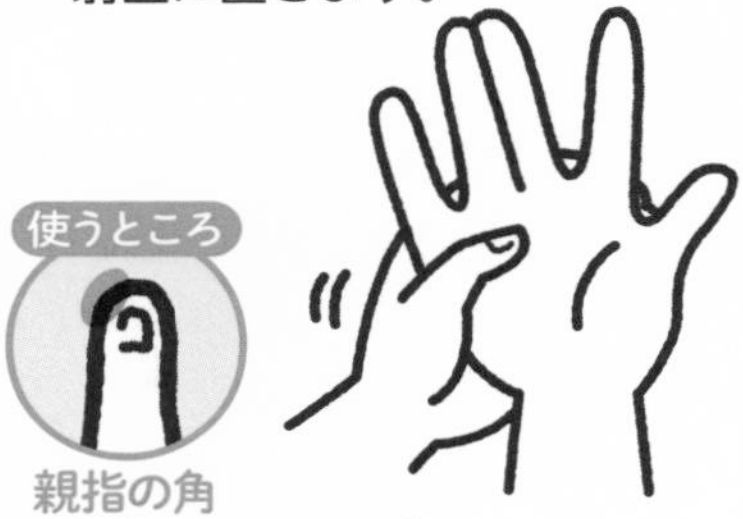

2 右手の手首を起こし、痛いところで7秒止めます。これを3回くり返します。5ミリくらい位置をずらしながら、まんべんなく押すと効果的。

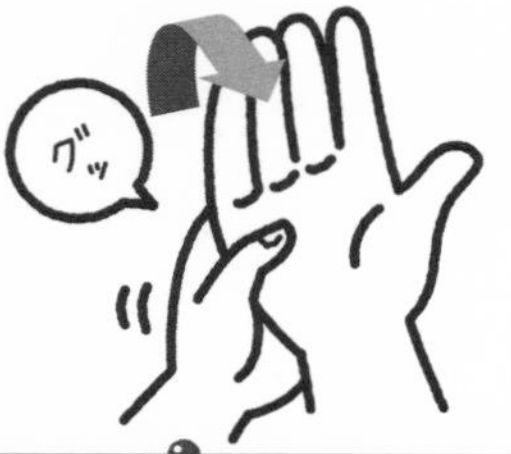

［ そのほかの効果 ］

・自己治癒力を高める　・代謝アップ

［ 反射区まとめ ］

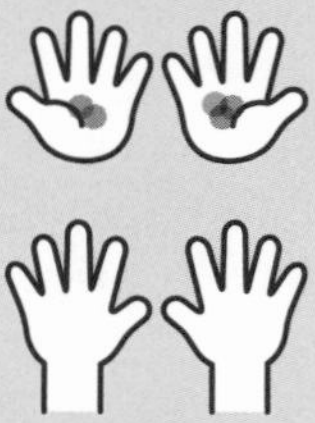

脂肪肝は放っておくと、肝硬変や肝臓がんに進行することがあります。最近、健康診断で肝機能数値が高いと指摘された方、γ－GTPが高い方におすすめの反射区です。押したときに手がビリビリする感覚があれば、じょうずに押せているサインです。

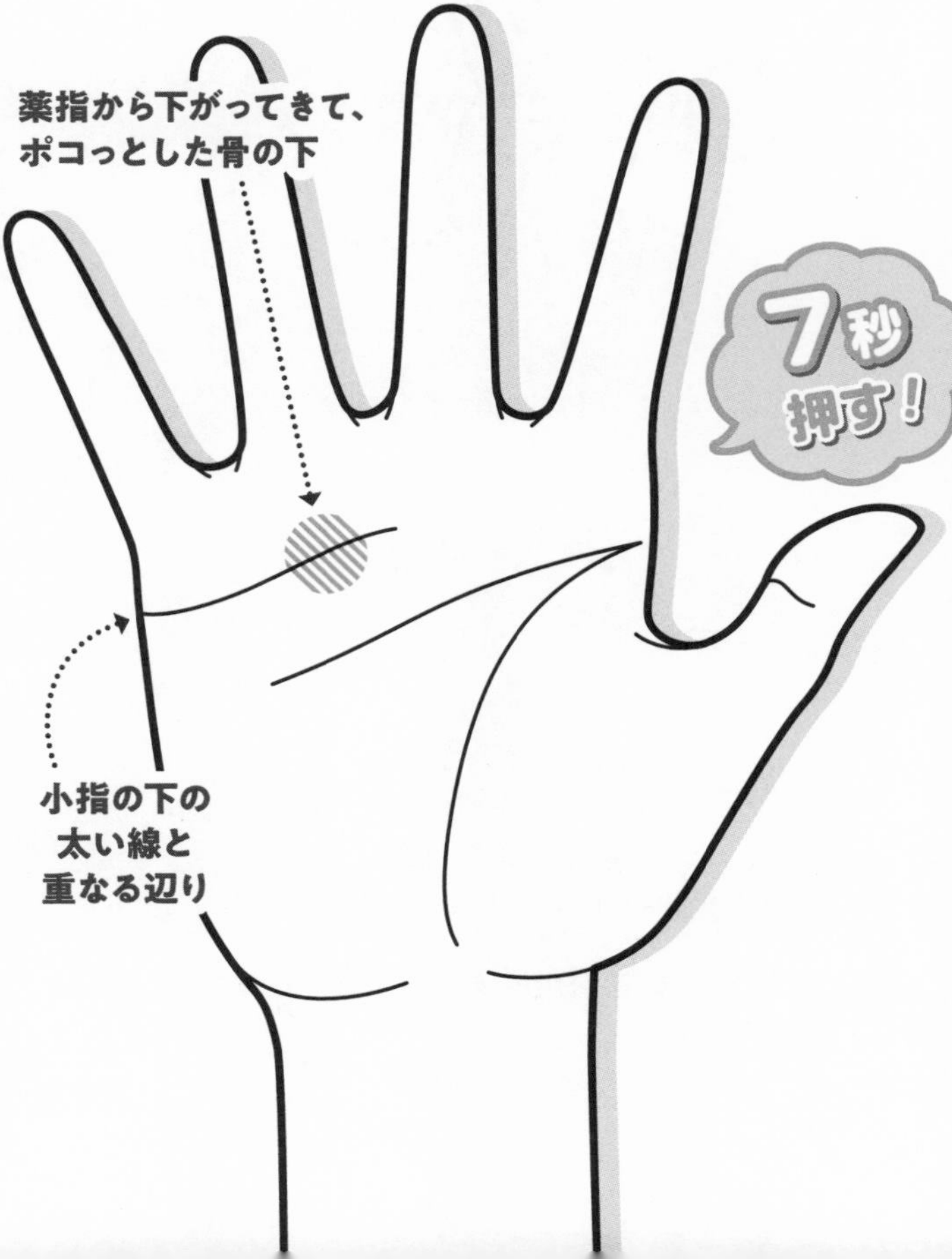
薬指から下がってきて、
ポコっとした骨の下
7秒
押す！
小指の下の
太い線と
重なる辺り

腎臓
の反射区（両手）

2

脂肪肝

手もみのやり方

1 親指の腹を反射区に当てて、垂直に７秒押していきます。押されるほうの手を少し内側に回転させて、押し当てていくイメージです。これを３回くり返します。

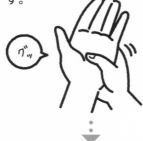

2 反対の手も同様に押していきます。

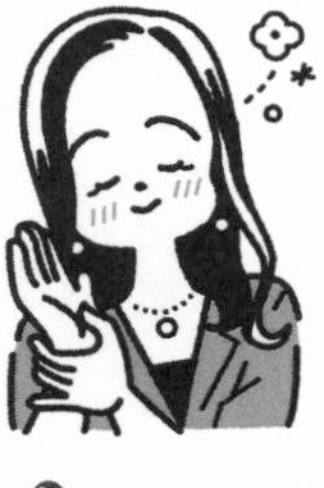

［ そのほかの効果 ］

- **免疫力アップ**
- **シミ、肝斑解消**
- **目の下のしわ改善**

［ 反射区まとめ ］

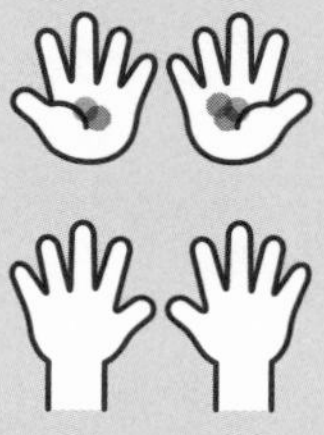

きわめて重要であることを意味する「肝腎要」という言葉がありますが、肝臓と腎臓は中医学的にも重要で、お互いに支え合っている臓器です。腎臓の反射区を押すことによって、肝臓も元気になります。左手は左の腎臓、右手は右の腎臓に対応しています。

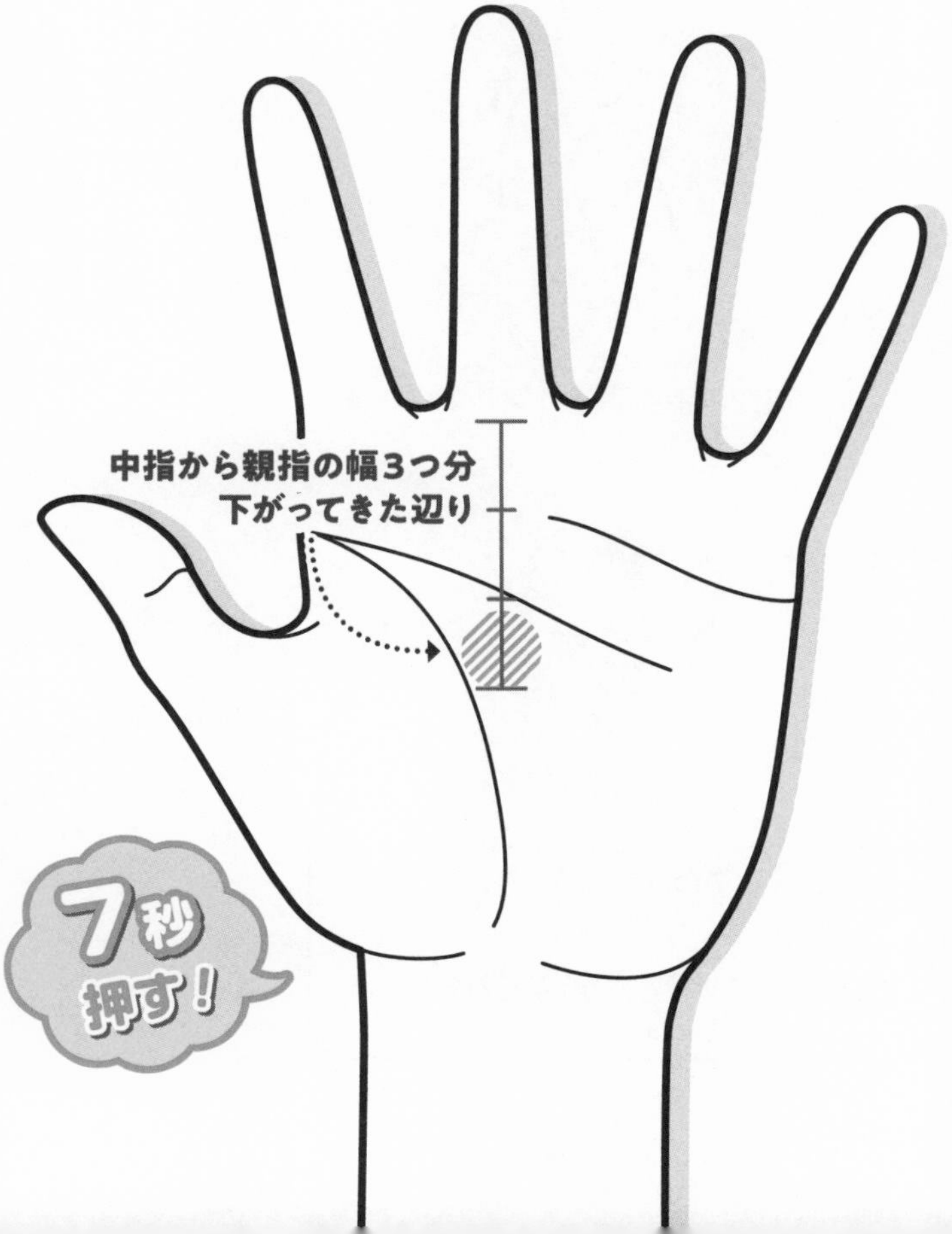
中指から親指の幅3つ分
下がってきた辺り
7秒
押す！

小腸
の反射区（両手）

③

脂肪肝

手もみのやり方

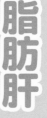

1 親指の腹を反射区に置いたら、垂直方向に７秒押していきます。押されるほうの手からむかえにいくようにすると押しやすいです。

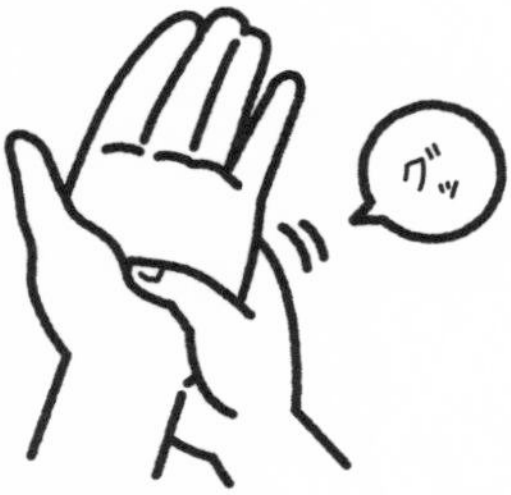

2 反対の手も同様に押していきましょう。

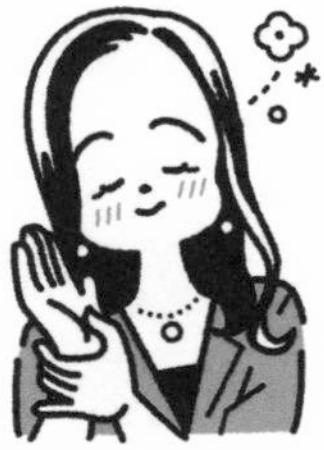

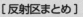

［そのほかの効果］

- **消化吸収力アップ**
- **自己免疫力アップ**

［反射区まとめ］

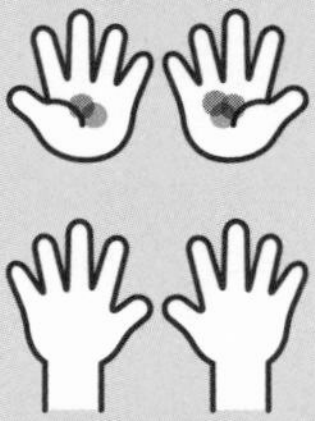

栄養の吸収に関連している反射区なので、飲みすぎ、食べすぎ傾向がある方におすすめです。小腸の反射区も範囲が広いので、ほかの反射区同様、少しずつずらしながら押してください。押すと痛い場合は、お風呂で手を温めてから押すと痛みがやわらぎます。

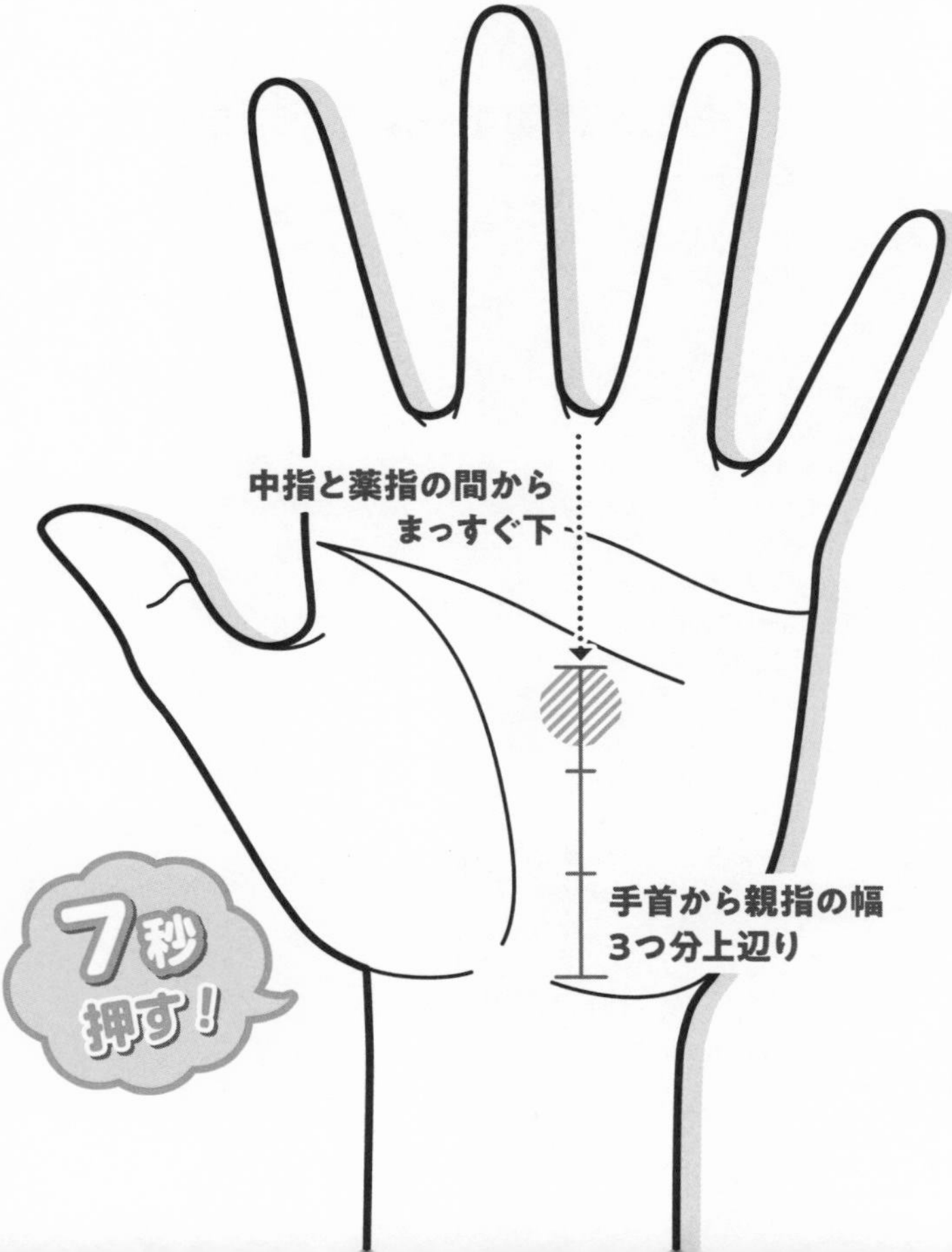
中指と薬指の間から
まっすぐ下
手首から親指の幅
3つ分上辺り
7秒
押す!

著者　**音琶 麗菜**（おとわ りな）

看護師として勤務していた経験を生かして、手もみストに。その後、株式会社ベストバースデーを立ち上げ、手もみを広めるために幅広く活動している。
現在は妊活専門で体質改善のサポートをしながら、YouTube であらゆる不調が解消する手もみを発信している。YouTubeチャンネル登録者数は約33.6万人（2024年2月現在）。

手もみスト
音琶麗菜
LINE公式アカウント
https://lin.ee/UZflOAC

監修　**新谷 真知子**（しんたに まちこ）

大阪府出身。島根医科大学（現、島根大学医学部）卒業後、大阪市立大学（現、大阪公立大学）医学部内科学教室第三に入局。さまざまな医療機関に出向し経験を重ね、平成20年2月大阪府堺市にて、しんたに内科クリニックを開業し現在に至る。医学博士、総合内科専門医、日本消化器病学会専門医、日本肝臓学会専門医、超音波専門医（腹部）。

たった7秒《びょう》!　もむだけであらゆる不調《ふちょう》が解消《かいしょう》する手《て》もみ大全《たいぜん》

2024年 3 月28日　初版発行
2024年10月 5 日　３版発行

著　者　音琶《おとわ》麗菜《りな》
監　修　新谷《しんたに》真知子《まちこ》
発行者　山下直久
発　行　株式会社KADOKAWA
〒102-8177　東京都千代田区富士見2-13-3
電　話　0570-002-301（ナビダイヤル）
印刷所　大日本印刷株式会社
製本所　大日本印刷株式会社

ISBN 978-4-04-606500-1　C0077

●お問い合わせ
https://www.kadokawa.co.jp/（「お問い合わせ」へお進みください）
※内容によっては、お答えできない場合があります。
※サポートは日本国内のみとさせていただきます。
※Japanese text only

定価はカバーに表示してあります。